Ortopedia e Traumatologia

Perguntas e Respostas Comentadas

2ª edição

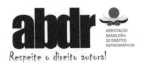

Ortopedia e Traumatologia

Perguntas e Respostas Comentadas

2ª edição

Organizadores

Rodrigo Otávio Dias de Araújo

Ortopedista e Médico do Esporte. Mestre em Educação Médica. Chefe do Serviço de Ortopedia dos Hospitais São Francisco e PHD Pace Hospital em Belo Horizonte. Docente da Faculdade Ciências Médicas de Minas Gerais

Luciano Ramos Romanelli

Membro titular da SBOT. Membro aspirante da SBQ. Coordenador da Residência Médica em Ortopedia e Traumatologia do Complexo Hospitalar São Francisco de Assis. Mestre em Ensino em Saúde pela UNIFENAS BH Docente da UNIFENAS BH. Ortopedista do Corpo Clínico do PHD Pace Hospital em Belo Horizonte

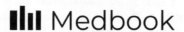

ORTOPEDIA E TRAUMATOLOGIA – Perguntas e Respostas Comentadas – Segunda edição

Direitos exclusivos para a língua portuguesa
Copyright © 2024 by
MEDBOOK – Editora Científica Ltda.

Nota da editora: Apesar de terem envidado esforço máximo para localizar os detentores dos direitos autorais de qualquer material utilizado, os editores e a editora estão dispostos a acertos posteriores caso, inadvertidamente, a identificação de algum deles tenha sido omitida.

Editoração Eletrônica: Futura
Capa: Eduardo Nascimento

Reservados todos os direitos. É proibida a duplicação ou reprodução deste volume, no todo ou em parte, sob quaisquer formas ou por quaisquer meios (eletrônico, mecânico, gravação, fotocópia, distribuição na Web ou outros), sem permissão expressa da Editora.

CIP-BRASIL. CATALOGAÇÃO NA PUBLICAÇÃO SINDICATO
NACIONAL DOS EDITORES DE LIVROS, RJ

O89
2. ed.

Ortopedia e traumatologia: perguntas e respostas comentadas/organizadores Rodrigo Otávio Dias de Araújo, Luciano Ramos Romanelli. – 2. ed. – Rio de Janeiro: Medbook, 2024.

320 p.: il.; 23 cm.

Apêndice
Inclui bibliografia e índice
ISBN 9786557831007

1. Ortopedia. 2. Traumatologia. I. Araújo, Rodrigo Otávio Dias de. II. Romanelli, Luciano Ramos.

23-86665   CDD: 616.7
             CDU: 617.3

Gabriela Faray Ferreira Lopes - Bibliotecária - CRB-7/6643

17/10/2023 18/10/2023

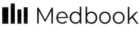

Editora Científica Ltda.
Avenida Treze de Maio 41/sala 804 – Cep 20.031-007 – Rio de Janeiro – RJ
Telefone: (21) 2502-4438 – www.medbookeditora.com.br – instagram: @medbookoficial
contato@medbookeditora.com.br – vendasrj@medbookeditora.com.br

Dedicatória

Dedico este livro a três mestres: Dr. Nelson Baisi Cerqueira, meu maior mentor na ortopedia; Dr. Cesar Luiz Andrade Lima. que abriu as portas da ortopedia para mim, e Dr. José Márcio Gonçalves (*in memoriam*), pelo exemplo de perseverança no ensino da arte ortopédica

Rodrigo Otávio Dias de Araújo

A todos aqueles que me guiaram pelo caminho da ortopedia durante o meu aprendizado, compartilhando seu conhecimento, principalmente aos Doutores Rodrigo Otávio e Alex Fabiano.

À minha esposa Paula e aos meus filhos João e Alice, minhas principais razões para persistir e prosseguir.

Luciano Ramos Romanelli

Prefácio

Com a expectativa de ajudar na formação dos jovens ortopedistas, disponibilizamos esta nova edição do livro *Ortopedia e Traumatologia - Perguntas e Respostas Comentadas*.

A evolução na ortopedia e traumatologia é rápida, gigantesca e, sobretudo, feita com a soma do conhecimento dos especialistas e preceptores. O dever de ensinar ortopedia de geração em geração é compartilhado pelos serviços de ortopedia e sociedades médicas e é para o exercício deste dever que esta nova edição se presta. Novamente não temos a pretensão de cobrir todo o conteúdo, mas sim de facilitar o processo ensino-aprendizagem com uma ferramenta de avaliação confiável e cuidadosamente preparada.

Utilizamos uma base teórica formada pela literatura recomendada e mais utilizada por colegas em todas as subespecialidades ortopédicas.

Esperamos que a obra contribua na qualidade da nossa especialidade e facilite os estudos das novas gerações de ortopedistas.

Rodrigo Otávio Dias de Araújo

Autores

Álvaro de Assis Lopes Sobrinho
Residência médica em Ortopedia e Traumatologia – Hospital São Bento. Residência em Cirurgia da coluna vertebral – Hospital Ortopédico. Membro titular da SBOT. Membro titular da SBC. Membro associado da AAOS. Médico ortopedista e cirurgião da coluna nos Hospitais: LIFE Center, Semper, Mater Dei, Vila da Serra e Hospital da Unimed.

Ana Julia Resende Rocha
Acadêmica do Curso de Medicina da Faculdade de Ciências Médicas de Minas Gerais (FCMMG). Estagiária da Ortopedia e Traumatologia no Complexo Hospitalar São Francisco de Assis.

Ana Luiza de Sousa Lima Cerqueira de Araújo
Chefe do Serviço de Pé e Tornozelo do Complexo Hospitalar São Francisco. Ortopedista do Corpo Clínico do Hospital SEMPER. Ortopedista do Grupo de Pé e Tornozelo do Hospital Ortopédico-BH. Mestre em Ensino em Saúde. Professora do Departamento de Anatomia da Faculdade de Ciências Médicas de Minas Gerais. Membro da Diretoria da ABTPÉ, 2022-2023.

Ângelo José Nascif de Faria
Residência em Ortopedia e Traumatologia pelo Complexo Hospitalar São Francisco. Especialização em Cirurgia do Joelho pelo Complexo Hospitalar São Francisco. Membro titular da SBOT. Membro titular da SBCJ. Membro titular da SBRATE. Membro da SICOT. Ortopedista do Corpo Clínico do Complexo Hospitalar São Francisco, Hospital Belo Horizonte; Ortopédico BH e PHD Pace Hospital.

Auro Sérgio Perdigão de Brito
Membro titular da SBOT. Membro titular da SBCM. Preceptor da Residência Médica de Ortopedia e Traumatologia, e cirurgião de mão do Hospital Risoleta Tolentino Neves. Cirurgião de mão do corpo Clínico do Hospital LifeCenter. Cirurgião de mão da Santa Casa de Caeté.

Bárbara Martins da Costa Gonçalves de Souza
Acadêmica da UNIFENAS BH. Estagiária da Ortopedia e Traumatologia no Complexo Hospitalar São Francisco de Assis.

Bárbara Martins de Lana
Ortopedista do Corpo Clínico do Hospital Socor em Belo Horizonte.

Bruno Godinho Silva
Membro titular da ABOO. Médico Ortopedista Oncológico do Hospital Universitário Clemente de Farias – UNIMONTES e da Clínica Oncológica Norte de Minas em Montes Claros.

Caio Henrique Amorim Chaves
Membro Titular da SBOT. Ortopedista pelo Hospital Universitário Ciências Médicas (HUCM). Subespecialista em Cirurgia do Ombro e Cotovelo pelo Hospital Universitário Ciências Médicas (HUCM). Ortopedista do Corpo Clínico do Complexo Hospitalar São Francisco de Assis e Hospital SEMPER, em Belo Horizonte.

Cesar Luiz Ferreira de Andrade Lima
Professor Aposentado Departamento Aparelho Locomotor da Faculdade de Medicina da UFMG e Hospital das Clínicas da UFMG. Coordenador do Serviço de Ortopedia Infantil do Hospital Ortopédico. Médico do Serviço de Trauma Infantil Hospital João XXIII durante 30 anos e Hospital Maria Amélia Lins – FHEMIG. Ex--Presidente da Sociedade Brasileira de Ortopedia Pediátrica – SBOP.

Christiano Cruz de Andrade Lima
Membro da SBOT. Membro da Sociedade Brasileira de Coluna. Membro da North America Spine Society. Coordenador do Serviço de Cirurgia da Coluna do Complexo Hospitalar São Francisco de Assis. Preceptor da especialização em cirurgia da coluna – Hospital da Baleia. Cirurgião da coluna do Hospital Ortopédico e Hospital SEMPER.

Diemack Alle Oliveira Ramos
Membro Titular da SBOT. Fellowship em Oncologia Ortopédica pelo Hospital da Baleia. Ortopedista do Corpo Clínico do Complexo Hospitalar São Francisco de Assis e do Hospital SEMPER, em Belo Horizonte. Ortopedista do Hospital Público Regional de Betim.

Leonardo Côrtes Antunes

Especialista em Cirurgia do Joelho, Medicina do Esporte e Artroscopia. Membro Titular da SBOT. Membro Titular da SBCJ/SBA. Fellow em Medicina do Esporte (Robert Jones & Agnes Hunt Orthopaedic Hospital, Inglaterra). Fellow em Medicina do Esporte (Cincinnati Sportsmedicine and Orthopaedic Center, Cincinnati, USA). Membro da American Academy of Orthopaedic Surgeons. Membro Titular da SLARD.

Lucas da Silveira Guerra Lages

Membro do Serviço de Ortopedia Infantil do Ortopédico BH, Hospital da Baleia e Hospital Infantil São Camilo Unimed-BH. Membro Titular da SBOT e SBOP, além de ser membro da CET SBOT MG. Estágio no Alfred I. Dupont Hospital For Children – Wilmington Delaware/EUA (doenças neuromusculares), estágio como visiting fellow no Boston Children's Hospital – Harvard Medical School, Boston/EUA.

Lucas Duarte Faria

Membro titular da SBOT. Especialista em Cirurgia do Pé e Tornozelo pelo Complexo Hospitalar São Francisco de Assis. Preceptor da Residência Médica do Complexo Hospitalar São Francisco de Assis. Membro da equipe de Cirurgia do Pé e Tornozelo do Hospital Público Regional de Betim. Membro do Corpo Clínico do Hospital Santa Rita e do Hospital e Maternidade São José.

Lucas Henrique Araújo de Oliveira

Especialização em ortopedia pediátrica nos Hospitais da Baleia, João XXIII e Ortopédico BH. Research Fellow por um ano no Gillette Children's Specialty Healthcare em Minnesota – EUA. Ortopedista e traumatologista pediátrico na Associação Mineira de Reabilitação (AMR), Hospital Risoleta Tolentino Neves e Hospital da Baleia. Ortopedista pediátrico no Hospital Belo Horizonte. Preceptor nas residências de ortopedia dos Hospitais da Baleia, Risoleta Tolentino Neves e Belo Horizonte. Membro da CET SBOT MG. Membro da SBOT, SBOP, Análise Clínica da Marcha e Movimento Humano (SBACMMH) e AO.

Luciano Ramos Romanelli

Membro titular da SBOT. Membro aspirante da SBQ. Coordenador da Residência Médica em Ortopedia e Traumatologia do Complexo Hospitalar São Francisco de Assis. Mestre em Ensino em Saúde pela UNIFENAS BH. Docente da UNIFENAS BH. Ortopedista do Corpo Clínico do Hospital SEMPER e do PHD Pace Hospital em Belo Horizonte.

Marcela de Melo Gajo
Membro titular da SBOT. Ortopedista do Hospital Felício Rocho em Belo Horizonte.

Nascif Habib Tanus Nascif
Residência Médica em Ortopedia Traumatologia pelo HU-UFJF. Especialização em Cirurgia do Joelho pelo HRO-SP. Membro titular da SBOT. Médico assistente do Serviço de Ortopedia e Traumatologia do HMJ-RJ.

Paula Vilaça Ribeiro Cançado
Membro titular da SBOT e Membro titular da SBCM. Membro da CET SBOT/MG. Mestre em Ensino em Saúde pela UNIFENAS/ BH. Docente da Faculdade de Ciências Médicas de Minas Gerais. Ortopedista do Corpo Clínico do Complexo Hospitalar São Francisco de Assis e Hospital SEMPER, em Belo Horizonte.

Pedro Poggiali
Ortopedista pediátrico. Preceptor das residências de ortopedia da Rede Mater Dei e da Santa Casa BH. Membro da SBOP. Especialização em ortopedia pediátrica pelo Hospital Pequeno Príncipe (Curitiba/PR). Fellowship em ortopedia pediátrica nos hospitais Shirley Ryan Ability Lab e Lurie Children's Hospital (Chicago/EUA).

Rodrigo de Andrade Gandra Peixoto
Membro Titular da SBOT e ABOO. Coordenador do Serviço de Ortopedia e Traumatologia do Hospital Vila da Serra. Coordenador do Serviço de Oncologia Ortopédica dos Hospitais da Baleia e Vila da Serra.

Rodrigo Otávio Dias de Araújo
Ortopedista e Médico do Esporte. Mestre em Educação Médica. Chefe do Serviço de Ortopedia dos Hospitais São Francisco, SEMPER e PHD Pace Hospital em Belo Horizonte. Docente da UNIFENAS BH e da Faculdade Ciências Médicas de Minas Gerais.

Rodrigo Rocha Ribeiro Vitor
Membro Titular da SBOT. Membro Titular da ABTPÉ. Ortopedista do Corpo Clínico da Equipe de Pé e Tornozelo do Complexo Hospitalar São Francisco de Assis e Hospital SEMPER, em Belo Horizonte.

Romero Vitor Silva Junior
Membro Titular da SBOT. Membro Titular da ABTPÉ. Mestrando em Ensino em Saúde pela UNIFENAS-BH. Ortopedista do Corpo Clínico do Complexo Hospitalar São Francisco de Assis e Hospital SEMPER, em Belo Horizonte.

Saulo Garzedim Freire

Membro Titular da SBOT e ABOO. Preceptor da Residência dos Hospitais Belo Horizonte e Baleia. Coordenador do Serviço de Oncologia Ortopédica dos Hospitais Belo Horizonte e Lifecenter.

Tiago Fernandes Heringer

Residência em Ortopedia e Traumatologia pelo Hospital Marcio Cunha, em Ipatinga/MG. Membro titular da SBOT. Graduado em Cirurgia da Coluna pelo Hospital da Baleia, em Belo Horizonte/MG. Membro titular da SBC. Graduado em Cirurgia Endoscópica da Coluna Vertebral, pelo BESSC (Brazilian Endoscopic Spine Surgery Center), em São Paulo/SP. Membro do corpo clínico do Hospital Baía Sul, e do Hospital SOS Cárdio.

Sumário

PARTE I – PERGUNTAS

1 Básico 3
Luciano Ramos Romanelli
Rodrigo Otávio Dias de Araújo
Ana Julia Resende Rocha

2 Ortopedia oncológica 13
Saulo Garzedim Freire
Bruno Godinho Silva
Rodrigo de Andrade Gandra Peixoto

3 Coluna 23
Christiano Cruz de Andrade Lima
Álvaro de Assis Lopes Sobrinho
Tiago Fernandes Heringer
Luciano Ramos Romanelli

4 Ombro e cotovelo 39
Diemack Alle Oliveira Ramos
Caio Henrique Amorim Chaves

5 Mão e punho 51
Paula Vilaça Ribeiro Cançado
Auro Sérgio Perdigão de Brito
Bárbara Martins de Lana
Marcela de Melo Gajo

SUMÁRIO

6   Quadril 63
Luciano Ramos Romanelli
Rodrigo Otávio Dias de Araújo

7   Joelho 75
Ângelo José Nascif de Faria
Leonardo Côrtes Antunes
Nascif Habib Tanus Nascif

8   Pé e tornozelo 91
Rodrigo Rocha Ribeiro Vitor
Romero Vitor Silva Junior
Ana Luiza de Sousa Lima Cerqueira de Araújo
Lucas Duarte Faria

9   Pediatria-ortopedia 103
Cesar Luiz Ferreira de Andrade Lima
Lucas Henrique Araújo de Oliveira
Lucas da Silveira Guerra Lages

10   Pediatria-trauma 117
Lucas da Silveira Guerra Lages
Lucas Henrique Araújo de Oliveira
Pedro Poggiali

11   Infecções 131
Bárbara Martins da Costa Gonçalves de Souza

PARTE II – RESPOSTAS COMENTADAS

1   Básico 141
Luciano Ramos Romanelli
Rodrigo Otávio Dias de Araújo
Ana Julia Resende Rocha

2   Ortopedia oncológica 153
Saulo Garzedim Freire
Bruno Godinho Silva
Rodrigo de Andrade Gandra Peixoto

3   Coluna 167
Christiano Cruz de Andrade Lima
Álvaro de Assis Lopes Sobrinho
Tiago Fernandes Heringer
Luciano Ramos Romanelli

4	Ombro e cotovelo	181

Diemack Alle Oliveira Ramos
Caio Henrique Amorim Chaves

5 Mão e punho 293 181

5 Mão e punho 193

Paula Vilaça Ribeiro Cançado
Auro Sérgio Perdigão de Brito
Bárbara Martins de Lana
Marcela de Melo Gajo

6 Quadril 207

Luciano Ramos Romanelli
Rodrigo Otávio Dias de Araújo

7 Joelho 223

Ângelo José Nascif de Faria
Leonardo Côrtes Antunes
Nascif Habib Tanus Nascif

8 Pé e tornozelo 239

Rodrigo Rocha Ribeiro Vitor
Romero Vitor Silva Junior
Ana Luiza de Sousa Lima Cerqueira de Araújo
Lucas Duarte Faria

9 Pediatria-ortopedia 255

Cesar Luiz Ferreira de Andrade Lima
Lucas Henrique Araújo de Oliveira
Lucas da Silveira Guerra Lages

10 Pediatria-trauma 269

Lucas da Silveira Guerra Lages
Lucas Henrique Araújo de Oliveira
Pedro Poggiali

11 Infecções 283

Barbara Martins da Costa Gonçalves de Souza

Índice remissivo 293

Parte I

PERGUNTAS

Básico

1

Luciano Ramos Romanelli
Rodrigo Otávio Dias de Araújo
Ana Julia Resende Rocha

1. Dentre os fatores listados abaixo, marque o que não está relacionado com pseudartrose das fraturas da diáfise do fêmur após o tratamento com haste intramedular:

(A) uso de tabaco.
(B) fratura exposta.
(C) traço de fratura oblíquo.
(D) atraso na descarga de peso.

2. As luxações inveteradas do ombro podem ser tratadas com:

(A) nenhum tratamento.
(B) artrodese.
(C) imobilização.
(D) artroplastia de ressecção.

3. É uma característica presente em uma luxação anterior inveterada da cabeça do rádio no adulto:

(A) acometimento do nervo mediano.
(B) limitação da flexão.
(C) limitação da extensão.
(D) força no membro preservada.

4. Sobre o uso e aplicação do torniquete em cirurgias ortopédicas, pode-se afirmar que:

(A) usam-se 150 mmHg – 200 mmHg para braços e 200 mmHg – 250 mmHg para coxas.
(B) uma camada de algodão ortopédico para acolchoamento é suficiente.
(C) o tempo de uso não deve exceder 150 minutos.
(D) a largura do torniquete é: 10 cm para braços e 15 cm para pernas.

5. Esta questão trata dos enxertos ósseos e suas propriedades. Faça a correlação adequada e depois marque a alternativa correta:

1. fornece um arcabouço para a formação direta do osso.
2. induz a diferenciação de células-tronco em células osteogênicas.
3. fornece células-tronco com potencial osteogênico.

a. osteogênese.
b. osteocondução.
c. osteoindução.

X. sulfato de cálcio.
Y. matriz óssea desmineralizada.
Z. aspirado de medula óssea.

(A) 1cX; 2bY; 3aZ.
(B) 1bZ; 2cX; 3aY.
(C) 1bX; 2cY; 3aZ.
(D) 1aZ; 2cY; 3bX.

6. Em relação aos princípios gerais das cirurgias de amputação em crianças, pode--se afirmar que:

(A) optar pela amputação transóssea em vez de desarticulação.
(B) deve-se preservar as placas de crescimento importantes.
(C) a epifisiodese é indicada como tratamento do crescimento ósseo terminal.
(D) neuromas são problemas frequentes que necessitam de reabordagem.

7. Sobre os exames de imagens para avaliação de infecções no sistema musculoesquelético, pode-se afirmar que:

(A) a FDG-PET é o mais preciso para o diagnóstico de infecção aguda.
(B) a ultrassonografia é útil para detectar osteomielite.
(C) a cintilografia é útil para detecção de derrame articular.
(D) a tomografia computadorizada é útil na detecção de sequestros ósseos.

8. Em relação ao abcesso de Brodie, pode-se afirmar que:

(A) acomete indivíduos mais velhos.
(B) é a representação de uma osteomielite crônica.
(C) mais frequente em ossos longos das extremidades inferiores.
(D) apresenta dor contínua e com aumento de intensidade.

9. Sobre o tratamento de feridas com o uso de pressão negativa, pode-se afirmar que:

(A) pode ser usado como substituto do desbridamento cirúrgico.
(B) não apresenta diferença em relação ao tratamento convencional de ferida.

Capítulo 1 ▪ BÁSICO

5

(C) substitui o uso de antibioticoterapia, diminuindo o custo do tratamento.

(D) a complicação mais séria relatada é aumento do sangramento.

10. Em relação a artrite infecciosa pode-se afirmar que:

(A) não está relacionada a comprometimento imunológico.

(B) os adultos são o grupo mais suscetível a essa enfermidade.

(C) aumento do PCR associado a incapacidade de apoio são preditores da doença em crianças.

(D) apresenta maior acometimento das articulações dos membros superiores.

11. Sobre a atrite infecciosa aguda no joelho pode-se afirmar, exceto:

(A) uma boa opção de acesso é pela linha média posterior.

(B) o tratamento por artroscopia possibilita ADM e reabilitação mais precoces.

(C) o tratamento consiste em antibioticoterapia.

(D) é a segunda articulação mais acometida.

12. É uma opção de procedimento que pode ser realizada após a artrite séptica, para estabilizar o quadril:

(A) artroplastia de ressecção.

(B) reconstrução de Harmon.

(C) artroplastia de interposição.

(D) artroplastia total.

13. Quanto à infecção por sífilis, pode-se afirmar que:

(A) pode levar a um acometimento neuropático das articulações.

(B) o acometimento ósseo ocorre em fase tardia da doença.

(C) fêmur em lâmina de sabre pode ocorrer na sífilis congênita.

(D) o número de casos tem diminuído nos últimos anos.

14. Sobre a fasceíte necrotizante pode-se afirmar que:

(A) é mais comum em mulheres.

(B) a incidência tem diminuído.

(C) os membros inferiores são os mais acometidos.

(D) melhora do prognóstico nos últimos anos.

15. Dentre os medicamentos usados no tratamento da osteoporose, são fármacos inibidores da reabsorção óssea:

(A) calcitonina, bifosfonado e vitamina D.

(B) calcitonina, hormônio do crescimento, hormônio da paratireoide.

(C) hormônio do crescimento, bifosfonado, estrogênio.

(D) hormônio da paratireoide, estrogênio e vitamina D.

16. As forças básicas, quando aplicadas no osso, fazem com que ele se comporte de maneiras previsíveis. Quanto ao padrão de fratura produzido por essas forças, correlacione a primeira coluna com a segunda:

1. tensão.	a. fraturas oblíquas.
2. flexão.	b. fraturas transversas.
3. compressão.	c. fraturas espirais.
4. torção.	d. deformidade plástica.

(A) 1-b; 2-d; 3-a; 4-c.

(B) 1-d; 2-c; 3-a; 4-b.

(C) 1-a; 2-b; 3-d; 4-c.

(D) 1-c; 2-d; 3-b; 4-a.

17. As propriedades estruturais de um conjunto osso-fixação podem ser medidas em testes experimentais. Quando submetido a uma carga, é definido como ponto de deformação:

(A) o ponto no qual o comportamento plástico se transforma em comportamento elástico.

(B) o ponto no qual o conjunto não resiste à fadiga.

(C) o ponto no qual ocorre fratura do material.

(D) o ponto no qual o comportamento elástico se transforma em comportamento plástico.

18. No processo de consolidação óssea de uma fratura, o módulo elástico do osso:

(A) não se altera, permanecendo alto.

(B) aumenta.

(C) não se altera, permanecendo baixo.

(D) diminui.

19. Sobre os efeitos da direção das fibras de colágeno no osso na resistência às cargas aplicadas em diversas direções, marque a alternativa correta:

(A) Fibras de colágeno paralelas à carga resultam em maior resistência às cargas compressivas.

Capítulo 1 ▪ BÁSICO

(B) O arranjo de fibras desorganizadas é o mais forte em ossos que precisam acomodar cargas em diversas direções.
(C) Em situações de cargas tênseis, o arranjo que oferece maior resistência é o de fibras de colágeno perpendiculares à carga.
(D) O arranjo haversiano gera uma direção mais forte ao longo do eixo do osso.

20. A fratura em borboleta é resultante de cargas de:
(A) torção somente.
(B) torção e compressão combinadas.
(C) compressão somente.
(D) angulação e compressão combinadas.

21. Na população em geral, a massa óssea atinge seu pico máximo por volta de 25 a 30 anos de idade, diminuindo anualmente em até:
(A) 1%.
(B) 3%.
(C) 6%.
(D) 8%.

22. Os três principais fatores que determinam a resistência contra o arrancamento de um parafuso são:
(A) diâmetro interno, profundidade de penetração da rosca e a densidade óssea.
(B) diâmetro externo, profundidade de penetração da rosca e o passo do parafuso.
(C) diâmetro externo, profundidade de penetração da rosca e a densidade óssea.
(D) diâmetro interno, a densidade óssea e o passo do parafuso.

23. Sobre a Classificação de Gustilo *et al.* para fraturas expostas, marque a alternativa correta:
(A) Não leva em consideração o padrão de fratura.
(B) O tipo III-C é definido como qualquer fratura exposta que apresente uma lesão vascular concomitante.
(C) Usado para classificar as fraturas expostas após seu desbridamento.
(D) Divide as fraturas expostas em quatro tipos.

24. De acordo com a Classificação de Oestern e Tscherne para fraturas fechadas, o Grau 2 corresponde à (ao):
(A) abrasão superficial, com padrão de fratura leve.
(B) trauma direto ao membro, com padrão de fratura grave.
(C) abrasão profunda, com padrão de fratura grave.
(D) avulsão subcutânea, com padrão de fratura leve.

25. No tratamento de defeitos ósseos, uma das propriedades do enxerto ósseo é o recrutamento, em tecidos vizinhos, de células-tronco mesenquimais pluripotentes, para se diferenciarem em células osteoprogenitoras. O nome dessa propriedade do enxerto ósseo é:

(A) osteocondução.
(B) osteoindução.
(C) osteotransmissão.
(D) osteogênese.

26. Sobre a fixação com estabilidade relativa usada no tratamento cirúrgico de uma fratura, marque a alternativa correta:

(A) Permite apenas micromovimentos entre os fragmentos fraturados sob solicitação fisiológica.
(B) Na consolidação, o crescimento vascular ocorre a partir da periferia, na direção da fratura.
(C) A consolidação da fratura se fará por remodelação óssea primária, com formação de calo ósseo.
(D) Trata-se de uma fixação rígida.

27. Os parafusos esponjosos, em comparação com os parafusos corticais, apresentam:

(A) um diâmetro interno maior.
(B) um passo menor.
(C) uma rosca mais profunda.
(D) cabeça rosqueada.

28. O parafuso aplicado entre a fíbula e a tíbia para fixação dos ligamentos sindesmóticos, tem a função de:

(A) parafuso de posição.
(B) parafuso de bloqueio.
(C) parafuso de ancoragem.
(D) parafuso de redução.

29. Em uma fratura diafisária do fêmur, onde a cortical medial encontra-se estável, uma placa aplicada do lado convexo do osso, tem função de:

(A) neutralização.
(B) compressão.
(C) união.
(D) banda de tensão.

Capítulo 1 ▪ BÁSICO

30. A classificação de Dahl *et al.* gradua as complicações mais comuns nos locais de introdução de fios e pinos no uso de fixadores externos. De acordo com essa classificação, um paciente que apresenta trajeto do pino inflamado, com secreção purulenta, sem alterações radiográficas, será classificado como:

(A) grau 2.
(B) grau 3.
(C) grau 4.
(D) grau 5.

31. Em um paciente politraumatizado, é uma indicação para fixação definitiva imediata:

(A) lactato < 2 mmol/L.
(B) débito urinário > 5 mL/kg/h.
(C) hipoxemia leve.
(D) coagulopatia.

32. Em uma lesão do membro inferior causada por mina terrestre, a área de mutilação ou avulsão corresponde à zona:

(A) 1.
(B) 2.
(C) 3.
(D) 4.

33. As primeiras alterações de sinovite e artrite por chumbo secundárias a um PAF articular surgem em:

(A) 1 a 7 dias.
(B) 7 a 14 dias.
(C) 14 a 21 dias.
(D) 21 a 28 dias.

34. De acordo com a classificação de Cierny-Mader para osteomielite, podemos classificar como hospedeiro tipo C:

(A) aquele onde a morbidade do tratamento é maior que a da doença.
(B) politraumatizado.
(C) aquele que tem fisiologia e membro saudáveis.
(D) paciente com insuficiência renal.

35. De acordo com a classificação de Cierny-Mader para osteomielite a lesão óssea que ocorre após a fixação de uma fratura com uma haste intramedular, em geral, é classificada como:

(A) tipo I.
(B) tipo II.
(C) tipo III.
(D) tipo IV.

36. As fibras musculares que apresentam velocidade de contração rápida e metabolismo energético predominantemente glicolítico, são do tipo:

(A) I.
(B) IIa.
(C) IIb.
(D) III.

37. O principal tipo de colágeno encontrado na cartilagem fibrosa dos discos intervertebrais é:

(A) IX.
(B) I.
(C) II.
(D) VI.

38. De acordo com o modelo descrito por Benninghoff de organização do colágeno na cartilagem articular, a camada que apresenta fibras distribuídas de forma desordenada, para absorver as forças de choque direto e de cisalhamento durante o uso da articulação, corresponde à camada:

(A) superficial.
(B) média.
(C) profunda.
(D) subcondral.

39. As células que compõem o osso são divididas em quatro tipos, de acordo com a morfologia, as funções e as características individuais. São características dos osteoblastos:

(A) pequenas células com um só núcleo, poucas organelas e de forma irregular.
(B) formato cuboide com um só núcleo, normalmente de posição excêntrica, com grande volume de retículo endoplasmático e membranas de Golgi.
(C) correspondem a mais de 90% das células do esqueleto maduro.
(D) grandes células irregulares e multinucleadas que realizam reabsorção óssea.

Capítulo 1 ■ BÁSICO

40. A fise pode ser dividida em quatro camadas. O crescimento ósseo, em comprimento está relacionado com a zona:

(A) zona hipertrófica.

(B) zona de calcificação.

(C) zona germinativa.

(D) zona proliferativa.

Ortopedia oncológica

2

Saulo Garzedim Freire
Bruno Godinho Silva
Rodrigo de Andrade Gandra Peixoto

1. Os sarcomas de partes moles que apresentam calcificação à radiografia são:

(A) rabdomiossacoma e sinoviossarcoma.
(B) sinoviossarcoma e lipossarcoma.
(C) lipossarcoma e leiomiossarcoma.
(D) leiomiossarcoma e rabdomiossarcoma.

2. A porcentagem de metástase linfática nos sarcomas de partes moles é de:

(A) 1%.
(B) 5%.
(C) 10%.
(D) 20%.

3. Dentre os sarcomas de partes moles abaixo o que não responde à quimioterapia é o:

(A) sinoviossarcoma.
(B) sarcoma epitelial.
(C) rabdomiossarcoma.
(D) leiomiossarcoma.

4. A localização mais comum do adamantinoma é a:

(A) cortical anterior da tíbia.
(B) cortical posterior da tíbia.
(C) cortical anterior do fêmur.
(D) cortical posterior do fêmur.

5. A presença de células fisalíferas com vacúolos citoplasmáticos à microscopia é patognomônico de:

(A) osteossarcoma.
(B) sarcoma de Ewing.

(C) cordoma.
(D) adamantinoma.

6. De acordo com o Índice de Huvos-Ayala, não significa má resposta à quimioterapia e não é indicado mudança das drogas quimioterápicas a partir do:
(A) grau I.
(B) grau II.
(C) grau III.
(D) grau IV.

7. A lesão tipo III da classificação de Gledhill modificada por Roberts simula:
(A) abcesso de Brodie.
(B) histiocitose de células de Langerhans.
(C) condroblastoma.
(D) osteoma osteoide.

8. A síndrome de McCune-Albright é composta por:
(A) fibroma não ossificante + raquitismo + puberdade precoce.
(B) displasia fibrosa + Cushing + mixoma.
(C) fibroma não ossificante + pigmentação "café com leite" + raquitismo.
(D) displasia fibrosa + puberdade precoce + pigmentação "café com leite".

9. Os tumores desmoides de tecidos moles / fibroma desmoplásico respondem bem ao tratamento clínico com:
(A) meloxicam.
(B) indometacina.
(C) cisplatina.
(D) doxorrubicina.

10. A localização mais comum do cisto ósseo simples nos adultos é no(a):
(A) pelve e calcâneo.
(B) úmero e fêmur.
(C) tíbia e fêmur.
(D) tíbia e coluna.

11. O osteoma osteoide quando tem acometimento justarticular é mais comum no:
(A) ombro.
(B) cotovelo.
(C) quadril.
(D) joelho.

Capítulo 2 ■ ORTOPEDIA ONCOLÓGICA

15

12. De acordo com a classificação de Masada, o tipo mais comum é o:

(A) tipo 1.
(B) tipo 2A.
(C) tipo 2B.
(D) tipo 3.

13. A doença classicamente representada pela tríade exolftalmia, *diabetes insipidus* e lesões óssea multifocais é:

(A) Letterer-Siwe.
(B) Jaffe Campanacci.
(C) Mazabroud.
(D) Hand/Schuller/Christian.

14. O osteossarcoma teleangiectásico faz diagnóstico diferencial com:

(A) osteoblastoma e cisto ósseo simples.
(B) Ewing e cisto ósseo aneurismático.
(C) cisto ósseo aneurismático e TCG.
(D) TCG e Ewing.

15. O condrossarcoma primário que responde à quimioterapia é o:

(A) central.
(B) mesenquimal
(C) de células claras.
(D) justacortical.

16. O mieloma múltiplo é mais comum em:

(A) homens / raça branca.
(B) mulheres / raça branca.
(C) homens / raça negra.
(D) mulheres / raça negra.

17. Na neurofibromatose tipo 1 ocorre defeito do gene de número:

(A) 9.
(B) 12.
(C) 17.
(D) 19.

18. No Sarcoma de Ewing, a localização e o tipo de reação periosteal clássica são, respectivamente:

(A) diáfise e casa de cebola.
(B) metáfise e casca de cebola.

(C) diáfise e triângulo de Codman.
(D) metáfise e triângulo de Codman.

19. No osteossarcoma da extremidade distal do fêmur tratado com ressecção ampla e preservação do membro, a taxa de recidiva local varia de:
(A) 1% a 5%.
(B) 5% a 10%.
(C) 10% a 20%.
(D) 20% a 40%.

20. No mieloma múltiplo, a manifestação clínica mais frequente é a:
(A) anemia.
(B) dor óssea.
(C) perda de peso.
(D) trombocitopenia.

21. Qual a localização mais comum do granuloma eosinofílico:
(A) crânio e fêmur.
(B) coluna e pelve.
(C) pelve e fêmur.
(D) crânio e coluna.

22. São características histológicas de um tumor maligno de baixo grau, exceto:
(A) bem diferenciado e poucas figuras de mitose.
(B) indiferenciado e poucas figuras de mitose.
(C) ausência de figuras de mitose e poucas células atípicas.
(D) poucas células atípicas e muita necrose.

23. O tratamento padrão ouro para osteoma osteoide é:
(A) ressecção ampla.
(B) curetagem com adjuvância.
(C) ressecção marginal.
(D) radioablação.

24. O padrão radiográfico com aspecto de vidro fosco é característico do:
(A) cisto ósseo simples.
(B) granuloma eosinofílico.
(C) displasia fibrosa.
(D) tumor desmoide.

25. O padrão histológico que se assemelha ao alfabeto chinês é característico do:
(A) condroblastoma.
(B) displasia fibrosa.

Capítulo 2 ▪ ORTOPEDIA ONCOLÓGICA

(C) mieloma múltiplo.
(D) doença de Paget.

26. São as características radiográficas que sugerem fratura patológica:

(A) traço simples, pouco desvio, lesão lítica evidente.
(B) traço cominutivo, pouco desvio, lesão lítica evidente.
(C) traço simples, fratura desviada, lesão blástica evidente.
(D) traço espiral, pouco desvio, lesão blástica evidente.

27. Qual o principal sítio de metástase na coluna:

(A) cervical.
(B) torácica.
(C) lombar.
(D) sacral.

28. O local mais frequente de fratura patológica no fibroma não ossificante é:

(A) fêmur distal.
(B) tíbia proximal.
(C) tíbia distal.
(D) úmero proximal.

29. No fibroma desmoplásico, a análise histológica evidencia colágeno:

(A) abundante e poucas mitoses.
(B) abundante e muitas mitoses.
(C) escasso e poucas mitoses.
(D) escasso e muitas mitoses.

30. O procedimento preservador do membro realizado para ressecção da cintura escapular, que consiste na escapulectomia, ressecção parcial ou completa da clavícula e da extremidade proximal do úmero, é denominado cirurgia de:

(A) Berger.
(B) Van Ness.
(C) Campanacci.
(D) Tikhoff-Linberg.

31. Osteocondroma epifisário intra-articular ocorre na doença de:

(A) Ollier.
(B) Trevor-Fairbank.
(C) Hashimoto-Pritzker.
(D) McCune Albright.

32. O cisto ósseo simples é considerado ativo quando:

(A) ocorre na diáfise.
(B) está a menos de 1 cm da fise.
(C) tem mais de 2 cm².
(D) ocorre na epífise.

33. Qual o tumor originário das células de Zimmerman:

(A) adamantinoma.
(B) fibrossarcoma.
(C) hemangiopericitoma.
(D) cordoma.

34. A transformação maligna na displasia fibrosa ocorre em aproximadamente:

(A) 2%.
(B) 5%.
(C) 7%.
(D) 10%.

35. Os pacientes com diagnóstico de TCG que apresentam lesões inoperáveis, têm benefício com uso de:

(A) ácido zoledrônico.
(B) denosumabe.
(C) meloxicam.
(D) metotrexato.

36. O principal diagnóstico diferencial do condrossarcoma de alto grau na infância é:

(A) osteossarcoma osteoblástico.
(B) osteossarcoma condroblástico.
(C) osteossarcoma fibroblástico.
(D) sarcoma de Ewing.

37. O subtipo histológico do osteossarcoma que está associado a pior prognóstico é:

(A) osteossarcoma osteoblástico.
(B) osteossarcoma condroblástico.
(C) osteossarcoma fibroblástico.
(D) osteossarcoma de pequenas células.

Capítulo 2 ■ ORTOPEDIA ONCOLÓGICA

38. À microscopia eletrônica podemos identificar organelas características nas células de Langerhans, chamadas de:

(A) chifre de cervo.

(B) células de Touton.

(C) grânulos de Birbeck.

(D) células de Zimmerman.

39. É característica da tomografia computadorizada na ortopedia oncológica:

(A) é contraindicada na presença de marca-passo.

(B) apresenta pobre definição no plano axial.

(C) artefatos por movimentação são mais frequentes do que na RNM.

(D) o uso de contraste propicia avaliação de tecidos moles.

40. A medicina nuclear contribui amplamente na avaliação dos tumores ósseos e de partes moles. Sobre seu uso:

(A) o PET-scan utiliza marcador semelhante à glicose.

(B) o gálio é um marcador rotineiro para avaliação de lesões tumorais.

(C) lesões líticas sempre apresentam padrão cintilográfico "quente".

(D) não se utiliza PET-scan em controle pós-operatório devido à formação de artefatos.

41. Qual a sequência terapêutica indicada para um paciente portador de osteossarcoma?

(A) quimioterapia – cirurgia – quimioterapia.

(B) radioterapia – quimioterapia – cirurgia.

(C) cirurgia – quimioterapia – radioterapia.

(D) radioterapia – cirurgia – quimioterapia.

42. É um fator prognóstico significativo para o osteossarcoma:

(A) realização de cirurgia de amputação.

(B) percentual de necrose tumoral pós-quimioterapia.

(C) faixa etária do paciente acometido.

(D) redução do volume tumoral pós-radioterapia.

43. Sobre as metástases ósseas cirúrgicas da cabeça e colo femorais:

(A) devido à remoção tumoral, radioterapia local é desnecessária.

(B) na erosão do trocânter menor é preferível fixação com DCS.

(C) acesso anterior ou lateral direto são preferíveis aos demais.

(D) artroplastia total cimentada é a primeira escolha.

44. Sobre o sinoviossarcoma:

(A) são comuns no tronco.
(B) classifica-se em monofásico e bifásico.
(C) o tamanho não se correlaciona à sobrevida.
(D) localização distal apresenta pior prognóstico.

45. Sobre os sarcomas de partes moles:

(A) diagnóstico tardio é comum.
(B) apresentação como massa dolorosa é comum.
(C) margem comprometida deve ser abordada com ressecção radical.
(D) quimioterapia é mandatória em caso de cirurgia com margens comprometidas.

46. Sobre a RNM na avaliação do lipossarcoma:

(A) apresenta hipersinal em T1.
(B) apresenta hipossinal em T2 com contraste.
(C) apresenta isossinal com cortical óssea em T2.
(D) apresenta septos com isossinal em T2 com supressão de gordura.

47. A escala de Mirels se caracteriza por:

(A) utilizar dois critérios clínicos e dois critérios radiográficos.
(B) graduar o risco de fratura patológica em sarcomas.
(C) aplicar-se apenas a lesões de ossos longos.
(D) ter pontuação mínima é um e a máxima 12.

48. Sobre o tratamento das metástases ósseas:

(A) a maior parte das metástases ósseas necessita intervenção cirúrgica.
(B) a previsão de fraturas patológicas é possível com a escala de Mirels.
(C) o arsenal terapêutico para metástases ósseas é escasso.
(D) é obrigatória a realização de biópsia antes do tratamento.

49. As lesões tumorais presentes no mesmo compartimento, mas fora da zona reacional são:

(A) lesões satélites.
(B) *skips* metástases.
(C) tumores sincrônicos.
(D) lesões reacionais.

50. A primeira etapa para o planejamento da biópsia consiste na incisão de pele, assim devemos fazê-la:

(A) longitudinal e no trajeto da cirurgia definitiva.
(B) transversal para facilitar a exposição.

Capítulo 2 ▪ ORTOPEDIA ONCOLÓGICA **21**

(C) oval para evitar risco de deiscência.

(D) no sentido das linhas de força.

51. Na metástase óssea de origem desconhecida, os tumores primários mais prováveis são os de:

(A) tireoide e estômago.

(B) intestino e pâncreas.

(C) mama e próstata.

(D) pulmão e rim.

52. O local mais comum onde ocorrem metástases dos sarcomas ósseos é:

(A) outro osso.

(B) cérebro.

(C) pulmão.

(D) fígado.

53. As síndromes de Rothmund-Thomson, Li-Fraumeni e o retinoblastoma são associados ao:

(A) sarcoma de Ewing.

(B) condrossarcoma.

(C) osteossarcoma.

(D) cordoma.

54. Sobre a ocorrência de malignização em um osteocondroma solitário, no esqueleto apendicular, podemos dizer que é:

(A) rara e para osteossarcoma.

(B) rara e para condrossarcoma.

(C) comum e para osteossarcoma.

(D) comum e para condrossarcoma.

55. O diagnóstico mais provável da lesão tumoral epifisária no esqueleto maduro é:

(A) cisto ósseo aneurismático.

(B) condroblastoma.

(C) encondroma.

(D) TCG.

56. Não é um quimioterápico rotineiramente utilizado nos sarcomas ósseos:

(A) doxorrubicina.

(B) metotrexato.

(C) vincristina.

(D) cisplatina.

57. O adjuvante utilizado na curetagem alargada que é mais eficaz na destruição das células tumorais é o(a):

(A) fenol.
(B) nitrogênio líquido.
(C) eletrocauterização.
(D) polimetilmetacrilato.

58. Nas margens cirúrgicas em cirurgia ortopédica oncológica:

(A) uma ressecção intralesional se dá nos limites da cápsula.
(B) a ressecção ampla é associada a altas taxas recidiva local.
(C) a margem radical é obtida por ablação do membro acometido.
(D) na ressecção marginal é mandatório obter entre 2 cm a 4 cm de tecido sadio de margem.

59. Após a ressecção de tumores ao nível do joelho, os pacientes submetidos à artrodese:

(A) realizam os trabalhos de maior demanda física.
(B) são menos autoconscientes o segmento operado.
(C) são menos preocupados em lesionar o membro afetado.
(D) têm pouca dificuldade em exercer atividades da vida diária.

60. Mieloma múltiplo causa:

(A) lesões líticas e hipocalcemia.
(B) lesões líticas e hipercalcemia.
(C) lesões blásticas e hipercalcemia.
(D) lesões blásticas e cálcio sérico normal.

Coluna

3

Christiano Cruz de Andrade Lima
Álvaro de Assis Lopes Sobrinho
Tiago Fernandes Heringer
Luciano Ramos Romanelli

1. A síndrome de Klippel-Feil é uma fusão congênita das vértebras cervicais que pode envolver dois segmentos, uma vértebra em bloco congênita ou toda a coluna a cervical. Sobre essa síndrome, está correto afirmar que:

(A) As suas causas já estão estabelecidas.
(B) A patologia associada ortopédica mais comum é a escoliose.
(C) Sua apresentação clássica é: pescoço alado e hipermobilidade cervical.
(D) Os sintomas neurológicos são causados por alterações da coluna cervical subaxial.

2. A tuberculose afeta, em geral, o sistema respiratório, mas pode afetar qualquer órgão do corpo. Em relação ao envolvimento da coluna vertebral assinale a alternativa correta:

(A) A coluna é o segundo local mais comum de tuberculose óssea.
(B) A região mais acometida é a torácica média de T5 a T10.
(C) As lesões ocorrem no centro do corpo vertebral, podendo se estender para os elementos posteriores da coluna.
(D) Em estágios mais avançados, ocorre colapso segmentar focal com encunhamento anterior e formação de giba.

3. Na mielomeningocele, a incidência de escoliose está relacionada com o nível dos defeitos ósseos, e com o nível de paralisia. Sobre essa afirmativa assinale a opção correta:

(A) 100% dos pacientes com lesão em T12 desenvolveram escoliose.
(B) 70% dos pacientes com lesão em L2 desenvolveram escoliose.
(C) 40% dos pacientes com lesão em L4 desenvolveram escoliose.
(D) 2% dos pacientes com lesão em S1 desenvolveram escoliose.

4. Em relação às deformidades da coluna vertebral, em pacientes portadores de paralisia cerebral, marque a alternativa correta:

(A) A ortetização demonstrou ser eficaz na prevenção da progressão de escoliose.

(B) Curvas acima 20 graus tendem a progredir, mesmo após a maturidade esquelética.

(C) As curvas tendem a ser toracolombares e longas, em forma de C.

(D) A hiperlordose ocorre com mais frequência do que a hipercifose.

5. Dentre os tumores que normalmente acometem os elementos posteriores da coluna vertebral, assinale a alternativa correta:

(A) Tumor de células gigante.

(B) Sarcoma de Ewing.

(C) Hemangioma.

(D) Cisto ósseo aneurismático.

6. Dentre os tumores que acometem a coluna vertebral, em pacientes com menos de 20 anos, assinale a alternativa correta:

(A) Cordoma.

(B) Osteocondroma.

(C) Condrossarcoma.

(D) Doença de Hodgkin.

7. Sobre a espondilolistese degenerativa, assinale a alternativa correta:

(A) Ocorre abaixo dos 40 anos e raramente é identificada antes dessa época.

(B) O nível mais afetado é L4-L5 seguido por L3-L4 e L5-S1, respectivamente.

(C) Os homens são afetados de quatro a seis vezes mais do que as mulheres.

(D) Dor e claudicação não são sintomas comumente observados.

8. Sobre a espondilolistese ístmica no adulto, assinale a alternativa correta:

(A) É mais comum que a espondilolistese degenerativa.

(B) O seguimento mais acometido é o L4-L5.

(C) Ocorre uma alteração na partilha de carga pelo disco vertebral.

(D) Adolescentes com desvio maior que 2 mm podem ser tratados com órtese.

9. Sobre a espondilólise e espondilolistese na criança e os respectivos tipos mais encontrados nessa faixa etária, assinale a alternativa correta:

(A) O tipo congênita ou displásica é o mais comum.

(B) O tipo ístmica é o mais raro.

(C) O tipo congênita ou displásica tem maior risco de lesões neurológicas.

(D) O tipo ístmica é frequente em pacientes com menos de 5 anos.

Capítulo 3 ▪ COLUNA

10. Sobre o tratamento cirúrgico da escoliose em pacientes portadores de mielomeningocele, assinale a alternativa correta:

(A) Em pacientes deambuladores, a artrodese deve incluir todas as curvas, estendendo-se desde a coluna torácica superior até o sacro.

(B) O tratamento cirúrgico padrão ouro é artrodese e instrumentação posterior por via de acesso posterior isolada.

(C) O objetivo principal do tratamento cirúrgico desses pacientes é diminuir a dor.

(D) A artrodese anterior e a instrumentação isoladas podem ser consideradas para um grupo seleto de pacientes.

11. Sobre a deformidade em cifose, nos pacientes portadores de mielomeningocele, está correto afirmar que:

(A) Ocorre mais frequentemente nas regiões cervical e torácica baixa.

(B) O tratamento conservador com uso de coletes tem se mostrado efetivo.

(C) O tratamento cirúrgico é a colectomia com ressecções vertebrais e artrodese.

(D) Apresenta curvas curtas e flexíveis e que poderão exceder 80 graus.

12. Sobre sistema de classificação mais aceito para escoliose congênita proposto por Winter, Moe e Nasca e modificado por McMasterand Ohtsuka, assinale a alternativa correta:

(A) Uma vértebra em bloco corresponde a um defeito de formação.

(B) Uma hemivértebra encarcerada, corresponde a um defeito de segmentação.

(C) Uma barra óssea unilateral, corresponde a um defeito de segmentação.

(D) Uma barra óssea unilateral e hemivértebra do lado oposto, corresponde a um defeito de formação.

13. Sobre a escoliose congênita assinale a alternativa correta:

(A) A progressão da curva ocorre mais rapidamente nos primeiros três anos de vida.

(B) A forma mais grave é barra não segmentada, unilateral e côncava.

(C) A deterioração da escoliose é pior na região torácica superior.

(D) A escoliose devido a uma vértebra em bloco está entre as mais graves.

14. A ataxia de Friedreich é uma condição hereditária recessiva caracterizada pela degeneração espinocerebelar. Sobre a escoliose nos pacientes com ataxia de Friedreich assinale a alternativa correta:

(A) O padrão mais comum das curvas é uma dupla curva torácica e lombar não estruturada.

(B) O uso de órteses é útil para curvas progressivas uma vez que conseguem controlar a curva.

(C) O tratamento cirúrgico com artrodese longa está indicado nas curvas secundárias flexíveis.

(D) Todas as curvas em pacientes com ataxia de Friedreich são progressivas.

15. Sobre a escoliose em pacientes portadores de distrofia muscular de Duchenne, assinale a alternativa correta:

(A) O aparecimento da escoliose é raro em pacientes com essa patologia.

(B) A escoliose só ocorre após o paciente se tornar cadeirante.

(C) O tratamento consiste na instrumentação e artrodese de T2 na pelve.

(D) O uso de corticoide diminui o tempo que o paciente é capaz de caminhar.

16. Em relação aos achados radiográficos de uma paciente com fratura da coluna toracolombar, é correto afirmar que:

(A) O aumento da distância entre os processos espinhosos, sem outros achados, não sugere uma lesão do complexo ligamentar posterior.

(B) O aumento da distância interpedicular é característico de um desvio lateral dos fragmentos de uma fratura de explosão.

(C) O aumento da distância entre os processos espinhosos, sugere uma lesão complexa, incluindo cápsulas articulares, disco intervertebral, facetas e corpo vertebral.

(D) A radiografia em perfil, não é suficiente para quantificar uma deformidade em cifose por meio do ângulo de Cobb associado.

17. Sobre a descrição de padrões de lesões medulares incompletas a alternativa correta é:

(A) Na síndrome medular central, ocorre preservação sacral e força dos membros superiores maior que nos membros inferiores.

(B) Na síndrome de Brown-Sequard existe perda motora e preservação da propriocepção ipsilateral e perda da sensibilidade contralateral.

(C) Na síndrome medular anterior existe perda motora e da sensibilidade variável, com preservação da propriocepção e sensação de pressão profunda.

(D) Na síndrome da cauda equina existe arreflexia da bexiga e do intestino com preservação da motricidade e sensibilidade nos membros inferiores.

18. Em relação à fratura de atlas (C1), está correto afirmar:

(A) Na fratura de Jefferson, o mecanismo de lesão ocorre em hiperextensão com o anel posterior de C1 imprensado entre o occipital e C2.

(B) Lesões medulares, são comuns na fratura de Jefferson por se tratar de uma fratura causada por trauma de alta energia.

Capítulo 3 ▪ COLUNA

(C) Existem vários padrões de fraturas de C1 sendo que mecanicamente o mais comum é a fratura do anel de C1 em apenas um local.

(D) Na fratura em explosão instável de C1, há lesão do ligamento transverso e desvio lateral dos fragmentos, resultando em instabilidade de C1-C2.

19. Sobre o tratamento das fraturas do atlas (C1) podemos afirmar que:

(A) As fraturas do anel de C1, devem ser tratadas cirurgicamente com artrodese C1-C2 pois a separação dos arcos causa instabilidade grave.

(B) Fraturas em explosão de C1, mesmo que estáveis, devem ser tratadas preferencialmente por tratamento cirúrgico.

(C) As indicações cirúrgicas dessa fratura estão relacionadas com a lesão do ligamento transverso e com a falha do tratamento conservador.

(D) Nas fraturas de Jefferson por explosão e instáveis está contraindicado o tratamento inicial por halo craniano, pois este pode causar déficit neurológico.

20. Sobre luxação atlantoaxial rotacional traumática C1-C2, marque a alternativa correta:

(A) A luxação atlantoaxial rotacional traumática C1-C2 é mais comum em adultos, por ocorrer sobretudo em acidentes automobilísticos.

(B) Lesões neurológicas na luxação atlantoaxial rotacional traumática de C1-C2 são comuns e as mais frequentes são as lesões medulares incompletas.

(C) Na classificação de Fielding e Hawkins, o tipo II corresponde a um aumento do espaço entre o arco anterior de C1 e o processo odontoide maior que 5 mm.

(D) Na classificação de Fielding e Hawkins, no tipo III existe a ruptura de ligamentos alar e do ligamento transverso.

21. Sobre o tratamento da luxação atlantoaxial rotacional traumática de C1-C2, é correto afirmar:

(A) O tratamento conservador é feito com uso de órtese, sem necessidade de tração, uma vez que na maioria dos casos a redução ocorre de forma espontânea.

(B) No paciente apresentando instabilidade dinâmica rotacional e pequeno déficit neurológico após redução da luxação, o tratamento cirúrgico não está indicado.

(C) Na luxação atlantoaxial rotacional traumática de C1-C2, o tratamento de escolha é a redução aberta ou fechada com artrodese e instrumentação posterior.

(D) Na luxação atlantoaxial rotatória traumática de C1-C2, do tipo II de Fielding e Hawkins, está indicado o tratamento cirúrgico por via anterior.

22. Em relação às fraturas do odontoide e a classificação de Anderson e D'Alonzo, assinale a alternativa correta:

(A) Em pacientes entre 65 e 80 anos, sem déficit neurológico, com uma fratura tipo II desviada, o tratamento é cirúrgico.

(B) São mais comuns em jovens (trauma de alta energia) e em idosos (baixa energia), sendo raras as lesões associadas.

(C) As fraturas tipos II e III desviadas, em pacientes jovens, devem ser tratadas de forma cirúrgica.

(D) O mecanismo causador é uma força em hiperextensão, sendo mais frequente nas fraturas tipo II.

23. Sabemos que em um paciente politraumatizado, com traumatismo raquimedular, é fundamental identificar o choque neurogênico como fenômeno distinto do choque hemorrágico, para possibilitar uma ressuscitação inicial segura. Assim, em relação ao choque neurogênico, é correto afirmar:

(A) O paciente apresenta hipertensão arterial, débito urinário aumentado, taquicardia e extremidades frias.

(B) O paciente apresentou hipotensão arterial, débito urinário normal, bradicardia e extremidades quentes.

(C) O paciente apresenta hipertensão arterial, débito urinário normal, bradicardia e extremidades quentes.

(D) O paciente apresentou hipotensão arterial, débito urinário aumentado, taquicardia e extremidades frias.

24. Em relação à epidemiologia das lesões cervicais, especificamente nos casos de fraturas e luxações da coluna cervical, podemos afirmar:

(A) A região cervical subaxial é o local onde ocorre a maioria das fraturas na coluna cervical.

(B) As lesões medulares, associadas às fraturas cervicais, são mais comuns na região cervical subaxial.

(C) A maioria (40%) das lesões da coluna cervical subaxial está localizada em C4 e C5.

(D) As fraturas da coluna cervical são mais comuns em crianças de 3 a 7 anos e em idosos acima de 65 anos.

25. Considerando-se o mecanismo de lesão na classificação da espondilolistese traumática do áxis, proposto inicialmente por Effendi *et al.* e depois modificado por Levine e Edwards, é correto afirmar:

(A) A lesão tipo I é hiperextensão e compressão vertical.

(B) A lesão tipo II é hiperextensão e distração seguida de flexão.

(C) A lesão tipo IIA é flexão-distração.

(D) A lesão tipo III é flexão e inclinação lateral.

Capítulo 3 ▪ COLUNA

26. Quanto ao sistema de lesões cervicais subaxiais, proposto por Allen e Ferguson, uma lesão por flexão-distração onde temos luxação bilateral das facetas articulares e translação de 50% do corpo vertebral superior sobre o corpo vertebral inferior, corresponde a qual estágio da lesão em flexão-distração?

(A) Estágio I.
(B) Estágio II.
(C) Estágio III.
(D) Estágio IV.

27. As fraturas em gota de lágrima na coluna cervical subaxial são identificadas por seu característico padrão de fratura (linha de fratura primária oblíqua que se estende desde o aspecto anterior do corpo vertebral até a parte inferior da placa terminal). Segundo o sistema de classificação proposto por Allen e Ferguson, qual mecanismo de lesão causa essa fratura?

(A) Compressão vertical.
(B) Flexão-distração.
(C) Extensão-distração.
(D) Flexão-compressão.

28. Considerando o tratamento das fraturas por compressão da coluna cervical é correto afirmar:

(A) Fraturas de C7 ou T1, sem lesão do complexo ligamentar posterior e/ou déficit neurológico são tratadas com colar cervical rígido.
(B) Para pacientes com lesão do complexo ligamentar posterior deve-se sempre optar pelo tratamento cirúrgico por abordagem anterior.
(C) Em fraturas de C3 a C6, sem lesão do complexo ligamentar posterior e/ou déficit neurológico, opta-se pelo tratamento cirúrgico por abordagem posterior.
(D) O tratamento cirúrgico é considerado para pacientes com déficit neurológico associado ou ruptura do complexo ligamentar posterior.

29. Considerando o tratamento das fraturas por explosão da coluna cervical é correto afirmar:

(A) As fraturas isoladas explosivas apresentam um *score SLIC* > 5, o que indica o tratamento cirúrgico.
(B) O halo colete ou OCT rígidos não são boas opções de tratamento conservador para as fraturas explosivas.
(C) A artrodese e instrumentação posterior é indicada em pacientes neurologicamente intactos e sem lesão do complexo ligamentar posterior.
(D) Pacientes com déficit neurológico, sem lesão do complexo ligamentar posterior, podem ser tratados conservadoramente com halo colete ou OCT.

30. No interior da coluna vertebral subaxial, a artéria vertebral pode ser lesionada como resultado do trauma. Sobre esta afirmativa, marque a opção correta:

(A) Tal lesão pode ocorrer na luxação da faceta, na fratura da faceta com translação e na fratura do forame transverso.

(B) Em sua vasta maioria, essas lesões são unilaterais, deixando um percentual alto de sequelas.

(C) O mecanismo lesional mais comum é uma secção transversa do vaso causada pelas espículas ósseas.

(D) Na maioria dos casos, o tratamento cirúrgico de emergência está indicado para controle da hemorragia.

31. Em relação às técnicas de inserção de parafusos de massa lateral para o tratamento das fraturas e luxações da coluna cervical subaxial, podemos afirmar:

(A) A técnica de Magerl usa parafusos de menor comprimento acarretando piores propriedades biomecânicas.

(B) A técnica de An é a que provavelmente representa o mais baixo risco de comprometimento neurovascular.

(C) A técnica de Roy-Camille permite o uso de parafusos de maior comprimento, logo, maior resistência ao arrancamento.

(D) Na técnica de Magerl, devido a orientação do parafuso, a raiz nervosa encontra-se em risco, ao contrário da artéria vertebral.

32. Em relação às fraturas toracolombares por compressão, assinale a alternativa correta:

(A) RM somente em casos suspeitos, com mais de 25 graus de cifose segmentar.

(B) A cifoplastia deve ser reservada para fraturas patológicas de alta energia.

(C) O tratamento pode ser com um TLSO por seis semanas e retorno precoce as atividades.

(D) Em lesão ligamentar anterior e fratura do corpo posterior, avaliar tratamento cirúrgico.

33. Sobre as fraturas do tipo explosão, na coluna toracolombar assinale, a alternativa correta:

(A) Tem como característica retropulsão de fragmentos ósseos em direção ao canal vertebral.

(B) A porcentagem de estenose do canal é usada como indicação isolada para cirurgia.

(C) A descompressão praticamente é desnecessária em fraturas do tipo explosão.

(D) Instrumentação de segmento longo sempre se faz necessária para estabilização do sistema.

Capítulo 3 ▪ COLUNA

34. Sobre as fraturas toracolombares por extensão, assinale a alternativa correta:

(A) São identificadas pelo alongamento da coluna anterior e ocorrem mais comumente na coluna cervical.

(B) As lesões na região toracolombar raramente são de fraturas em pacientes com espondilite anquilosante.

(C) Essas lesões são muito instáveis e, geralmente, a retrolistese, pode causar lesão da medula espinal.

(D) A estabilização precoce com uma construção posterior curta utilizando fixação segmentar é o tratamento recomendado.

35. Sobre o TLICS (*Thoracolumbar Injury Classification and Severity Score*) assinale a alternativa correta:

(A) Pacientes com pontuação final igual a quatro devem ser tratados de forma conservadora.

(B) Uma fratura em distração recebe dois pontos.

(C) Pacientes com síndrome da cauda equina recebem três pontos.

(D) Os pacientes com pontuação final igual quatro devem ser tratados de forma cirúrgica.

36. Em relação ao sistema de classificação de fraturas do sacro descritas por Denis *et al.*, está correto afirmar:

(A) Lesões da zona 1 do sacro são as menos comuns, porém com maior percentual de acometimento neurológico.

(B) Algumas lesões de zona 1 têm um componente de cisalhamento que aumenta a instabilidade da lesão e aumenta o risco de não consolidação.

(C) No tratamento cirúrgico das lesões de zona 3, a compressão deve ser evitada de modo a reduzir o risco de lesão à raiz de L5.

(D) Lesões de zona 3 ocorrem mediais ao forame, envolvem o canal espinal e apresentam maior risco de lesão neurológica.

37. Quanto às infecções da coluna vertebral assinale a alternativa correta:

(A) A placa terminal vertebral é o foco mais comum de infecção vertebral.

(B) A junção lombossacral é a área mais comum de infecção tuberculosa.

(C) Infecções do trato respiratório não estão implicadas em infecções de transmissão hematogênica.

(D) Infecção geniturinária é o fator predisponente menos comum para infecção hematogênica.

32   ORTOPEDIA E TRAUMATOLOGIA | Perguntas

38. A espondilite anquilosante é uma espondiloartropatia soronegativa que afeta principalmente o esqueleto axial, as articulações sacroilíacas e a pelve. Sobre essa doença assinale a alternativa correta:

(A) A instabilidade atlantoaxial pode ocorrer em até 15% dos pacientes com espondilite anquilosante.

(B) As fraturas da coluna vertebral em pacientes com espondilite anquilosante são de pouca significância.

(C) As fraturas da coluna vertebral ocorrem geralmente na coluna cervical inferior, descobertas tardiamente.

(D) A fusão das articulações sacroilíacas, evidenciadas à radiografia, é um sinal tardio da doença.

39. Sobre osteotomias da coluna vertebral, assinale a alternativa correta:

(A) A osteotomia de Smith-Petersen é uma excelente opção para correção de graus elevados de deformidade.

(B) Na osteotomia de subtração do pedículo, podem-se obter 30 graus ou mais de correção com uma única osteotomia posterior.

(C) Na osteotomia de Smith-Petersen, pode-se obter cerca de 10 graus de correção a cada 1 mm de ressecção.

(D) A osteotomia em casca de ovo é uma excelente opção para correção de pequenos graus de deformidade.

40. No exame físico da coluna, o exame neurológico da região cervical é dividido por níveis de C5 a T1. Com relação ao exame neurológico da região cervical, assinale a alternativa correta:

(A) No nível de C5-C6, a raiz C6, tem-se, como área sensitiva, a face medial do braço.

(B) O nível de C6-C7, a raiz de C7, inerva o dedo anular, o mínimo e a face medial do antebraço.

(C) O nível de C6-C7, a função motora da raiz de C7, é responsável pelo tríceps e flexores do punho.

(D) A raiz de Tl tem como área sensitiva a face lateral do braço e motora os abdutores dos dedos.

41. No exame do paciente com suspeita de lesão na coluna, é importante a avaliação da sensibilidade nos 28 dermátomos distribuídos de cada lado do corpo, assim sendo, assinale a alternativa correta em relação a raiz nervosa e o seu dermátomo correspondente:

(A) O dermátomo referente à raiz L1 se encontra abaixo do ligamento inguinal, na porção anteroposterior da coxa.

(B) O dermátomo referente à raiz T11 se encontra no nível da cicatriz umbilical.

Capítulo 3 ▪ COLUNA

(C) O dermátomo referente à raiz C5 se encontra na face medial do braço.
(D) O dermátomo referente à raiz L3 é uma faixa oblíqua anteromedial da coxa acima do joelho.

42. No exame neurológico para a região lombar, o exame motor pode ser dividido em grupos musculares. Assinale a alternativa correta em relação às raízes nervosas e os grupos musculares inervados por elas:

(A) O músculo tibial anterior é inervado pelas raízes nervosa de L3.
(B) O músculo iliopsoas é inervado pelas raízes nervosas de T11 a L3.
(C) Os adutores do quadril são inervados pelo nervo obturatório com contribuição das raízes de L2, L3 e L4.
(D) O quadríceps é inervado pelo nervo femoral com contribuição das raízes de L1, L2 e L3.

43. Com relação aos reflexos que devem ser avaliados no exame físico da coluna, assinale a alternativa correta:

(A) Nos casos de trauma, a pesquisa do reflexo bulbocavernoso é obrigatória, refere-se às raízes S2 e S3 e determina o fim do choque medular.
(B) A abolição do reflexo cremastérico unilateralmente indica lesão do primeiro neurônio motor e bilateralmente indica lesão do segundo neurônio motor.
(C) Reflexos de Babinski e de Oppenheim têm o mesmo sinal, e quando positivos, os dedos dos pés realizam flexão e não extensão.
(D) Em relação aos reflexos para o plexo lombossacral, o reflexo patelar refere-se à raiz L3.

44. Uma das etapas do exame físico da coluna é a realização dos testes específicos da coluna. Assinale a alternativa correta em relação a csscs testes:

(A) O teste de Kernig avalia a compressão dural, através do uso do iliopsoas e da musculatura anterior do abdômen.
(B) O teste de Hoover visa a determinar se o paciente está simulando ao afirmar que não pode elevar a perna.
(C) A manobra de Spurling é positiva em caso de cervicobraquialgia para o lado oposto da inclinação cervical.
(D) Sinal de Lhermitte é positivo quando a dor for irradiada para os membros inferiores à extensão cervical.

45. Vários estudos têm documentado a morfologia anatômica das vértebras cervicais. Com base na anatomia dos pedículos da coluna cervical, assinale a alternativa correta:

(A) Os pedículos na coluna cervical superior (C2-4) são arredondados, enquanto os pedículos na coluna cervical inferior (C6-7) são alongados.

(B) Os pedículos inclinam para cima em C2 e C3, são paralelos em C4 e C5, e se inclinam para baixo em C6 e C7.

(C) As medições de TC da morfologia do pedículo cervical constataram que os pedículos C2 e C3 apresentaram interdiâmetros médios de maior dimensão.

(D) As medições de TC da morfologia do pedículo cervical constataram que o pedículo de C7 apresentou o menor interdiâmetro médio.

46. Sobre o formato dos pedículos na coluna torácica e na lombar, assinale a alternativa correta:

(A) O pedículo mais largo no plano horizontal é o pedículo de L1.

(B) O pedículo mais estreito no plano horizontal é o pedículo de T1.

(C) O pedículo mais largo no plano sagital é o pedículo de T11.

(D) O pedículo mais estreito no plano sagital é o pedículo de T2.

47. Sabe-se que o tipo de instrumentação, a localização da fusão, o tipo de enxerto usado e o tipo de imobilização são fatores que afetam as taxas de fusão da coluna lombar. Com base nesses fatores, assinale a alternativa correta:

(A) As instrumentações rígidas apresentam taxa de fusão maior que as instrumentações semirrígidas.

(B) O uso de enxerto ósseo autógeno associado com cage intersomático tem taxas de fusão menores do que o uso somente de enxerto ósseo autógeno.

(C) A fusão intersomática anterior tem taxas de fusão superiores a fusão intersomática posterior.

(D) O uso de imobilizações rígidas ou semirrígidas apresentam taxa de fusão menores do que a ausência de imobilizadores.

48. A artroplastia do disco cervical é uma das opções de tratamento cirúrgico da doença do disco cervical. Assinale a opção correta em relação às indicações para a artroplastia do disco cervical:

(A) instabilidade cervical (translação > 3 mm e/ou > 11 graus rotacionais).

(B) fusão cervical adjacente ao nível a ser tratado.

(C) degeneração de facetas articulares.

(D) doença sintomática do disco cervical até dois níveis vertebrais entre C3 e T1.

49. Se o tratamento conservador da hérnia de disco lombar não tiver sucesso, a próxima consideração será o tratamento cirúrgico. Sobre o tratamento cirúrgico da hérnia de disco lombar, assinale a alternativa correta:

(A) A remoção cirúrgica do disco é obrigatória e urgente em todos os pacientes que apresentam sintomatologia refratária a tratamento conservador.

Capítulo 3 ▪ COLUNA

(B) O procedimento cirúrgico é de grande sucesso com os pacientes apresentando recuperação total e tornando-se assintomáticos.
(C) O paciente ideal é aquele com dor bilateral predominante nas pernas, que se estende abaixo do joelho, presente por pelo menos seis semanas.
(D) Não há uma técnica de discectomia que produza resultados superiores a outra. Uma comparação entre as técnicas revela resultados semelhantes.

50. Sobre a doença degenerativa do disco e o desarranjo interno do disco (DID), patologia que resulta em dor axial lombar com nenhuma ou mínima deformação do alinhamento espinal ou contorno do disco, assinale a alternativa correta:

(A) Os principais sintomas são a dor lombar axial com irradiação para as nádegas e na coxa posterior e dor na perna localizada distalmente ao joelho.
(B) As posições e as atividades que diminuem a pressão intradiscal, como se sentar ou flexão do tronco, devem exacerbar os sintomas.
(C) A RM da coluna lombar não evidencia alterações no teor de água no núcleo de um ou mais discos lombares.
(D) A maioria dos pacientes se beneficia do procedimento cirúrgico que apresenta alta taxa de sucesso com melhora dos sintomas.

51. Sobre os fatores relacionados com a progressão da escoliose idiopática do adolescente, assinale a alternativa correta:

(A) Curvas duplas progridem menos do que curvas simples.
(B) Curvas lombares simples progridem mais do que curvas torácicas simples.
(C) Curvas longas progridem menos as que curvas curtas.
(D) Curvas em meninas progridem mais do que curvas em meninos.

52. Sabe-se que determinar a maturidade esquelética de um adolescente é importante na escolha do tratamento da escoliose idiopática do adolescente. Em relação aos métodos usados para determinar a maturidade esquelética, assinale a alternativa correta:

(A) O pico da velocidade de crescimento (PHV) tem sido relatado por diversos autores como um indicador de maturidade pior do que o sinal de Risser.
(B) A cartilagem trirradiada começa a ossificar-se nos estágios iniciais da puberdade. Em meninas, ela está completamente ossificada antes do grau 3 de Risser.
(C) O sinal de Risser é confiável para predizer a progressão da curvatura, pois o grau I coincide com o pico de velocidade de crescimento.
(D) A classificação de Sanders é um método simplificado que se baseia nas epífises das falanges dos metacarpos e do rádio distal.

ORTOPEDIA E TRAUMATOLOGIA | Perguntas

53. Sobre as estruturas ressecadas na osteotomia de Ponte da coluna vertebral, assinale a alternativa correta:

(A) Pedículos, lâmina, ligamento amarelo, processos articulares superior e inferior bilateralmente, processo espinhoso da vértebra imediatamente cefálica ao local da osteotomia.

(B) Pedículo, lâmina, ligamento amarelo, processos articulares superior e inferior bilateralmente, processo espinhoso da vértebra imediatamente cefálica ao local da osteotomia e processos transversos bilaterais.

(C) Pedículo, lâmina, ligamento amarelo, processos articulares superior e inferior bilateralmente, processo espinhoso da vértebra imediatamente cefálica ao local da osteotomia e articulações costovertebrais.

(D) Lâmina, ligamento amarelo, processos articulares superior e inferior bilateralmente, processo espinhoso da vértebra imediatamente cefálica ao local da osteotomia.

54. Dentre as complicações tardias do tratamento cirúrgico da escoliose, assinale a alternativa correta:

(A) Lesões neurológicas.

(B) Pneumotórax.

(C) Íleo paralítico.

(D) Fenômeno do virabrequim.

55. A classificação de Lenke tem sido a método de classificação mais aceito para a classificação da escoliose idiopática do adolescente. Com base nesse sistema de classificação, pode-se afirmar que:

(A) Nas curvas tipo 3 e tipo 6 de Lenke, as curvas torácica principal e a toracolombar/lombar são sempre flexíveis.

(B) Na curva tipo 3 o valor do ângulo de Cobb da curva toracolombar/lombar é maior do que o valor do ângulo de Cobb da curva torácica principal.

(C) Na curva tipo 3 o valor do ângulo de Cobb da curva toracolombar/lombar é maior do que o valor do ângulo de Cobb da curva torácica principal.

(D) Na curva tipo 6 o valor do ângulo de Cobb da curva toracolombar/lombar é maior do que o valor do ângulo de Cobb da curva torácica principal.

56. Correlacionando a classificação de Lenke e a classificação de King para escoliose idiopática do adolescente, assinale a alternativa correta:

(A) A curva de Lenke tipo 1 corresponde a uma curva de King tipo 5.

(B) A curva de Lenke tipo 3 corresponde a uma curva de King tipo 5.

(C) A curva de Lenke tipo 2 corresponde a uma curva de King tipo 5.

(D) A curva de Lenke tipo 4 corresponde a uma curva de King tipo 5.

Capítulo 3 ▪ COLUNA

57. Sobre a cifose congênita e seus tipos, marque a alternativa correta:

(A) A cifose do tipo 2 e o tipo mais comum.
(B) A paraplegia ocorre principalmente com cifose do tipo 2.
(C) A cifose do tipo 1 é mais comum na coluna cervical.
(D) A cifose do tipo 2 não é tão grave quanto à deformidade do tipo 1.

58. Sobre o tratamento ortopédico das cifoses congênitas, assinale a alternativa correta:

(A) Para a deformidade tipo I, o tratamento conservador está indicado para curvas menores que 50 graus.
(B) Para a deformidade tipo I, em paciente com menos de 5 anos de idade com deformidade menor do que 20 ou 30 graus, a fusão posterior isolada é recomendada.
(C) Para a deformidade tipo II, se for leve (<10 graus) e detectada precocemente, a fusão posterior com instrumentação de compressão pode ser feita.
(D) Para a deformidade tipo I, nas curvas com mais de 60 graus, as fusões anterior e posterior são indicadas.

59. Herman e Pizzutiello propuseram uma nova classificação para a espondilólise e a espondilolistese em crianças e adolescentes, que usa elementos pertinentes das classificações de Wiltse e Marchetti e Bartolozzi. Com relação a essa classificação, assinale a alternativa correta.

(A) Na classificação de Herman e Pizzutillo o tipo 1 refere-se a espondilólise e espondilolistese displásica semelhantes à categoria displásica de Wiltse.
(B) Na classificação de Herman e Pizzutillo o tipo 3B refere-se a espondilólise e espondilolistese traumática aguda.
(C) Na classificação de Herman e Pizzutillo o tipo 4 refere-se a espondilólise e espondilolistese traumática crônica.
(D) Na classificação de Herman e Pizzutillo o tipo 5 refere-se a espondilólise e espondilolistese pós-cirúrgica.

60. Sobre as opções de tratamento da doença de Scheuermann, assinale a alternativa correta:

(A) Adolescentes com cifose com menos de 50 graus, progressiva, podem ser avaliados com radiografias repetidas a cada quatro a seis meses.
(B) Indicações para tratamento com órtese são: ao menos um ano de crescimento restante, certa flexibilidade da curva (40% a 50%) e cifose com mais de 50 graus.
(C) O aparelho gessado de hiperextensão tem sido usado com excelentes resultados como método de tratamento conservador.
(D) Indicações cirúrgicas são: cifose progressiva acima de 75 graus e cifose significativa associada à dor refratária ao tratamento conservador.

Ombro e cotovelo

4

Diemack Alle Oliveira Ramos
Caio Henrique Amorim Chaves

1. No acesso de Judet modificado, o plano internervos ocorre entre os músculos:

(A) deltoide (nervo axilar) e redondo menor (nervo subescapular).

(B) deltoide (nervo axilar) e supraespinal (nervo supraescapular).

(C) supraespinal (nervo supraescapular) e infraespinal (nervo subescapular).

(D) infraespinal (nervo supraescapular) e redondo menor (nervo axilar).

2. Na técnica de osteotomia do olécrano para acesso ao úmero distal, a osteotomia com serra deve ser:

(A) de três quartos do olécrano, transversalmente, a cerca de 2 cm da sua ponta.

(B) de toda a sua extensão, obliquamente, a cerca de 3 cm da sua ponta.

(C) de três quartos do olécrano, obliquamente, a cerca de 2 cm da sua ponta.

(D) de toda a sua extensão, transversalmente, a cerca de 3 cm da sua ponta.

3. O ângulo cervicodiafisário médio do úmero é de:

(A) 35 graus.

(B) 45 graus.

(C) 135 graus.

(D) 145 graus.

4. A mensuração do deslocamento lateral do úmero (*lateral humeral offset*) é feito entre:

(A) a base lateral do processo coracoide e a borda lateral do tubérculo maior.

(B) a borda articular da glenoide até o centro da cabeça do úmero.

(C) a superfície articular glenoumeral até a linha mediodiafisária.

(D) a projeção concêntrica da glenoide e o centro da cabeça do úmero.

5. Segundo Cruess, na osteonecrose da cabeça umeral a presença de área da superfície articular em colapso é característica do estádio:

(A) II.
(B) III.
(C) IV.
(D) V.

6. São fatores de risco para ossificação heterotópica após artroplastia total de ombro:

(A) sexo masculino e osteoartrose.
(B) sexo feminino e artrite reumatoide.
(C) sexo masculino e dor intensa pós-operatória.
(D) sexo feminino e déficit funcional precoce.

7. No cotovelo, em extensão, contra a distração articular, o mais importante constituinte restritor por partes moles é:

(A) musculatura que envolve o cotovelo.
(B) ligamentos colaterais laterais.
(C) cápsula articular anterior.
(D) ligamento colateral medial.

8. As articulações ulnoumeral e umerorradial/radioulnar proximal são, respectivamente, do tipo:

(A) ginglimoide e trocoide.
(B) trocoide e ginglimoide.
(C) ginglimoide e ginglimoide.
(D) trocoide e trocoide.

9. O ângulo de carregamento do cotovelo em extensão total e flexão total são, respectivamente:

(A) varo e valgo.
(B) varo e varo.
(C) valgo e valgo.
(D) valgo e varo.

10. Em caso de artroplastia total do cotovelo com ressecção da cabeça do rádio e sem a sua substituição, a força aplicada ao ligamento colateral medial equivale a quantas vezes o peso do corpo:

(A) 2,5 vezes.
(B) 4,5 vezes.

Capítulo 4 ▪ OMBRO E COTOVELO **41**

(C) 7 vezes.
(D) 9 vezes.

11. A presença do *labrum* glenoidal aumenta a cobertura da cabeça umeral, horizontal e verticalmente, respectivamente em qual porcentagem?

(A) 75% e 57%.
(B) 57% e 75%.
(C) 50% e 65%.
(D) 65% e 50%.

12. São músculos extrínsecos ao redor do ombro:

(A) romboide, elevador da escápula, trapézio e serrátil anterior.
(B) deltoide, peitoral maior, grande dorsal e bíceps braquial.
(C) romboide, peitoral maior, trapézio e bíceps braquial.
(D) deltoide, elevador da escápula, grande dorsal e serrátil anterior.

13. No intervalo rotador estão presentes as seguintes estruturas anatômicas:

(A) manguito rotador.
(B) tendão do bíceps, ligamento glenoumeral superior e ligamento coracoumeral.
(C) manguito rotador e feixe neurovascular.
(D) tendão do peitoral maior, ligamento glenoumeral médio e coracoide.

14. O arco coracoacromial é composto das seguintes estruturas:

(A) processo coracoide, acrômio, ligamento coracoacromial e clavícula distal.
(B) ligamento glenoumeral médio, acrômio, ligamento coracoacromial e clavícula distal.
(C) tendão do bíceps, tendão do subescapular, processo coracoide e ligamentos coracoclaviculares.
(D) ligamento glenoumeral superior, espinha da escápula, incisura escapular e ligamento transverso.

15. O teste que é realizado com elevação anterior do ombro em 90 graus e forçando a rotação interna avalia:

(A) impacto do tubérculo maior contra o ligamento coracoacromial – Teste de Hawkins-Kennedy.
(B) impacto do tubérculo maior contra o acrômio – Teste do impacto de Neer.
(C) impacto do tubérculo maior contra o ligamento coracoacromial – Teste do impacto de Neer.
(D) impacto do tubérculo maior contra o acrômio – Teste de Hawkins-Kennedy.

16. O teste de Speed torna-se positivo quando surge qual sintoma e/ou sinal e em quais patologias?

(A) Dor na região do sulco bicipital – lesões labrais superiores anterior e posterior.
(B) Dor na região do deltoide posterior – tendinite do bíceps.
(C) Sinal do sulco – tendinite do bíceps.
(D) Sinal do trampolim anterior – tendinite do bíceps.

17. Sobre os estágios evolutivos da síndrome do impacto, descrito por Neer, encontra-se a melhor correlação em:

(A) estágio 1 – diagnóstico diferencial: artrite da articulação acromioclavicular.
(B) estágio 3 – tratamento: bursectomia ou ressecção do ligamento coracoacromial.
(C) estágio 2 – histopatológico: edema e hemorragia.
(D) estágio 4 – idade: > 40 anos.

18. São achados artrográficos indicativos de capsulite adesiva:

(A) volume articular menor que 20 mL.
(B) volume articular menor que 10 mL.
(C) não enchimento do recesso deltoide.
(D) não enchimento do intervalo rotador.

19. A incidência de bilateralidade em pacientes acometidos com tendinite calcária é em torno de:

(A) 5%.
(B) 10%.
(C) 20%.
(D) 25%.

20. Segundo Saka e Uhthoff, a fase da tendinite calcária em que são encontrados os depósitos com aspecto seco parecendo giz é a fase:

(A) I.
(B) II.
(C) III.
(D) IV.

21. É uma característica da síndrome do espaço quadrangular:

(A) compressão do nervo axilar e artéria circunflexa umeral anterior.
(B) afeta o lado não dominante.
(C) afeta adultos jovens com idade entre 20 e 35 anos.
(D) o sintoma característico é a dor na região lateral posterior do ombro.

Capítulo 4 ▪ OMBRO E COTOVELO

22. A oclusão da artéria circunflexa umeral posterior visibilizada na arteriografia, na presença da síndrome do espaço quadrangular, ocorre com o ombro em:

(A) abdução e rotação lateral.
(B) abdução e rotação medial.
(C) adução de rotação lateral.
(D) adução e rotação medial.

23. A maioria das luxações recidivantes da articulação esternoclavicular é:

(A) anterior.
(B) posterior.
(C) inferior.
(D) superior.

24. O tempo mínimo para considerar uma luxação crônica glenoumeral é de:

(A) 48 horas.
(B) 2 semanas.
(C) 4 semanas.
(D) 6 semanas.

25. Segundo Beighton, pontua-se para hiperfrouxidão o seguinte critério:

(A) com joelho em extensão, realizar a flexão do tronco, repousando as palmas das mãos sobre o solo.
(B) hiperextensão do joelho além de 15 graus.
(C) hiperextensão ativa do cotovelo além de 20 graus.
(D) aposição ativa do polegar ao antebraço ipsilateral.

26. Para a incidência apical oblíqua do ombro, pela técnica de Garth *et al.,* a posição do membro (braço) deve ser de:

(A) abdução de 90 graus.
(B) adução junto ao corpo.
(C) abdução de 45 graus e rotação externa de 45 graus.
(D) adução além da linha mediana do corpo.

27. Na ruptura aguda proximal do tendão do bíceps, em relação ao lado oposto, está associada a uma diminuição da força de flexão do cotovelo e a força de abdução do ombro com o braço em rotação externa de, respectivamente:

(A) 30% e 17%.
(B) 30% e 10%.
(C) 25% e 17%.
(D) 25% e 10%.

28. O Hook Test deve ser realizado com o cotovelo em:

(A) flexão ativa e supinação do antebraço.
(B) flexão ativa e neutro do antebraço.
(C) flexão passiva e pronação do antebraço.
(D) flexão passiva e neutro do antebraço.

29. A ressonância magnética nuclear para o diagnóstico de rupturas parciais e totais do tendão do bíceps, deve ser com o cotovelo em flexão de ombro em abdução de e antebraço em:

(A) 90 graus; 180 graus; supinação.
(B) 60-80 graus; 90 graus; pronação.
(C) 90 graus; 180 graus; pronação.
(D) 60-80 graus; 90 graus; supinação.

30. Em relação da doença de Panner, a faixa de idade mais comum é:

(A) 4-6 anos.
(B) 6-8 anos.
(C) 8-10 anos.
(D) 10-12 anos.

31. A osteocondrite dissecante do capítulo se desenvolve em qual faixa etária?

(A) 4-8 anos.
(B) 6-12 anos.
(C) 10-17 anos.
(D) 15-22 anos.

32. Na osteocondrite dissecante do capítulo, quais os dois sinais de prognóstico ruim?

(A) edema e perda de ADM em 20 graus.
(B) hiperemia e edema.
(C) perda de ADM em 20 graus e teste do cisalhamento radial positivo.
(D) hiperemia e teste do cisalhamento radial positivo.

33. O valor do ângulo glenopolar normal é de:

(A) 25-40 graus.
(B) 30-45 graus.
(C) 35-50 graus.
(D) 40-55 graus.

Capítulo 4 ▪ OMBRO E COTOVELO

34. São critérios radiográficos de Hertel que podem ser utilizados para prever a isquemia da cabeça do úmero:

(A) extensão metafisária da cabeça do úmero maior que 8 mm e desvio da dobradiça medial maior que 2 mm.
(B) extensão metafisária da cabeça do úmero menor que 8 mm e desvio da dobradiça medial maior que 2 mm.
(C) Extensão metafisária da cabeça do úmero maior que 8 mm e desvio da dobradiça medial menor que 2 mm.
(D) Extensão metafisária da cabeça do úmero menor que 8 mm e desvio da dobradiça medial menor que 2 mm.

35. Segundo Sanchez-Sotelo *et al.*, é um princípio das osteossínteses de fraturas de úmero distal:

(A) os parafusos interfragmentares fora da placa devem ser feitos antes da fixação da placa.
(B) as bandas de tensão confeccionadas nos epicôndilos devem resistir as forças de estresse valgo e varo do cotovelo.
(C) o máximo de parafusos deve ser colocado nos fragmentos proximais.
(D) as placas devem ser aplicadas de modo que a compressão seja alcançada no nível supracondilar para ambas as colunas.

36. Segundo a classificação de O`Driscoll *et al.*, as fraturas do coronoide do tipo III subtipo 2 são:

(A) da borda anteromedial associada ao ápice.
(B) da borda anteromedial isolada.
(C) da borda anteromedial associada a apófise do coronoide associada ou não ao ápice.
(D) da base do processo coronoide transolecraniana.

37. A confecção de banda de tensão no olécrano está indicada em que tipo de fratura, segundo Schatzker:

(A) transversa.
(B) oblíqua.
(C) cominuída.
(D) extra-articular.

38. Segundo Bado, as fraturas do terço proximal ou médio da ulna associada a luxação anterior da cabeça radial e fratura do terço proximal do rádio abaixo da tuberosidade bicipital ocorre no tipo:

(A) 1.
(B) 2.

(C) 3.

(D) 4.

39. Segundo Beredjiklian *et al.*, a consolidação viciosa do úmero proximal em que há incongruência intra-articular ou recuo da superfície articular de mais de 5 mm, ocorre no tipo:

(A) tipo I.

(B) tipo II.

(C) tipo III.

(D) tipo IV.

40. Na consolidação viciosa do olécrano, a excisão do fragmento proximal e reinserção do tríceps é o tratamento que permite melhora da função. A parte que pode ser excisada do olécrano sem que haja subluxação anterior da região proximal da ulna é determinada por uma linha do longo eixo do úmero no perfil e por um mínimo de olécrano posterior da extensão articular dessa linha. Qual a distância mínima?

(A) 3 mm.

(B) 4 mm.

(C) 5 mm.

(D) 6 mm.

41. Segundo Jupiter e Ring, a sinostose radioulnar proximal na tuberosidade bicipital ou distal a ela, ocorre no tipo:

(A) A.

(B) B.

(C) C.

(D) D.

42. A redução da luxação esternoclavicular anterior é realizada com o membro sendo submetido à:

(A) tração em adução junto ao corpo, com pressão anteroposterior do segmento medial da clavícula.

(B) tração e compressão direta na face lateral do ombro, com pressão anteroposterior do segmento medial da clavícula.

(C) tração anterior esterno com pinça de campo e compressão posterior do segmento medial da clavícula.

(D) tração em abdução e extensão, com pressão anteroposterior do segmento medial da clavícula.

Capítulo 4 ▪ OMBRO E COTOVELO

43. Segundo a classificação de Rockwood para luxação acromioclavicular, no tipo VI, a clavícula distal encontra-se:

(A) inferiormente ao processo coracoide e posteriormente aos tendões do bíceps e do coracobraquial.
(B) inferiormente ao processo coracoide e anteriormente aos tendões do bíceps e do coracobraquial.
(C) inferiormente ao acrômio e posteriormente aos tendões do bíceps e do coracobraquial.
(D) inferiormente ao acrômio e anteriormente aos tendões do bíceps e do coracobraquial.

44. O sinal do Popeye ocorre na ruptura de qual segmento do bíceps?

(A) cabeça curta.
(B) cabeça longa.
(C) avulsão distal do bíceps.
(D) laceração em terço médio.

45. O teste de Fukuda avalia:

(A) instabilidade anterior.
(B) instabilidade posterior.
(C) frouxidão ligamentar difusa.
(D) instabilidade do cabo longo bíceps.

46. No teste de Halstead, para avaliação de compressão vascular do membro superior, a manobra deve ser feita:

(A) palpando o pulso radial, enquanto o paciente estende o pescoço para o lado oposto ao examinado.
(B) palpando o pulso radial, enquanto o paciente estende o pescoço para o lado ipsilateral e realiza inspiração profunda.
(C) palpando ambos os pulsos radiais, com abdução dos membros, hiperextensão e rodados externamente.
(D) palpando o pulso radial, tracionando o braço, enquanto o paciente estende o pescoço para o lado oposto ao examinado.

47. Na síndrome compartimental posterior do braço, espera-se:

(A) hipoestesia em região tenar.
(B) hipoestesia em face volar do terceiro dedo.
(C) dor durante a extensão passiva do cotovelo.
(D) hipoestesia no quinto dedo.

48. A escápula alada pode surgir de:

(A) lesões primárias do músculo subescapular.
(B) lesões primárias do nervo supraescapular.
(C) lesões primárias dos músculos do manguito rotador.
(D) lesões primárias do nervo torácico longo.

49. Na escápula alada, ela se encontra:

(A) rodada medialmente com seu ângulo superior desviado inferiormente e medialmente, com seu ângulo inferior com desvio lateral.
(B) rodada lateralmente com seu ângulo superior desviado inferiormente e lateralmente, com o ângulo inferior com desvio medial.
(C) rodada lateralmente com seu ângulo superior desviado superiormente e lateralmente, com o ângulo inferior com desvio medial.
(D) rodada medialmente com seu ângulo superior desviado superiormente e medialmente, com seu ângulo inferior com desvio lateral.

50. O ritmo escapuloumeral é definido como:

(A) a proporção de graus da articulação glenoumeral e escapulotorácica sendo 3:1.
(B) a proporção de graus da articulação glenoumeral e escapulotorácica sendo 2:1.
(C) a proporção de graus da escapulotorácica e articulação glenoumeral sendo 2:1.
(D) a proporção de graus da escapulotorácica e articulação glenoumeral sendo 3:1.

51. O efeito cavalo de balanço decorre de:

(A) hemiartroplastia de ombro com lesão do deltoide.
(B) artroplastia total de ombro com lesão do deltoide.
(C) artroplastia total de ombro com lesão do manguito.
(D) hemiartroplastia de ombro com lesão do manguito.

52. O Jerk test avalia instabilidade também avaliada no teste:

(A) do Sulco.
(B) de Fukuda.
(C) de Paxino.
(D) surpresa.

53. No sistema Zelle para classificação de gravidade de dissociação escapulotorácica, o tipo que cursa com lesão musculoesquelética, com comprometimento neurológico incompleto do membro superior e lesão vascular é o:

(A) 2A.
(B) 2B.
(C) 3.
(D) 4.

Capítulo 4 ▪ OMBRO E COTOVELO

54. A reabsorção óssea da cortical anterior do úmero que evolui com soltura do componente da artroplastia de cotovelo decorre de forças maiores nas direções:

(A) posterior e distal.
(B) anterior e proximal.
(C) posterior e proximal.
(D) anterior e distal.

55. Na artroplastia com prótese de cabeça do rádio para evitar *overstuffing* na radio-capitelar, a borda proximal da prótese deve estar nivelada com:

(A) linha de Rogers com o cotovelo em 90 graus.
(B) borda lateral do coronoide.
(C) centro dos círculos concêntricos (capítulo e tróclea).
(D) ângulo de carregamento.

56. Sobre a epicondilite lateral, está correto:

(A) perfil mais comum: mais atletas do que não atletas.
(B) sexo mais comum: masculino.
(C) músculo mais comum: extensor radial longo do carpo.
(D) dor piora com a dorsiflexão do punho e supinação do antebraço.

57. Sobre a rigidez do cotovelo por etiologia intrínseca, o exemplo que está correto é:

(A) contratura dos ligamentos colaterais.
(B) consolidação viciosa extra-articular.
(C) ossificação heterotópica.
(D) aderências.

58. O músculo romboide maior é inervado pelas raízes:

(A) C2-C4.
(B) C4-C5.
(C) C7.
(D) C5-T1.

59. Avalia-se uma das porções do deltoide:

(A) pedindo para o paciente torcer o punho do observador contra resistência.
(B) pedindo para o paciente elevar uma cadeira na ponta do dedo, com cotovelo em extensão.
(C) pedindo para o paciente realizar flexão na mesa de exame, contra resistência.
(D) pedindo para o paciente abrir o braço contra a resistência.

60. Paciente com abdução do ombro vencendo a gravidade apresenta grau de força:

(A) 1.
(B) 2.
(C) 3.
(D) 4.

Mão e punho

5

Paula Vilaça Ribeiro Cançado
Auro Sérgio Perdigão de Brito
Bárbara Martins de Lana
Marcela de Melo Gajo

1. O ângulo escafosemilunar medido na radiografia em perfil do punho, determina uma instabilidade em DISI quando é:

(A) >30°.
(B) <30°.
(C) >60°.
(D) <60°.

2. Sobre a anatomia dos tendões extensores na região distal do antebraço, podemos afirmar corretamente que:

(A) Variações anatômicas são raras.
(B) Septação do primeiro compartimento dorsal ocorre em 5% dos pacientes.
(C) O abdutor longo do polegar apresenta múltiplas fitas em 56% a 98% das dissecções em cadáveres.
(D) O extensor próprio do dedo mínimo pertence ao quarto compartimento extensor.

3. Segundo a classificação de Mayo, é considerado um critério de instabilidade da fratura do escafoide:

(A) Fratura do colo do escafoide sem desvio.
(B) Ângulo intraescafoide >30°.
(C) Desvio da fratura > 0,5mm.
(D) Fratura do polo proximal do escafoide sem desvio.

4. Sobre a artrite psoriática, é correto:

(A) Cerca de 50% dos pacientes apresentam poliartrite semelhante à artrite reumatoide.

(B) O acometimento da articulação interfalangeana distal ocorre em 70% dos pacientes.

(C) O acometimento de articulações periféricas é assimétrico em quase 95% dos pacientes.

(D) Edema fusiforme de todo o dígito é patognomônico da doença.

5. Na preensão de objetos, quando partimos de uma posição de extensão total dos dedos para a flexão, ocorre maior velocidade de deslocamento do(a):

(A) metacarpo.

(B) falange proximal.

(C) falange média.

(D) falange distal.

6. Assinale a alternativa que melhor representa os limites anatômicos do túnel do carpo:

(A) Hâmulo do hamato constitui o limite lateral.

(B) Hâmulo do hamato e pisiforme constituem o limite lateral.

(C) O teto do túnel é composto pela fáscia superficial do antebraço, pelo ligamento longitudinal do carpo, e pela aponeurose entre as eminências tenar e hipotenar.

(D) A estrutura mais palmar do túnel do carpo é o nervo mediano.

7. Em relação à profundidade da lesão nas queimaduras, assinale a alternativa correta.

(A) As de primeiro grau acometem a lâmina basal e epiderme.

(B) As de segundo grau acometem a lâmina basal.

(C) As de segundo grau acometem a glândula sebácea.

(D) As de terceiro grau poupam as glândulas sudoríparas.

8. Em relação às infecções após trauma por soco na boca em humanos, podemos afirmar que:

(A) As metacarpofalangeanas do segundo e terceiro dedos são mais comumente afetadas.

(B) *S.aureus* e alfa-*streptococcus* são os patógenos mais comuns.

(C) *E. corrodens, Micrococcus, Clostridium, Spirochaeta* e *Neisseria* não são patógenos envolvidos.

(D) Intervenção cirúrgica não é recomendada na presença de artrite infecciosa da metacarpofalangeana.

9. O suprimento vascular do polo proximal do escafoide tem origem:

(A) Volar e sentido retrógrado.

(B) Volar e sentido anterógrado.

Capítulo 5 ▪ MÃO E PUNHO

(C) Dorsal e sentido retrógrado.
(D) Dorsal e sentido anterógrado.

10. O dedo em gatilho no adulto pode ser secundário a um problema tanto do tendão quanto da bainha. Sobre essa condição, marque a alternativa correta:
(A) Acomete igualmente os sexos feminino e masculino.
(B) A queixa inicial é ressalto.
(C) O polegar, seguido do anular e do médio, é o dedo mais acometido.
(D) O tratamento é cirúrgico.

11. Qual o padrão mais comum de fratura do piramidal?
(A) transversa.
(B) longitudinal.
(C) avulsão.
(D) cominuta.

12. Em sua posição neutral, quando visto no perfil, o escafoide forma um ângulo com o rádio de:
(A) 15º.
(B) 30º.
(C) 45º.
(D) 60º.

13. O deslocamento e eventual luxação do capitato com relação a fileira proximal do carpo caracteriza o seguinte estágio de Mayfield:
(A) I.
(B) II.
(C) III.
(D) IV.

14. Observe as afirmativas acerca dos limites do canal de Guyon e assinale a alternativa correta:
I. Anteriormente, é delimitado pelo ligamento transverso superficial do carpo.
II. Posteriormente, é delimitado pelo ligamento transverso profundo do carpo.
III. Medialmente, é delimitado pelo pisiforme e ligamento pisohamato.
(A) I, II e III são corretas.
(B) somente I e II são corretas.
(C) somente I e III são corretas.
(D) somente II e III são corretas.

15. O mecanismo de trauma mais associado com a fratura de Galeazzi é:

(A) Trauma indireto com força angulares.
(B) Trauma direto no esporte.
(C) Trauma direto em acidentes automobilísticos.
(D) Trauma indireto com força torcional.

16. Em relação às técnicas de oponentoplastia, assinale a alternativa correta.

(A) Riordan utiliza o flexor ulnar do carpo como polia.
(B) Burkhalter utiliza o flexor profundo do dedo anular para ganho de oponência.
(C) Littler utiliza a divisão radial do flexor radial do carpo para ganho de oponência.
(D) Camitz utiliza a divisão radial do flexor radial do carpo como polia.

17. No adulto, são consideradas estáveis as fraturas isoladas da ulna com:

(A) <20° angulação.
(B) <50° translocação.
(C) <15° angulação.
(D) <75° translocação.

18. Sobre as suturas tendíneas, sabe-se que a força da sutura é proporcional ao diâmetro do fio de sutura. A sutura com fio 4-0 em comparação ao fio 5-0 é mais forte:

(A) 22%.
(B) 44%.
(C) 66%.
(D) 88%.

19. De acordo com a classificação de Bado, qual tipo de fratura de Monteggia é praticamente exclusivo da criança:

(A) 1.
(B) 2.
(C) 3.
(D) 4.

20. Assinale a alternativa que contém todos os músculos do compartimento móvel de Henry:

(A) braquiorradial, extensor radial longo do carpo, extensor radial curto do carpo.
(B) braquiorradial, extensor radial longo do carpo, extensor radial curto do carpo, supinador.

Capítulo 5 ■ MÃO E PUNHO

(C) braquiorradial, extensor radial longo do carpo, extensor radial curto do carpo, pronador redondo.
(D) braquiorradial, supinador, pronador redondo, extensor radial longo do carpo.

21. Na lesão do nervo ulnar, o sinal de Egawa corresponde a:
(A) deformidade em garra do quarto e quinto dedos.
(B) hiperextensão da MF do polegar durante o movimento de pinça.
(C) perda da mobilidade ativa lateromedial do dedo médio.
(D) inabilidade para aduzir e estender o dedo mínimo.

22. Em relação à tenossinovite estenosante de De Quervain, é correto afirmar:
(A) Septação do primeiro compartimento dorsal é raro, sendo encontrado em menos de 10% dos indivíduos operados.
(B) Presença de duplicação do extensor longo do polegar em quase metade dos pacientes.
(C) O extensor curto do polegar é ausente em cerca de 5% dos pacientes.
(D) Acomete o primeiro compartimento flexor do punho.

23. Os músculos da eminência tenar são:
(A) abdutor longo do polegar, flexor curto do polegar, adutor longo do polegar e oponente.
(B) abdutor curto do polegar, flexor curto do polegar, adutor do polegar e oponente.
(C) abdutor curto do polegar, flexor longo do polegar, adutor longo do polegar e oponente.
(D) abdutor longo do polegar, flexor curto do polegar, adutor do polegar e oponente.

24. A respeito da classificação de Heikel para displasia radial (mão torta radial), podemos afirmar corretamente que:
(A) apresenta cinco tipos.
(B) no tipo II, há ausência parcial do rádio.
(C) no tipo V, há ausência total do rádio.
(D) no tipo I, o encurtamento radial ocorre em sua região distal.

25. Como deve ser transportada a porção amputada de um dedo?
(A) Diretamente no gelo à 3°C.
(B) Envolta em compressa umedecida na temperatura ambiente.
(C) Dentro de um plástico com solução salina na temperatura de 2°C.
(D) Dentro de uma sacola com solução salina, armazenada em um recipiente com gelo à 4°C.

26. Sobre a tenossinovite vilonodular pigmentada na mão, marque a alternativa correta:

(A) É o segundo tumor mais frequente da mão.
(B) Tem maior incidência em mulheres com menos de 20 anos de idade.
(C) Apresenta localização predominantemente dorsal.
(D) Apresenta comportamento mais agressivo que o tumor de células gigantes da bainha de tendão.

27. O primeiro tempo de uma cirurgia de reimplante de dedo da mão deve consistir em:

(A) Reparar as artérias.
(B) Fazer osteossíntese dos ossos.
(C) Reparar os nervos.
(D) Reparar os tendões extensores.

28. Sobre o teste de Bouvier, podemos corretamente afirmar que:

(A) É utilizado para avaliação de lesão baixa do nervo radial.
(B) É utilizado para avaliação de lesão baixa do nervo mediano.
(C) É utilizado para avaliação de lesão baixa do nervo musculocutâneo.
(D) É utilizado para avaliar a aplicabilidade da capsulodese de Zancolli.

29. Qual o suprimento vascular do retalho anterolateral da coxa?

(A) Artéria femoral perfurante.
(B) Ramo ascendente superior lateral do joelho.
(C) Artéria femoral profunda.
(D) Ramo descendente da artéria circunflexa femoral lateral.

30. Escolha a opção abaixo que melhor apresenta as fontes de enxerto nervoso para a extremidade dos membros superiores:

(A) sural, cutâneo lateral do antebraço, nervo interósseo posterior.
(B) sural, ulnar, cutâneo lateral do antebraço.
(C) ulnar, cutâneo lateral do antebraço, nervo interósseo posterior.
(D) ulnar, cutâneo lateral do antebraço, nervo interósseo anterior.

31. É considerada uma contraindicação relativa para o uso de um retalho livre:

(A) Obesidade.
(B) Hipotireoidismo.
(C) Área receptora com cicatriz de pele.
(D) Área receptora com história previa de osteomielite.

Capítulo 5 ■ MÃO E PUNHO

32. Assinale a alternativa que contém o quadro clínico clássico da contratura isquêmica de Volkmann:

(A) flexão do cotovelo, pronação do antebraço, flexão do punho, adução polegar, extensão da metacarpofalangeana, flexão das interfalangeanas.

(B) flexão do cotovelo, pronação do antebraço, flexão do punho, adução polegar, flexão da metacarpofalangeana, flexão das interfalangeanas.

(C) flexão do cotovelo, pronação do antebraço, flexão do punho, adução polegar, extensão da metacarpofalangeana, extensão das interfalangeanas.

(D) flexão do cotovelo, neutro do antebraço, flexão do punho, adução polegar, extensão da metacarpofalangeana, flexão das interfalangeanas.

33. Em casos de isquemia da mão, qual teste pode ser usado para verificar a patência arterial?

(A) Phallen.

(B) Appley.

(C) Elson.

(D) Allen.

34. Em relação aos tumores benignos da mão, podemos afirmar corretamente que:

(A) lipoblastoma acomete cerca de 40% dos pacientes acima de 70 anos.

(B) lipofibroma intraneural acomete preferencialmente o nervo ulnar.

(C) lipofibroma intraneural está associado a macrodactilia em cerca de 30% dos pacientes.

(D) lipoblastoma apresenta-se com dor e aumento de volume local.

35. Na queimadura térmica da mão, é uma prioridade do manejo primário:

(A) O desbridamento agressivo.

(B) A hidratação por via oral.

(C) A prevenção de infecção.

(D) O livre posicionamento da mão.

36. Assinale a afirmativa correta sobre a apresentação clínica clássica do paciente com paralisia cerebral:

(A) flexão do cotovelo, neutro do antebraço, flexão do punho, extensão dos dedos.

(B) extensão do cotovelo, pronação do antebraço, flexão do punho, flexão dos dedos.

(C) flexão do cotovelo, pronação do antebraço, flexão do punho, flexão dos dedos.

(D) extensão cotovelo, supinação antebraço, flexão punho, extensão dos dedos.

37. Sobre as lesões nervosas grau 2 de Sunderland, é correto afirmar:

(A) o arranjo interfascicular se mantém intacto.

(B) não ocorre degeneração walleriana.

(C) ocorre a lesão do epineuro.

(D) a continuidade axonal está preservada.

38. Sobre a sindactilia, podemos afirmar que:

(A) segundo Flatt, há histórico familiar positivo em 40% dos pacientes.

(B) na síndrome de Poland, a porção esternocostal do peitoral maior contralateral é ausente.

(C) na síndrome de Apert, não são encontradas sindactilias múltiplas.

(D) é bilateral em cerca de 10% dos casos, e é mais frequente no sexo feminino.

39. Sobre as fraturas da base dorsal da falange distal, o tratamento cirúrgico deve ser indicado quando o traço de fratura:

(A) compreende mais de 30% da articulação.

(B) compreende mais de 35% da articulação.

(C) compreende mais de 20% da articulação.

(D) compreende mais de 25% da articulação.

40. Na avaliação radiológica das fraturas dos ossos do antebraço, é um sinal radiográfico indicativo da fratura de Galeazzi:

(A) fratura do topo do processo estiloide da ulna.

(B) encurtamento do rádio maior que 5 mm em relação à ulna.

(C) redução do espaço da articulação radioulnar distal na radiografia anteroposterior.

(D) luxação da cabeça do rádio em relação à ulna vista em radiografia lateral verdadeira.

41. Uma fratura da base volar da falange média é considerada instável quando abrange mais do que qual porcentagem da superfície articular?

(A) 25%.

(B) 30%.

(C) 40%.

(D) 60%.

42. Quanto à inervação motora no membro superior, podemos afirmar que:

(A) pronador redondo, flexor radial do carpo e flexor ulnar do carpo são inervados pelo nervo mediano.

Capítulo 5 ■ MÃO E PUNHO

(B) pronador quadrado, flexor radial do carpo e flexor ulnar do carpo são inervados pelo nervo mediano.
(C) pronador quadrado, flexor profundo do quarto e quinto dedos e flexor ulnar do carpo são inervados pelo nervo ulnar.
(D) flexor curto do polegar, flexor profundo do quarto e quinto dedos e adutor do polegar são inervados pelo nervo ulnar.

43. Nas fraturas de Bennett, o ligamento estabilizador primário para a prevenção de luxação é:
(A) Ligamento intermetacarpal.
(B) Ligamento oblíquo anterior profundo.
(C) Ligamento dorsorradial.
(D) Ligamento oblíquo anterior superficial.

44. Em relação à contratura de Dupuytren, pode-se afirmar que:
(A) Associa-se à contratura da fáscia plantar medial em 15% dos pacientes.
(B) Associa-se à doença de Peyronie em menos de 1% dos pacientes.
(C) Nódulos de Garrod são comuns na região dorsal da interfalangeana distal.
(D) Acometimento é bilateral em cerca de 45% dos pacientes, mas raramente é simétrico.

45. Sobre a epidemiologia das fraturas da extremidade distal do rádio, a média de idade da população acometida é entre:
(A) 25-31 anos.
(B) 33-45 anos.
(C) 46-56 anos.
(D) 57-66 anos.

46. Sobre o encondroma, podemos corretamente afirmar:
(A) É um tumor ósseo primário raro na mão.
(B) Apresenta localização concêntrica.
(C) Fratura patológica é raro.
(D) Degeneração maligna pode ocorrer, sobretudo se associado à doença de Ollier ou à síndrome de Maffucci.

47. No exame físico das lesões nervosas é realizada a pesquisa do sinal de Tinel. Sobre esse sinal marque a alternativa correta:
(A) O médico percute o trajeto do nervo em um ponto único.
(B) Corresponde a axônios com alteração de sua capa de mielina.
(C) Sua progressão começa após 30 dias de lesão.
(D) A recuperação é de 1 mm por semana.

48. Segundo a classificação de Gschwind, podemos afirmar que:

(A) apresenta cinco grupos.

(B) o grupo 2 não apresenta supinação ativa.

(C) para o grupo 1 é recomendável a liberação do pronador quadrado.

(D) supinação passiva é possível no grupo 3.

49. A lesão associada mais comumente encontrada na fratura do rádio distal é:

(A) lesão do ligamento escafossemilunar.

(B) lesão da fibrocartilagem triangular.

(C) lesão do ligamento lunopiramidal.

(D) lesão de ligamentos extrínsecos.

50. Sobre o movimento espontâneo de desvio radioulnar do punho, é correto afirmar:

(A) Ocorre apenas no plano frontal.

(B) O escafoide se horizontaliza em relação ao eixo do rádio.

(C) Ocorre um alongamento da parte medial do carpo.

(D) Ocorre a partir da extensão para a flexão.

51. O nome da conexão nervosa no antebraço que une fibras proximais do nervo mediano a fibras distais do nervo ulnar é:

(A) Anastomose de Marinacci.

(B) Anastomose de Berrettini.

(C) Anastomose de Martin-Gruber.

(D) Anastomose de Riche-Cannieu.

52. Quanto à transmissão de carga no carpo, assinale a alternativa com o percentual correto:

(A) radioescafoide: 75% a 80%.

(B) radiolunar: 50% a 70%.

(C) radiolunar: 10% a 21%.

(D) ulnolunar: 10% a 21%.

53. A prevalência de osteonecrose em fratura do terço proximal do escafoide é de:

(A) 15%.

(B) 28%.

(C) 30%.

(D) 35%.

Capítulo 5 ▪ MÃO E PUNHO   **61**

54. Assinale a alternativa que associa corretamente as estruturas anatômicas com os limites do espaço de Parona:

1. volar   (a) flexor longo do polegar.
2. dorsal   (b) flexor ulnar do carpo.
3. ulnar   (c) flexor profundo dos dedos.
4. radial   (d) pronador quadrado.

(a) 1a, 2b, 3c, 4d.
(b) 1d, 2c, 3b, 4a.
(c) 1d, 2a, 3b, 4c.
(d) 1c, 2d, 3b, 4a.

55. Na doença de Kienböck, o tratamento mais adequado para paciente no estágio IV de Lichtman entre as opções é:
(A) Osteotomia radial.
(B) Encurtamento do capitato.
(C) Ressecção da fileira proximal.
(D) Revascularização do semilunar.

56. Em relação à patogênese da contratura de Dupuytren, podemos corretamente afirmar que:
(A) a corda retrovascular descrita por Thomine é responsável pela contratura primária da articulação interfalangeana distal.
(B) a corda espiral é formada quando há acometimendo das seguintes estruturas: banda pré-tendinosa, banda espiral, bainha digital profunda e ligamento de Grayson.
(C) os nódulos são compostos de colágeno tipo II e fibroblastos.
(D) o desvio do feixe neurovascular digital ocorre para o lado ulnar nos dedos anular e mínimo.

57. A lesão fisária do tipo "Seymour" acomete:
(A) A falange média com lesão de mecanismo flexor.
(B) A falange média com lesão do mecanismo extensor.
(C) A falange distal com lesão do leito ungueal.
(D) A falange distal com lesão da placa ungueal.

58. Segundo a classificação de Nalebuff para deformidades do polegar na artrite reumatoide podemos corretamente afirmar que:
(A) tipo I é o mais raro, e corresponde a deformidade em botoeira.
(B) tipo II é o mais comum, e apresenta extensão da metacarpofalangeana e flexão da interfalangeana.

(C) tipo III corresponde ao dedo em pescoço de cisne.

(D) tipo IV é incomum e resulta da frouxidão do ligamento colateral radial.

59. Sobre o condrossarcoma que acomete ossos da mão, pode-se afirmar que:

(A) é o segundo tipo mais comum de tumor maligno primário.

(B) é comum ser uma malignização de um encondroma.

(C) radiograficamente pode mimetizar osteoartrite.

(D) quando de baixo grau, o tratamento é a ressecção do raio.

60. Sobre os enxertos ósseos utilizados em patologias do escafoide podemos afirmar:

(A) A técnica de Zaidemberg utiliza o pedículo vascular da artéria 1,2 intercompartimental suprarretinacular presente na superfície volar ou palmar do punho.

(B) A técnica de Matti-Russe utiliza osso esponjoso e apresenta bons resultados em 80% a 97% dos pacientes.

(C) A técnica de Fernandez utiliza osso corticoesponjoso retirado da parte dorsal do rádio.

(D) A deformidade em VISI (*volarintercalated segmentar instability*) é a mais associada à pseudoartrose do escafoide, e deve ser corrigida junto à enxertia óssea.

Quadril

6

Luciano Ramos Romanelli
Rodrigo Otávio Dias de Araújo

1. Um paciente é submetido à artroplastia total do quadril com a utilização de polietileno altamente reticulado (*crosslinked*). Quando utilizado uma cabeça de 32 mm em relação a uma de 28 mm é esperado que:

(A) aumente o risco de luxação.

(B) diminua a amplitude de movimento.

(C) diminua a risco de osteólise.

(D) apresente a mesma taxa de desgaste do polietileno.

2. Na artroscopia de quadril, a lesão do nervo cutâneo femoral lateral pode ocorrer quando da realização do portal:

(A) anterior.

(B) anterolateral.

(C) medioanterior.

(D) medioanterior proximal.

3. Sobre o módulo de elasticidade das hastes femorais, na prótese de quadril, pode--se afirmar que:

(A) não está relacionado à transferência do estresse para o fêmur.

(B) a rigidez de uma haste está relacionada ao seu diâmetro.

(C) maior módulo de elasticidade da haste aumenta o estresse sobre o osso.

(D) quanto maior o diâmetro da haste de titânio, maior o seu módulo de elasticidade.

4. É uma indicação ao uso de acetábulo com trava (constrito) nas artroplastias totais de quadril:

(A) pacientes idosos, com comorbidades.

(B) deficiência da musculatura adutora do quadril.

(C) compensar o posicionamento incorreto dos componentes.

(D) pacientes com doenças neuromusculares.

5. É uma contraindicação para o uso de uma prótese com superfície metal-metal em pacientes:

(A) mulheres em idade reprodutiva.

(B) portadores de câncer diagnosticado.

(C) com insuficiência renal diagnosticada.

(D) com problemas cardíacos.

6. Na artroplastia total do quadril, durante o procedimento cirúrgico, a estabilidade do quadril pode ser testada em três posições. Qual alternativa abaixo apresenta uma dessas manobras de verificação da estabilidade da prótese de quadril no intraoperatório?

(A) extensão total e 10 graus de rotação externa.

(B) 45 graus de flexão e 45 graus de rotação interna.

(C) 90 graus de flexão e rotação externa.

(D) 90 grau de flexão e 45 graus de rotação interna.

7. Sobre a protrusão acetabular, pode-se afirmar que:

(A) é dividida em primária, secundária e terciária.

(B) na radiografia, a cabeça femoral encontra-se lateral à linha de Kohler.

(C) a forma primária é conhecida como artrocatadese.

(D) a forma secundária é unilateral.

8. Sobre a lesão no nervo obturador ocorrida durante a realização da artroplastia de quadril, pode-se afirmar que:

(A) o sintoma principal é a hipotrofia da musculatura adutora.

(B) a lesão nervosa pode ocorrer quando da luxação do quadril.

(C) parafusos colocados no quadrante posterossuperior podem lesionar o nervo.

(D) pode estar relacionada à extrusão do cimento no uso de componentes acetabulares.

9. É fator de risco para lesões vasculares na artroplastia de quadril:

(A) artroplastia primária.

(B) migração intrapélvica dos componentes.

(C) uso de componente femoral não cimentado.

(D) instabilidade do implante levando a luxações recorrentes.

Capítulo 6 ■ QUADRIL

10. Os objetivos da cirurgia de artroplastia total de quadril são: (1) equalização do comprimento das pernas; (2) alívio da dor; (3) mobilidade; (4) estabilidade. Com base nesses objetivos, assinale a alternativa que apresenta a ordem correta de prioridade:

(A) 2; 4; 3; 1.
(B) 2; 4; 1; 3.
(C) 4; 2; 3; 1.
(D) 4; 2; 1; 3.

11. A taxa de luxação do implante após artroplastia total de quadril é de:

(A) 3%.
(B) 8%.
(C) 12%.
(D) 15%.

12. Dentre as alternativas assinale a que apresenta uma situação em que se contraindica uma cirurgia de revisão de prótese de quadril após episódio de luxação:

(A) pacientes idosos com um bom nível de atividade.
(B) pacientes com doenças neuromusculares.
(C) pacientes com histórico de falha em correções de luxações recidivantes.
(D) pacientes usuários de álcool e portadores de comorbidades.

13. Nas artroplastias de quadril, pode-se realizar a osteotomia trocantérica. A pseudoartrose pós-osteotomia trocantérica pode ocorrer devido a:

(A) osteotomia do grande trocânter fixada adequadamente.
(B) pacientes idosos sem osteopenia.
(C) paciente com histórico de doença neuromuscular.
(D) fixação com tensão excessiva dos abdutores.

14. É um fator de risco para sepse em pacientes com infecção pós-artroplastia de quadril:

(A) pacientes com coagulopatias.
(B) pacientes idosos.
(C) pacientes hipertensos descontrolados.
(D) pacientes com hipotireoidismo.

15. Sobre as infecções pós-artroplastia de quadril pode-se afirmar que:

(A) cerca de 5% das artroplastias de quadril apresentam infecção.
(B) a incidência de sepse é maior em pacientes com hipertensão.
(C) tempo cirúrgico elevado é um grande fator de risco.
(D) hematoma pós-operatório é comum e não leva a aumento de risco de infecção.

16. É uma indicação para revisão de artroplastia de quadril infectada em dois tempos:

(A) presença de fístula ativa.
(B) pacientes sem sinais de sepse.
(C) partes moles adjacentes não comprometidas.
(D) bactérias de baixa virulência.

17. É um sinal indicativo de soltura/afrouxamento do componente femoral cimentado à radiografia:

(A) não diferenciação do manto de cimento do osso adjacente.
(B) extrusão da haste de forma isolada, ou juntamente com o cimento.
(C) radiotransparência entre a haste e o cimento na zona 1 de Gruen.
(D) fratura do manto de cimento, mais comum na zona 2 de Gruen.

18. É uma boa indicação para a realização de cirurgia de revisão de artroplastia de quadril:

(A) osteólise identificada a radiografia.
(B) dor em pacientes idosos e debilitados.
(C) dismetria de membros após artroplastia primária.
(D) dor inespecífica no quadril sem sinais de soltura à radiografia.

19. A cirurgia de reconstrução acetabular, nas revisões das artroplastias do quadril, tem como objetivo:

(A) equalizar o comprimento dos membros e evitar a claudicação.
(B) restaurar o centro de rotação do quadril.
(C) obter máxima amplitude de movimento.
(D) preencher grandes defeitos ósseos com cimento.

20. A cirurgia de revisão femoral, nas revisões das artroplastias do quadril, tem como objetivo:

(A) substituir a maior quantidade de osso possível do fêmur.
(B) obter uma adequada amplitude de movimento.
(C) obter uma função eficiente da musculatura abdutora.
(D) obter estabilidade em detrimento do comprimento do membro.

21. Sobre o recapeamento do quadril pode-se afirmar:

(A) a taxa de luxação é semelhante as das artroplastia totais.
(B) pode ser realizada em pacientes com osteoporose.
(C) corrige alterações anatômicas do fêmur proximal.
(D) é mais bem indicada em homens com menos de 60 anos.

Capítulo 6 ■ QUADRIL

22. A posição ideal para a artrodese do quadril é:

(A) 20 a 30 graus de flexão; 0 a 5 graus de adução; 0 a 15 graus de rotação externa.
(B) 20 a 30 graus de flexão; 0 a 5 graus de abdução; 0 a 15 graus de rotação externa.
(C) 20 a 30 graus de flexão; 0 a 5 graus de adução; 0 a 5 graus de rotação interna.
(D) 0 a 15 graus de flexão; 0 a 5 graus de abdução; 0 a 5 graus de rotação externa.

23. A artrodese do quadril está indicada para:

(A) pacientes menores de 60 anos e com artrose pós-traumática do quadril.
(B) adolescentes com paralisia cerebral e luxação espástica dolorosa do quadril.
(C) pacientes com quadro de sepse ativa no quadril.
(D) pacientes jovens com alteração da função no quadril contralateral e joelho ipsi-lateral.

24. O valor do ângulo beta que é considerado indicativo de morfologia do impacto femoroacetabular é:

(A) maior que 30 graus.
(B) menor que 30 graus.
(C) maior que 50 graus.
(D) menor que 50 graus.

25. Sobre o impacto extra-articular que ocorre no quadril, pode-se afirmar que:

(A) acomete, em sua maioria, mulheres idosas.
(B) é dividido em quatro tipos (anterior, posterior, superior e complexo).
(C) melhora total com injeção intra-articular de anestésico ou corticoide.
(D) histórico de dor lateral ou posterior no quadril com limitação das rotações externa e interna.

26. É uma característica radiográfica de um quadril displásico:

(A) lateralização do centro de rotação com alargamento da gota de lágrima.
(B) ângulo de Tonnis menor que 10 graus.
(C) ângulo cervicodiafisário normalmente está diminuído.
(D) ângulo centro-borda lateral maior que 20 graus.

27. Quanto à protrusão acetabular pode-se afirmar que:

(A) é mais comum em homens de meia-idade.
(B) o tratamento é artroplastia total de quadril, independentemente da idade.
(C) é uma condição exclusiva de pacientes de meia-idade.
(D) a causa pode ser multifatorial.

28. O teste que mede, de forma indireta, a anteversão do colo femoral é:

(A) Craig.
(B) McCarthy.
(C) Pace.
(D) Freiberg.

29. O teste de Phelps avalia:

(A) impacto femoroacetabular anterior.
(B) instabilidade da articulação do quadril.
(C) contratura do músculo reto femoral.
(D) contratura do músculo grácil.

30. O teste da bicicleta, no exame físico do quadril, serve para avaliar:

(A) impacto femoroacetabular.
(B) lesão labral.
(C) fraqueza da musculatura flexora.
(D) fraqueza da musculatura abdutora.

31. O *straight leg raise* contrarresistência, no exame físico do quadril, serve apara avaliar:

(A) contratura do reto femoral.
(B) tendinite do musculo iliopsoas.
(C) força de flexão do quadril.
(D) doença intra-articular.

32. O teste do *log roll* (rotação passiva) realizado no exame físico do quadril pode avaliar:

(A) frouxidão ligamentar.
(B) impacto extra articular.
(C) força dos rotadores externos.
(D) fratura transtrocantérica.

33. Um paciente que apresenta ressalto externo do quadril pode ser tratado com:

(A) artroplastia total de quadril.
(B) injeção local de medicação anestésica.
(C) aumento da tensão do trato iliotibial por artroscopia.
(D) alongamento do trato iliotibial.

Capítulo 6 ▪ QUADRIL

34. O índice de alinhamento de Garden como parâmetro de redução da fratura do colo do fêmur na incidência radiográfica em AP leva em conta o ângulo formado entre:

(A) córtex lateral da diáfise e o eixo central das trabéculas de compressão.
(B) córtex medial da diáfise e o eixo central das trabéculas de tensão.
(C) córtex lateral da diáfise e o eixo central das trabéculas de tensão.
(D) córtex medial da diáfise e o eixo central das trabéculas de compressão.

35. No tratamento cirúrgico das fraturas subtrocantéricas com haste intramedular, um erro comum é a realização do ponto de entrada da haste mais lateral ao trocânter maior. Isso poderá causar um desvio em:

(A) varo.
(B) valgo.
(C) anterior.
(D) posterior.

36. O segundo tipo de lesão mais comum associada a lesões do anel pélvico é:

(A) lesões torácicas.
(B) fratura de ossos longos.
(C) lesão craniana ou cerebral.
(D) lesão de órgão sólido.

37. No tratamento cirúrgico da fratura da coluna anterior do acetábulo / ramo púbico, sem desvio, quando realizado de forma percutânea, as incidências radiográficas para a correta colocação do parafuso devem ser:

(A) combinação oblíqua obturatória + *outlet*; bacia *inlet*.
(B) bacia *outlet;* oblíqua alar.
(C) combinação oblíqua obturatória + *inlet*; bacia *outlet*.
(D) oblíqua obturador; bacia *inlet*.

38. No tratamento cirúrgico da luxação sacroilíaca com o uso de parafuso iliossacral, deve-se evitar colocar o parafuso na área denominada densidade cortical do ilíaco devido a risco de lesão do:

(A) raiz nervosa de S1.
(B) grandes vasos.
(C) raiz nervosa de L5.
(D) canal medular.

ORTOPEDIA E TRAUMATOLOGIA | Perguntas

39. Um paciente com fratura de acetábulo pode necessitar de uma artroplastia de quadril no local. Essa artroplastia pode ocorrer de forma precoce quando a fratura do acetábulo apresenta a seguinte característica:

(A) ocorre em paciente com idade maior que 40 anos

(B) utilização de acesso posterolateral.

(C) redução anatômica.

(D) diástase inicial maior que 2 mm.

40. Dentre as alternativas abaixo assinale a que apresenta uma indicação de tratamento cirúrgico da fratura do acetábulo na urgência:

(A) déficit do nervo ciático.

(B) impacção marginal.

(C) luxação redutível do quadril.

(D) instabilidade pós-redução (não controlada por tração).

41. No tratamento cirúrgico aberto das fraturas da coluna posterior do acetábulo, a estrutura que está em maior risco, quando da exposição da incisura isquiática maior, é:

(A) artéria glútea inferior.

(B) artéria femoral.

(C) artéria glútea superior.

(D) artéria pudenda interna.

42. O tratamento cirúrgico das fraturas do acetábulo, com fixação percutânea, pode ocorrer na seguinte situação:

(A) pacientes com sobrepeso.

(B) fraturas desviadas da parede posterior.

(C) pacientes com lesões graves associadas que impedem a redução aberta e fixação interna.

(D) pacientes jovens com fraturas desviadas em que a redução não anatômica é aceita.

43. Associe a primeira coluna de acordo com a segunda em relação a posição do quadril e consequente fratura/luxação. A seguir marque a alternativa correta:

1. flexão, adução, rotação interna.

2. flexão parcial, menos adução, rotação interna.

3. hiperabdução, extensão, rotação externa.

4. abdução/adução neutra, 20° rotação interna.

a. luxação central.

b. luxação posterior pura.

c. luxação anterior.

d. fratura/luxação posterior.

Capítulo 6 ▪ QUADRIL

(A) 1d; 2b; 3c; 4a.
(B) 1b; 2c; 3a; 4d.
(C) 1c; 2d; 3b; 4a.
(D) 1b; 2d; 3c; 4a.

44. Quanto à articulação do quadril pode-se afirmar que:

(A) é uma articulação tipo bola e soquete.
(B) a cabeça femoral, durante o movimento, está descoberta mais de 70%.
(C) o lábio acetabular não aumenta a cobertura da cabeça.
(D) é necessária uma força menor que 400 N para provocar distração nessa articulação.

45. Marque a alternativa que apresenta uma estrutura que pode estar interposta na luxação anterior do quadril, sendo necessária uma redução aberta:

(A) tendão do psoas.
(B) ligamento redondo.
(C) tendão do piriforme.
(D) ligamento iliofemoral.

46. Uma complicação comum que pode ocorrer após um episódio de luxação do quadril é:

(A) consolidação viciosa da cabeça femoral.
(B) disfunção progressiva do nervo femoral.
(C) ossificação heterotópica.
(D) necrose avascular da cabeça femoral.

47. Nas fraturas do colo do fêmur, o percentual de casos em que é difícil ou impossível visualizar a fratura, através de radiografias simples, corresponde a:

(A) 2%.
(B) 8%.
(C) 15%.
(D) 20%.

48. A taxa de mortalidade devido às fraturas do colo do fêmur, durante a internação hospitalar e no primeiro ano são, respectivamente:

(A) 5% e 30%.
(B) 15% e 30%.
(C) 30% e 30%.
(D) 50% e 30%.

49. É uma indicação para a artroplastia total de quadril como tratamento das fraturas luxações da cabeça femoral:

(A) articulação irredutível incruentamente.
(B) impacção acetabular maior que 5%.
(C) cominuição intra-articular.
(D) impacção mínima fora da área de carga.

50. A fratura transtrocantérica que apresenta ausência de suporte posterolateral, de acordo com a classificação de Jensen e Michaelsen, correspondente ao tipo:

(A) J-M2.
(B) J-M3.
(C) J-M4.
(D) J-M5.

51. A falha de uma artroplastia primária de quadril realizada em paciente com fratura do colo do fêmur, normalmente ocorre devido à(ao):

(A) soltura do acetábulo.
(B) fratura periimplante.
(C) tipo de acesso cirúrgico realizado.
(D) infecção.

52. Dentre as vantagens do uso de haste intramedular em relação ao DHS para tratamento das fraturas transtrocantéricas, pode-se afirmar que:

(A) usada com segurança em fraturas instáveis.
(B) maior insulto as partes moles.
(C) apresenta maior braço de alavanca.
(D) menor custo desse material.

53. A artroplastia de quadril para tratamento de fraturas transtrocantéricas pode ser indicada em:

(A) fraturas desviadas.
(B) fraturas não patológicas.
(C) pacientes em diálise renal.
(D) primeira escolha nas fraturas geriátricas.

54. A taxa de pseudoartrose das fraturas transtrocantéricas é:

(A) 1%.
(B) 5%.
(C) 10%.
(D) 15%.

Capítulo 6 ▪ QUADRIL

55. A síndrome compartimental pélvica tem como característica:

(A) ser uma complicação relativamente frequente.
(B) não apresentar disfunção em nervos.
(C) causar rabdomiólise.
(D) ser tratada com fasciotomia simples.

56. Relacione as colunas de acordo com as possíveis complicações dos procedimentos cirúrgicos no tratamento das lesões do anel pélvico:

1. colocação de placa na sínfise púbica   a. infecção no trajeto do fio.

2. uso do *clamp* em "C"   b. lesão raiz nervosa.

3. parafuso sacroilíaco   c. lesão dos vasos glúteos.

4. fixador externo   d. lesões genitourinárias.

(A) 1d; 2b; 3c; 4a.
(B) 1b; 2c; 3a; 4d.
(C) 1d; 2c; 3b; 4a.
(D) 1b; 2a; 3c; 4d.

57. Em relação as fraturas transtrocantéricas, as falhas relacionadas aos implantes podem ocorrer em aproximadamente:

(A) 1% dos casos.
(B) 5% dos casos.
(C) 10% dos casos.
(D) 15% dos casos.

58. Na falha da fixação das fraturas do colo do fêmur no idoso, deve-se optar pela artroplastia parcial do quadril, em vez da artroplastia total quando o paciente:

(A) apresentar expectativa de vida maior que 8 anos.
(B) for um deambulador comunitário.
(C) não apresentar distúrbio neuromuscular.
(D) apresentar algum déficit cognitivo.

59. Relacione as colunas de acordo com as características das gerações das hastes femorais para tratamento das fraturas subtrocantéricas e então marque a alternativa correta:

1. haste primeira geração   a. haste centromedular.

2. haste segunda geração   b. haste cefalomedular

3. haste terceira geração   c. ponto de entrada na fossa piriforme

d. ponto de entrada no ápice do grande trocânter

e. ponto de entrada ligeiramente anterior a fossa piriforme

f. bloqueio proximal transverso ou oblíquo

g. bloqueio proximal em direção a cabeça femoral

h. bloqueio distal múltiplo.

(A) 1a; 2b; 2f; 3b.
(B) 1a; 2e; 3a; 3h.
(C) 1c; 1h; 2f; 3b.
(D) 1f; 2h; 3d; 3g.

60. Sobre a epidemiologia das fraturas de colo de fêmur, é correto afirmar:

(A) ocorrem com maior frequência no sexo masculino.
(B) mais comum em pacientes da raça negra.
(C) são incomuns em pacientes com menos de 60 anos.
(D) os fatores de risco associados são desconhecidos.

Joelho

7

Ângelo José Nascif de Faria
Leonardo Côrtes Antunes
Nascif Habib Tanus Nascif

1. Sobre as fraturas expostas do fêmur distal, é correto afirmar que são:

(A) aproximadamente 10%-15% de todas as fraturas do fêmur distal e a ferida traumática está localizada na região anterior.

(B) aproximadamente 5%-10% de todas as fraturas do fêmur distal e a ferida traumática está localizada na região anterior.

(C) aproximadamente 5%-10% de todas as fraturas do fêmur distal e a ferida traumática está localizada na região posterior.

(D) aproximadamente 10%-15% de todas as fraturas do fêmur distal e a ferida traumática está localizada na região posterior.

2. Qual a indicação de se realizar uma arteriografia ou uma angiografia por tomografia computadorizada, após uma fratura do fêmur distal:

(A) diminuição ou ausência de pulso, hematoma em expansão, aumento do índice tornozelo-tornozelo, sons vasculares anormais, nervos anatomicamente relacionados, sangramento arterial persistente.

(B) diminuição ou ausência de pulso, hematoma em expansão, diminuição do índice tornozelo-tornozelo, ausência de sons vasculares anormais, nervos anatomicamente relacionados, sangramento arterial persistente.

(C) diminuição ou ausência de pulso, hematoma em expansão, diminuição do índice tornozelo-tornozelo, sons vasculares anormais, nervos anatomicamente relacionados, sangramento arterial persistente.

(D) diminuição ou ausência de pulso, hematoma em expansão, aumento do índice tornozelo-tornozelo, ausência de sons vasculares anormais, nervos anatomicamente relacionados, sangramento arterial persistente.

3. Marque a alternativa correta sobre a anatomia da fossa poplítea:

(A) Formato losangular, é delimitada inferiormente pelas duas cabeças do gastrocnêmico, superiormente pelo semimembranoso, medialmente pelo semitendinoso e lateralmente pelo bíceps femoral.

(B) Formato triangular, é delimitada inferiormente pelas duas cabeças do gastrocnêmico, medialmente pelo semitendinoso e lateralmente pelo bíceps femoral.

(C) Formato losangular, é delimitada inferiormente pelas duas cabeças do gastrocnêmico, superiormente pelo semimembranoso, lateralmente pelo semitendinoso e medialmente pelo bíceps femoral.

(D) Formato triangular, é delimitada superiormente pelo semimembranoso, medialmente pelo semitendinoso e lateralmente pelo bíceps femoral.

4. Sobre as forças causadoras e o mecanismo de lesão das fraturas do platô tibial, marque a alternativa correta:

(A) Em pacientes de meia-idade ou idosos, a queda simples causa mais comumente fratura no platô lateral.

(B) Padrões bicondilares são observados nos casos de predomínio de carga rotacional.

(C) Estudos em cadáveres demostraram que para ocorrerem fraturas no platô lateral, o ligamento colateral medial (LCM) deve estar lesionado.

(D) A combinação de uma força em compressão axial e valgo acarreta uma fratura por depressão do platô medial, depressão e cisalhamento medial ou menos comumente, fratura por cisalhamento medial.

5. Correlacione a primeira coluna com a segunda, de acordo com a classificação de Schatzker para fraturas do platô tibial:

1. Tipo 1 – cisalhamento lateral.
2. Tipo 2 – cisalhamento com depressão lateral.
3. Tipo 3 – depressão lateral.
4. Tipo 4 – fraturas do platô medial.
5. Tipo 5 – bicondilares.
6. Tipo 6 – diáfise dissociada da metáfase.

( ) Trauma de alta energia.
( ) Mais comum, na maioria dos artigos.
( ) Mais frequentes em idosos.
( ) Maior risco de lesões associadas.
( ) Aproximadamente um terço apresenta um fragmento posteromedial.
( ) Mais comum em pacientes jovens.

(A) 5-2-3-4-6-1.
(B) 5-1-3-6-4-2.

Capítulo 7 ■ JOELHO

(C) 6-2-3-4-5-1.
(D) 6-2-1-5-4-3.

6. Sobre o teste de rotação externa da tíbia (*dial test*), marque a alternativa correta:

(A) O teste é confiável, mesmo na presença de instabilidade medial do joelho.
(B) A rotação externa menor que 10 graus comparado com o lado contralateral em 30 graus de flexão do joelho, mas não em 90 graus, indica lesão isolada para o canto posterolateral.
(C) O aumento na rotação externa superior a 10 graus em comparação com o lado contralateral tanto em 30 graus quanto em 90 graus de flexão do joelho indica lesão do canto posterolateral e do ligamento cruzado posterior respectivamente.
(D) O aumento na rotação externa superior a 10 graus em comparação com o lado contralateral tanto em 30 graus quanto em 90 graus de flexão do joelho indica lesão do ligamento cruzado posterior e do canto posterolateral respectivamente.

7. Sobre o ligamento colateral lateral do joelho, assinale a alternativa correta:

(A) Distalmente, ele se insere 8,2 cm ao aspecto anterior da cabeça da fíbula.
(B) Sua origem femoral é, em média, 3,1 mm posterior e 1,4 mm proximal ao epicôndilo lateral do fêmur.
(C) Maior importância na estabilidade do joelho ao estresse em varo na flexão acima de 90 graus.
(D) Sua origem femoral é, em média, 1,4 mm posterior e 3,1 mm proximal ao epicôndilo lateral do fêmur.

8. Segundo a classificação de Meyers e McKeever para fraturas da espinha da tíbia, marque a alternativa correta:

(A) Tipo 1 – fragmento desviado em relação a epífise proximal da tíbia.
(B) Tipo 3 – separação completa do fragmento avulsionado sem componente rotacional.
(C) Tipo 2 – deslocamento de 1/3 a 1/2 do fragmento, sem contato posterior com epífise proximal da tíbia.
(D) Tipo 4 – descrita por Zaricznyj, apresenta cominuição do fragmento.

9. Marque a alternativa em que está indicado o melhor tratamento das instabilidades patelares:

(A) Trocleoplastia: indicado nos casos de trócleas displásicas tipo A de Dejour.
(B) Distalização e medialização da tuberosidade anterior da tíbia (TAT): indicado quando a TAGT é maior que 20 mm.
(C) Distalização da tuberosidade anterior da tíbia: indicado quando o índice de Caton-Deschamps é inferior a 0,8 mm.

(D) O ponto de inserção do ligamento patelofemoral medial (LPFM) no fêmur, descrito por Schottle fica localizado a 10 mm anterior à linha da cortical posterior do fêmur e 2,5 mm distal à origem posterior do côndilo medial e proximal ao nível do ponto posterior na linha de Blumensaat.

10. Sobre a epidemiologia das fraturas da tíbia proximal, assinale a afirmativa verdadeira:

(A) As fraturas intra-articulares da tíbia proximal representam aproximadamente 3% de todas as fraturas da população geral e 15% na população idosa.

(B) O platô tibial lateral é responsável por 55% a 70% das fraturas do platô tibial.

(C) As fraturas extra-articulares da tíbia proximal representam 25% de todas as fraturas tibiais.

(D) A principal causa de fraturas do platô tibial é a queda ao chão.

11. Sobre os resultados de tratamento das lesões do mecanismo extensor, assinale a alternativa correta:

(A) O reparo agudo do tendão do quadríceps apresenta melhor resultado quando feito em até três semanas após a lesão.

(B) Após reparo agudo do tendão patelar, o músculo quadríceps não evoluiu com hipotrofia.

(C) Tempo decorrido entre a lesão do tendão patelar e o reparo cirúrgico não está associado com o bom resultado.

(D) O reparo da ruptura crônica do tendão patelar e do quadríceps tem resultados semelhantes, comparados ao reparo das rupturas agudas.

12. Sobre a manobra de *Pivot Shift* para avaliação do joelho, marque a alternativa correta.

(A) Realizada com estresse em valgo e rotação externa da tíbia.

(B) Avalia o ligamento colateral medial do joelho.

(C) O teste é iniciado com o joelho próximo da extensão máxima.

(D) Ao fletir o joelho próximo a 30 graus e realizar estresse em valgo, ocorre redução da subluxação da tíbia.

13. Assinale a alternativa correta, acerca das luxações de joelho:

(A) Nas paralisias do nervo fibular associada, menos de um terço dos pacientes recupera sua função.

(B) A estimativa da lesão da artéria poplítea após luxação do joelho com lesão multiligamentar é quase 90%.

(C) As lesões contusas da artéria poplítea ocorrem mais comumente nas luxações posteriores.

(D) As lesões por tração da artéria poplítea ocorrem mais comumente nas luxações posteriores.

14. Marque a alternativa correta, de acordo com a seta na imagem abaixo:

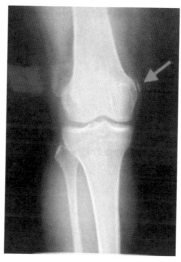

Fonte: acervo Dr. Ângelo Nascif.

(A) Lesão de Second.
(B) Lesão de Segond reverso.
(C) Lesão de Pellegrini-Stieda.
(D) Fratura de Ogden.

15. Marque a alternativa que descreva corretamente, a lesão identificada na imagem:

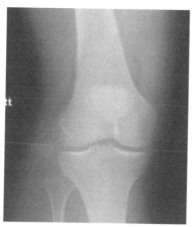

Fonte: Rockwood and Green's Fractures in Adults. 8 ed., chapter 56, pg. 2374, fig. 56-7.

(A) Lesão de Pellegrini-Stieda, indica calcificação do ligamento colateral lateral.
(B) Lesão do arqueado, patognomônico de lesão do canto posterolateral.
(C) Lesão de Segond, indicativo de lesão do ligamento cruzado anterior.
(D) Lesão de Segond reversa, indicativo de lesão do ligamento cruzado posterior.

16. No teste de Appley, para lesões meniscais, assinale a alternativa correta:

(A) A positividade do teste ocorre quando é aplicada força de distração com rotação interna ou externa, ocasionando piora da dor e alívio da dor com a compressão axial.
(B) Tem valor mais fidedigno quando o joelho examinado apresenta doença no compartimento femoropatelar.
(C) Na compressão axial com rotação externa, o menisco lateral está sendo examinado.
(D) A positividade do teste ocorre, quando é aplicada força de compressão axial com rotação interna ou externa, ocasionando piora da dor e alívio da dor com a distração do membro.

17. Sobre o teste da gaveta anterior do joelho, marque a alternativa correta:

(A) A pesquisa da gaveta anterior com rotação interna máxima será sempre negativa para lesão do LCA, positivando somente quando há lesão do LCP concomitante.
(B) A instabilidade rotatória anteromedial é pesquisada quando a tíbia está em rotação interna.
(C) O teste será sempre positivo quando se tem uma lesão completa do LCA.
(D) A pesquisa da gaveta anterior com rotação interna máxima será sempre positiva para lesão do LCA.

18. Pela classificação da AO, marque a alternativa que representa a classificação da fratura do fêmur distal abaixo:

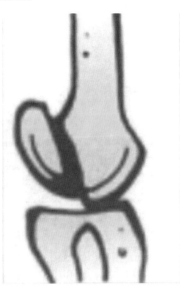

Fonte: Rockwood and Green's Fractures in Adults. 9 ed., chapter 57, pg. 2434.

(A) 3.3-A1.
(B) 3.3-B3.
(C) 3.3-B2.
(D) 3.3-C1.

19. De acordo com a anatomia do joelho, marque a alternativa correspondente:

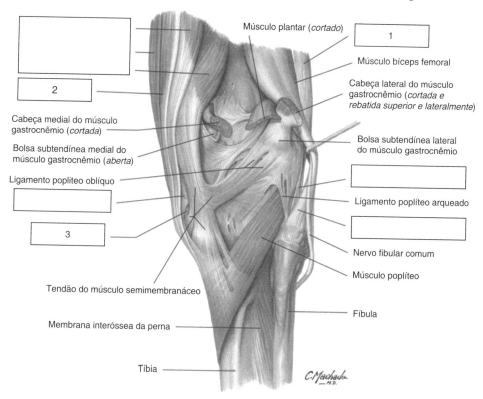

Fonte: Netter's Atlas of Human Anatomy. 7ed, pg. 501.

(A) 1: trato iliotibial; 2: músculo semitendíneo; 3: ligamento colateral medial
(B) 1: trato iliotibial; 2: músculo *gracilis*; 3: bursa do músculo semimembranoso.
(C) 1: trato iliotibial; 2: músculo sartório; 3: bursa do músculo semimembranoso.
(D) 1: ligamento colateral lateral; 2: músculo sartório; 3: bursa do músculo semi-membranoso.

20. Sobre as artroplastias totais do joelho, assinale a alternativa correta sobre a preservação do ligamento cruzado posterior (LCP):
(A) Aumenta a chance de ocorrer a "síndrome do ressalto patelar".
(B) Aumenta a tensão interface-osso.

(C) Maior arco de movimento pelo *rollback* mais efetivo.

(D) Proporciona menos balanceamento do ligamento colateral para obter um espaço de flexão e extensão simétrico.

21. Marque a alternativa correta sobre as contraindicações absolutas à artroplastia total do joelho:

(A) Fonte remota de infecção, sepse recente ou atual, mecanismo extensor sem função, deformidade em recurvato devido à fraqueza muscular, artrodese do joelho sem dor e funcionante.

(B) Fonte remota de infecção, sepse recente ou atual, mecanismo extensor sem função, deformidade em recurvato devido à fraqueza muscular, condições clínicas do paciente.

(C) Fonte remota de infecção, sepse recente ou atual, mecanismo extensor sem função, deformidade em recurvato devido à fraqueza muscular, artrodese do joelho.

(D) Fonte remota de infecção, sepse recente ou atual, mecanismo extensor sem função, condições clínicas do paciente, artrodese do joelho sem dor e funcionante.

22. Quanto aos benefícios da artroplastia unicompartimental do joelho sobre a artroplastia total do joelho, marque a alternativa correta:

(A) Menor tempo de reabilitação, menor tempo de internação, maior perda sanguínea, menor arco de movimento médio no pós-operatório, preservação da função proprioceptiva dos cruzados.

(B) Menor tempo de reabilitação, menor tempo de internação, menos perda sanguínea, maior arco de movimento médio no pós-operatório, preservação da função proprioceptiva dos cruzados, maior preservação do estoque ósseo.

(C) Menor tempo de reabilitação, menor tempo de internação, maior perda sanguínea, menor arco de movimento médio no pós-operatório, preservação da função proprioceptiva dos cruzados.

(D) Maior tempo de reabilitação, menor tempo de internação, menos perda sanguínea, maior arco de movimento médio no pós-operatório, preservação da função proprioceptiva dos cruzados, menor preservação do estoque ósseo.

23. Marque a alternativa correta sobre as contraindicações da artroplastia unicompartimental do joelho:

(A) Deformidade em flexo igual ou maior que 15 graus, amplitude de movimento menor que 90 graus no pré-operatório, deformidade angular em varo maior que 10 graus e valgo maior que 5 graus, obesidade, deficiência do ligamento cruzado anterior, erosões de cartilagem significativa na área de carga no compartimento oposto, osso subcondral exposto na patela.

Capítulo 7 ▪ JOELHO

(B) Presença de artrite inflamatória, deformidade em flexo igual ou maior que 15 graus, amplitude de movimento menor que 90 graus no pré-operatório, deformidade angular em varo maior que 10 graus e valgo maior que 5 graus, deficiência do ligamento cruzado anterior, erosões de cartilagem significativa na área de carga no compartimento oposto, osso subcondral exposto na patela.
(C) Presença de artrite inflamatória, deformidade em flexo igual ou maior que 15 graus, amplitude de movimento maior que 90 graus no pré-operatório, deformidade angular em varo menor que 10 graus e valgo menor que 5 graus, deficiência do ligamento cruzado anterior, erosões de cartilagem significativa na área de carga no compartimento oposto, osso subcondral exposto na patela.
(D) Deformidade em flexo igual ou maior que 15 graus, amplitude de movimento menor que 90 graus no pré-operatório, deformidade angular em varo maior que 10 graus e valgo maior que 5 graus, obesidade, integridade do ligamento cruzado anterior, erosões de cartilagem significativa na área de carga no compartimento ipsilateral, osso subcondral exposto na patela.

24. Dentre as alternativas abaixo, marque a correta sobre o *resurfacing* patelar na artroplastia total do joelho.
(A) Indicado em casos de artrose primária, cartilagem patelar sem exposição óssea.
(B) Pacientes magros têm melhor resultado com o *resurfacing.*
(C) Indicado em pacientes que apresentam artrite inflamatória sistêmica
(D) Indicado em casos com posicionamento patelofemoral incongruente.

25. De acordo com a classificação de Rorabeck, Angliss e Lewis para fraturas periprotéticas supracondilares do fêmur, marque a alternativa correta:
(A) Tipo 1 – prótese estável e fratura desviada.
(B) Tipo 2 – prótese instável e fratura desviada.
(C) Tipo 3 – prótese instável e fratura sem desvio.
(D) Tipo 4 – prótese estável e fratura sem desvio.

26. De acordo com a classificação de Felix, Stuart e Hanssen para fraturas periprotéticas da tíbia após artroplastia total do joelho, marque a alternativa correta:
(A) Tipo 1 – fratura deslocada, prótese estável.
(B) Tipo 2 – fratura deslocada, prótese instável.
(C) Tipo 3 – prótese instável, fratura com ou sem desvio.
(D) Tipo 4 – prótese instável, fratura com ou sem desvio.

27. Sobre a soltura asséptica na artroplastia total do joelho, marque a afirmativa correta:
(A) É mais comum a soltura do componente tibial.
(B) É mais comum a soltura do componente femoral.

(C) É mais comum a soltura do componente patelar.

(D) É mais comum a soltura do componente tibial e femoral concomitantemente.

28. Marque a alternativa que representa corretamente a via de acesso *quadríceps snip* **na abordagem de revisão de artroplastia total do joelho:**

(A) É uma incisão no reto femoral, direcionada proximalmente e lateralmente com inclinação de 60 graus.

(B) É uma incisão no reto femoral, direcionada distalmente e lateralmente com inclinação de 60 graus.

(C) É uma incisão no reto femoral, direcionada proximalmente e lateralmente com inclinação de 45 graus.

(D) É uma incisão no reto femoral, direcionada distalmente e lateralmente com inclinação de 45 graus.

29. Assinale a alternativa que tem um maior aumento da sobrecarga corporal sobre a superfície patelar:

(A) subir escada.

(B) caminhada.

(C) descer escadas.

(D) agachar.

30. Assinale a alternativa correta em relação a classificação de Ahlback modificada por Keyes para gonartrose:

(A) Grau 1 – sem alteração do espaço articular.

(B) Grau 2 – redução do espaço articular.

(C) Grau 3 – anteroposterior: desgaste do platô tibial entre 5 mm e 10 mm. Posterior: parte posterior do platô intacta.

(D) Grau 4 – anteroposterior: desgaste do platô tibial entre 5 mm e 10 mm. Posterior: desgaste da margem posterior.

31. Sobre as radiografias de joelho na incidência de Rosemberg, marque a alternativa correta:

(A) Joelho a 45 graus de flexão (com carga), face anterior apoiada no chassi, raios com incidência posteroanterior com 10 graus de inclinação podal.

(B) Joelho a 45 graus de flexão (sem carga), face anterior apoiada no chassi, raios com incidência posteroanterior com 10 graus de inclinação podal.

(C) Joelho a 60 graus de flexão (com carga), face anterior apoiada no chassi, raios com incidência posteroanterior com 10 graus de inclinação podal.

(D) Joelho a 60 graus de flexão (sem carga), face anterior apoiada no chassi, raios com incidência posteroanterior com 10 graus de inclinação podal.

Capítulo 7 ▪ JOELHO

32. Sobre a irrigação e inervação do LCA, marque a alternativa correta:

(A) Principal irrigação é pela artéria geniculada média e a inervação é pelo ramo posterior do nervo tibial.

(B) Principal irrigação é pela artéria geniculada lateral e a inervação é pelo ramo posterior do nervo tibial.

(C) Principal irrigação é pela artéria geniculada média e a inervação é pelo ramo anterior do nervo tibial.

(D) Principal irrigação é pela artéria geniculada lateral e a inervação é pelo ramo anterior do nervo tibial.

33. Sobre o ligamento cruzado anterior assinale a alternativa correta:

(A) A banda anteromedial fica tensa em extensão e a banda posterolateral tensa em flexão.

(B) O LCA é responsável por 95% da resistência ao teste da gaveta anterior com joelho a 90 graus de flexão e em rotação neutra.

(C) A tensão do ligamento cruzado anterior é menor em 30 a 40 graus de flexão do joelho.

(D) O ligamento cruzado anterior funciona como restritor secundário ao estresse em varo-valgo a 30 graus de flexão do joelho.

34. Marque a alternativa correta sobre lesões associadas à ruptura do LCA:

(A) Nas lesões agudas do LCA o menisco medial é o mais acometido.

(B) As lesões de menisco estão presentes em 80% a 90% dos casos de lesões agudas do LCA.

(C) Nas lesões agudas do LCA o menisco lateral é o mais acometido.

(D) As lesões osteocondrais estão presentes em 70% dos casos de ruptura do LCA.

35. Marque a alternativa correta sobre as lesões do ligamento cruzado posterior:

(A) As lesões isoladas são as mais frequentes.

(B) Lesões associadas do compartimento lateral são mais comuns.

(C) Lesões associadas do compartimento medial são mais comuns.

(D) As lesões do LCA são as mais encontradas concomitantemente às lesões do LCP.

36. Marque a alternativa que representa a porcentagem de falhas das reconstruções do ligamento cruzado anterior:

(A) 5%-10%.

(B) 10%-25%.

(C) 25%-30%.

(D) 30%-35%.

37. Em relação ao tratamento não cirúrgico da doença de Blount, o uso de órtese:

(A) está indicado para os estágios I, II e III de Langenskiöld.

(B) não tem bons resultados.

(C) não deve ser iniciado após os 3 anos de idade.

(D) o eixo mecânico neutro aos 4 anos de idade é sinal de mal prognóstico.

38. O teste de Thessaly deve ser realizado:

(A) em dois tempos; com 5 e 20 graus de flexão do joelho.

(B) em um tempo; com 20 graus de flexão do joelho.

(C) em dois tempos; com 15 e 30 graus de flexão do joelho.

(D) em um tempo; com 30 graus de flexão do joelho.

39. No tratamento não cirúrgico das lesões meniscais, a melhor conduta deve ser:

(A) quatro a seis semanas de imobilização sem carga permitida.

(B) quatro a seis semanas de imobilização com carga permitida.

(C) seis a oito semanas de imobilização sem carga permitida.

(D) seis a oito semanas de imobilização com carga permitida.

40. Em caso de reparo meniscal isolado, o retorno ao esporte é permitido a partir de:

(A) quatro meses.

(B) cinco meses.

(C) seis meses.

(D) sete meses.

41. De acordo com classificação morfológica das lesões meniscais, proposta por LaPrade, o tipo IV representa:

(A) lesão completa.

(B) lesão oblíqua.

(C) lesão completa associada à alça de balde.

(D) fratura avulsão.

42. Na suspeita de síndrome compartimental anterior no pós-operatório de osteotomia tibial alta para tratamento de doença de Blount, a conduta imediata é:

(A) arteriografia.

(B) fasciotomia.

(C) remover gesso, curativo e retornar a perna para a posição pré-operatória.

(D) realizar aferição da pressão intracompartimental.

Capítulo 7 ▪ JOELHO

43. Assinale o tratamento indicado para lesões condrais com área de 1,5 cm² em pacientes jovens.

(A) condroplastia associada do ácido hialurônico.
(B) microfratura associada ao PRP.
(C) mosaicoplastia.
(D) implante autólogo de condrócitos.

44. A faixa etária mais comum do osteocondrite dissecante é:

(A) 7 – 14 anos.
(B) 9 – 16 anos.
(C) 12 – 19 anos.
(D) 14 – 21 anos.

45. Marque a alternativa correta em relação ao ligamento cruzado posterior:

(A) Possui dois fascículos ou bandas inseparáveis, a anterolateral mais espessa, que está tensa em flexão e a posteromedial, menor e que está tensa em extensão.
(B) Possui dois fascículos ou bandas inseparáveis; a anteromedial mais espessa, que está tensa em flexão e a posterolateral, menor e que está tensa em extensão.
(C) Possui dois fascículos ou bandas independentes; a anterolateral mais espessa, que está tensa em flexão e a posteromedial, menor e que está tensa em extensão.
(D) Possui dois fascículos ou bandas independentes; a anteromedial mais espessa, que está tensa em extensão e a posterolateral, menor e que está tensa em flexão.

46. Sobre a classificação ICRS (International Cartilage Regeneration Society), para lesão da cartilagem articular, o grau I representa:

(A) cartilagem intacta.
(B) amolecimento e inchaço.
(C) fissuras superficiais com aumento de sinal em T2.
(D) dano subcondral.

47. Em relação a cartilagem articular:

(A) o colágeno do tipo II é encontrado na cartilagem na fase uterina e é removido gradativamente até a sexta semana após o nascimento.
(B) o colágeno do tipo III é o predominante na cartilagem articular.
(C) a nutrição celular acontece através da difusão, a partir do líquido sinovial.
(D) na camada superficial, as fibras de colágeno estão dispostas perpendicularmente à interlinha articular.

48. Sobre as fraturas transversas de patela é correto afirmar:

(A) Geralmente acontece no terço distal.
(B) É mais bem visualizada em incidência radiográfica lateral.

(C) Desvios maiores que 1 mm devem ser tratados com método cirúrgico.

(D) Fixação percutânea assistida por artroscopia não possui bons resultados.

49. Na propedêutica das lesões ligamentares, um aumento superior a 10 graus na rotação externa do joelho examinado em relação ao contralateral na posição de flexão a 30 e 90 graus pode representar:

(A) lesão isolada do canto posteromedial.

(B) lesão isolada do canto posterolateral.

(C) lesão combinada (canto posterolateral e LCP respectivamente).

(D) lesão combinada (canto posteromedial e LCP respectivamente).

50. Para diagnóstico de lesão do LCP, a radiografia de estresse pode ser utilizada, sendo confirmado quando a translação tibial posterior apresentar valor maior que:

(A) 5 mm.

(B) 8 mm.

(C) 10 mm.

(D) 12 mm.

51. De acordo com as características do líquido sinovial, assinale a classificação mais provável: volume: 10 mL; cor: amarelo ouro; leucócitos: 20.000/mm³; polimorfonucleares: 50%; sem resultado de cultura.

(A) normal.

(B) não inflamatório.

(C) inflamatório.

(D) séptico.

52. Qual o microorganismo mais comum na artrite séptica do joelho adulto?

(A) *Staphylococcus aureus.*

(B) *Streptococcus pyogenes.*

(C) *Neisseria gonorrhoeae.*

(D) *Streptococcus pneumoniae.*

53. Com relação à fisiopatologia da síndrome compartimental, marque a alternativa correta:

(A) A gênese está no comprometimento do fluxo sanguíneo de grandes vasos, causando aumento da pressão intracompartimental.

(B) O aumento da pressão intracompartimental causa isquemia e diminuição da permeabilidade capilar.

Capítulo 7 ▪ JOELHO

(C) Pacientes idosos, por apresentarem a fáscia mais elástica e a musculatura hipotrofiada, são menos propensos à síndrome compartimental.
(D) Após a reperfusão dos tecidos, catabólitos são lançados na corrente sanguínea, podendo causar insuficiência hepática.

54. Qual o tempo de obstrução do fluxo sanguíneo necessário para ocorrer necrose muscular na síndrome do compartimento?

(A) 4 h.
(B) 6 h.
(C) 8 h.
(D) 10 h.

55. Marque a alternativa que representa um sinal radiográfico compatível com menisco discoide:

(A) Diminuição do espaço articular lateral.
(B) Achatamento do côndilo femoral medial.
(C) Aspecto escavado do côndilo femoral lateral.
(D) Elevação da cabeça da fíbula.

56. Durante a flexo-extensão ocorre um movimento rotacional associado. A participação importante da arquitetura óssea, em especial de uma estrutura, cujo traçado em "S" trilhado pela superfície correspondente determina um movimento helicoidal. Que estrutura é essa?

(A) Côndilo femoral lateral.
(B) Côndilo femoral medial.
(C) Platô tibial lateral.
(D) Platô tibial medial.

57. O movimento do joelho conhecido como *screw home* ou aparafusamento ocorre:

(A) no final da extensão, com rotação externa do fêmur sobre tíbia.
(B) no final da extensão, com rotação externa da tíbia sobre o fêmur.
(C) no início da flexão, com deslizamento do fêmur sobre a tíbia.
(D) no início da flexão, com rotação interna fêmur sobre a tíbia.

58. Marque a alternativa correta em relação a origem do músculo vasto medial:

(A) Espinha ilíaca anterossuperior.
(B) Espinha ilíaca anteroinferior.
(C) Borda superomedial do acetábulo.
(D) Linha intertrocantérica do fêmur.

59. Marque a alternativa correta em relação a osteonecrose do joelho:

(A) O estudo histopatológico deve apresentar necrose óssea do osso subcondral.

(B) A cintilografia óssea marcada com Tc-99 é o exame de imagem com maior especificidade.

(C) Na fisiopatologia da osteonecrose espontânea do joelho, a lesão é causada de forma indireta.

(D) Nos pacientes portadores de lúpus eritematoso sistêmico, o desenvolvimento da doença está relacionado ao uso de corticoide.

60. Quais os limites da bolsa poplítea:

(A) Entre o tendão do músculo poplíteo e o ligamento colateral tibial profundo.

(B) Entre o tendão do músculo semimembranáceo e a origem da cabeça medial do gastrocnêmio.

(C) Entre o tendão do músculo bíceps femoral e a origem da cabeça lateral do gastrocnêmio.

(D) Entre o complexo arqueado e origem da cabeça lateral do gastrocnêmio.

Pé e tornozelo

8

Rodrigo Rocha Ribeiro Vitor
Romero Vitor Silva Junior
Ana Luiza de Sousa Lima Cerqueira de Araújo
Lucas Duarte Faria

1. Em relação a amplitude de movimento do pé, sabe-se que a pronação é a combinação de movimentações complexas que envolvem mais de um plano, que são:

(A) adução, inversão e flexão, com amplitude de movimento de inversão de 20 graus.
(B) adução, inversão e flexão, com amplitude de movimento de inversão de 10 graus.
(C) abdução, eversão e extensão, com amplitude de movimento de eversão de 20 graus.
(D) abdução, eversão e extensão, com amplitude de movimento de eversão de 10 graus.

2. Qual dos testes a seguir não faz parte da investigação na ruptura aguda do tendão calcâneo:

(A) teste de Hoffa.
(B) teste de Thompson.
(C) teste de Coepeland.
(D) teste de Matle.

3. Em pacientes com queixas de parestesia em região plantar do pé, deve-se investigar a sensibilidade dos seguintes nervos:

(A) fibular superficial e fibular profundo.
(B) fibular profundo e nervo calcâneo medial.
(C) nervo calcâneo medial e safeno.
(D) safeno e fibular profundo.

4. Na avaliação da amplitude de movimento do tornozelo, são sinais sugestivos de impacto anterior do tornozelo:

(A) dor anterolateral e instabilidade.
(B) instabilidade e edema anterolateral.
(C) dor a extensão e eversão passiva e edema anterolateral.
(D) dor a extensão e eversão passiva e ao repouso.

5. A respeito da musculatura extrínseca do pé e tornozelo, a melhor correlação entre raízes nervosas e músculo corresponde a alternativa:

(A) Raízes de L4, L5 e S1, tibial anterior, movimento de extensão e inversão.

(B) Raízes de L4, L5 e S1, tibial posterior, movimento de flexão e inversão.

(C) Raízes de L4, L5 e S1, fibular terceiro, movimento de flexão e eversão.

(D) Raízes de L4, L5 e S1, fibulares curto e longo, movimento de flexão e eversão.

6. O melhor momento para o diagnóstico por exames de imagem de osteonecrose do tálus, após fratura-luxação, ocorre entre:

(A) 2–4 semanas.

(B) 4–6 semanas.

(C) 6–8 semanas.

(D) 8–10 semanas.

7. Para diagnóstico precoce da osteonecrose do tálus, após fratura-luxação, a modalidade preferível para avaliação é:

(A) radiografias AP e perfil do tornozelo.

(B) tomografia computadorizada.

(C) ressonância magnética.

(D) radiografia na incidência de Canale e Kelly.

8. No tratamento conservador das fraturas diafisárias da tíbia, na imobilização da porção superior do MIE, deve-se fazer a flexão do joelho em:

(A) 20-30 graus.

(B) 10-15 graus.

(C) 5-10 graus.

(D) 0-5 graus.

9. Na osteossíntese de fraturas diafisárias da tíbia, com uso de haste intramedular, a entrada do guia para a haste deve ser:

(A) medial à parte lateral da espinha da tíbia no AP e imediatamente anterior à superfície articular no perfil.

(B) na espinha da tíbia no AP e imediatamente anterior à superfície articular no perfil.

(C) lateral à espinha da tíbia no AP e imediatamente proximal à espinha da tíbia no perfil.

(D) medial à espinha da tíbia no AP e à espinha da tíbia no perfil.

Capítulo 8 ▪ PÉ E TORNOZELO

10. Assinale a complicação mais comum do reparo aberto da ruptura do tendão calcâneo:

(A) lesão do nervo sural.
(B) infecção de ferida operatória.
(C) deiscência de sutura.
(D) rerruptura.

11. Na insuficiência do tendão tibial posterior, a relação da classificação e o tratamento está melhor exemplificada na alternativa:

(A) No estágio I, tenossinovite, o tratamento é repouso, uso de AINES, botas imobilizadoras, sendo contraindicado a injeção de corticoides.
(B) No estágio II, em que o retropé apresenta-se rígido, utilizam-se palmilhas com cunha medial e uma órtese para tornozelo e pé com suporte duplo e tira no tornozelo.
(C) No estágio III, caracterizado pelo retropé fixo, artrose generalizada e alterações degenerativas do complexo articular, recomenda-se a osteotomia para correção das deformidades.
(D) No estágio IV, na presença de deformidades crônicas, nos pacientes em que houve falha com o uso das órteses, as artrodeses estão indicadas.

12. Entre as causas de pé cavo em adultos, pode-se citar como a mais comum:

(A) pé torto congênito grave.
(B) paralisia cerebral.
(C) síndrome compartimental.
(D) Charcot-Marie-Tooth.

13. Na radiografia para avaliação do pé plano valgo:

(A) o ângulo talocalcâneo, cujo valor normal na incidência AP é de 10-30 graus e no perfil de 20-35 graus, está aumentado no AP e diminuído no perfil.
(B) o ângulo talocalcâneo, cujo valor normal na incidência AP é de 10-30 graus e no perfil de 20-35 graus, está diminuído no AP e aumentado no perfil.
(C) O ângulo talocalcâneo, cujo valor normal na incidência AP é de 20-40 graus e no perfil de 35-50 graus, está aumentado no AP e diminuído no perfil.
(D) o ângulo talocalcâneo, cujo valor normal na incidência AP é de 20-40 graus e no perfil de 35-50 graus, está aumentado no AP e aumentado no perfil.

14. Assinale a alternativa que melhor correlaciona a deformidade do pé mais frequente e o tipo de paralisia infantil:

(A) pé em equino nos portadores de paralisia cerebral espástica.
(B) pé em equino nos portadores de paralisia cerebral hemiplégica.

(C) deformidade em varo nos portadores de paralisia cerebral espástica.

(D) deformidade em varo nos portadores de paralisia cerebral diplégico espástico.

15. Nas fraturas do calcâneo, a incidência de Broden, avalia:

(A) a faceta posterior, com o pé em equino e a perna em rotação medial de 15 graus.

(B) a faceta posterior com o pé em neutro e a perna em rotação medial de 30-40 graus.

(C) a faceta posterior com o pé dorsifletido e a perna em rotação neutra.

(D) a faceta posterior com o pé em neutro e a perna em rotação lateral de 10-20 graus.

16. Na avaliação radiográfica da fratura intra-articular do calcâneo, na quebra completa da faceta posterior ocorre:

(A) diminuição do ângulo de Bohler e diminuição do ângulo de Gissane.

(B) aumento do ângulo de Bohler e diminuição do ângulo de Gissane.

(C) diminuição do ângulo de Bohler e aumento no ângulo de Gissane.

(D) aumento do ângulo de Bohler e diminuição do ângulo de Gissane.

17. Nas fraturas articulares do calcâneo, o mecanismo de trauma mais aceito, a linha de fratura primária:

(A) inicia-se pelo processo lateral do tálus e pela borda lateral do tálus.

(B) inicia-se pelo sustentáculo do tálus e progride medialmente.

(C) inicia-se pelo processo anterior do tálus.

(D) inicia-se posteriormente, na faceta posterior.

18. Na síndrome compartimental do pé:

(A) são considerados nove compartimentos: quatro interósseos, quatro plantares e um compartimento abdutor intermediário.

(B) normalmente são utilizadas três incisões para liberação dos compartimentos: duas incisões dorsais e uma incisão lateral.

(C) o flexor superficial dos dedos se encontra no compartimento calcaneal.

(D) a incisão medial é utilizada para liberação dos quatro compartimentos plantares e do adutor do hálux.

19. Na abordagem das fraturas dos pilão tibial, classicamente utiliza-se a incisão:

(A) anteromedial e posterolateral, com distância mínima de 7 cm entre as incisões.

(B) anterior estendida e posteromedial, com distância mínima de 7 cm entre as incisões.

(C) lateral e posteromedial, com distância mínima de 12 cm entre as incisões.

(D) medial e posterolateral, com distância mínima de 12 cm entre as incisões.

Capítulo 8 ▪ PÉ E TORNOZELO

20. A manifestação inicial típica do pé reumatoide é:

(A) hálux *rigidus*.

(B) hálux valgo.

(C) dedos em garra.

(D) dedo em malho.

21. O local mais comum de instabilidade da articulação metatarsofalangeana está na:

(A) segunda metatarsofalangeana.

(B) terceira metatarsofalangeana.

(C) quarta metatarsofalangeana.

(D) quinta metatarsofalangeana.

22. A respeito do tratamento na deformidade em martelo do pé:

(A) na contratura fixa em flexão da articulação interfalangeana proximal e em extensão da metatarsofalangeana, sem subluxação da falange proximal, a dermodese está contraindicada.

(B) no dedo em martelo flexível normalmente o tratamento não cirúrgico é o recomendado, e nos raros casos, transferência do flexor longo dos dedos para extensor.

(C) o tratamento cirúrgico dos pacientes com dedo em martelo assintomáticos está indicado.

(D) na deformidade grave sem subluxação ou luxação da articulação metatarsofalangeana, o alongamento do extensor longo dos dedos corrige adequadamente a deformidade.

23. A principal característica do pé cavo na síndrome de Chacot-Marie-Tooth é:

(A) paralisa do tríceps sural.

(B) fraqueza da tendóes extensores dos dedos.

(C) hipoatividade da musculatura intrínseca do pé.

(D) fraqueza do músculo tibial anterior.

24. A correção do pé cavo, envolvendo a liberação da fáscia plantar, do flexor curto dos dedos e do quadrado plantar, corresponde ao procedimento de:

(A) Steindler.

(B) Dwyer.

(C) Jones.

(D) Duvries.

25. Na fratura do navicular, a artrodese primária pode ser indicada quando ocorre perda óssea superior a:

(A) 60%.
(B) 50%.
(C) 40%.
(D) 30%.

26. Assinale a alternativa que constitui sinal radiográfico indicativo de fratura do processo lateral do tálus:

(A) sinal do V positivo.
(B) sinal de Hawkins.
(C) sinal do duplo Contorno.
(D) sinal de Canale e Kelly.

27. Dos critérios abaixo, qual não se constitui critério para tratamento cirúrgico das fraturas dos metatarsos:

(A) desvio angular menor que 10 graus.
(B) desvio maior que 3 mm a 4 mm.
(C) fratura de apenas um metatarso.
(D) trauma fechado.

28. De acordo com a classificação de De Lee, uma fratura-avulsão da tuberosidade do quinto metatarso, sem acometimento articular é classificada como:

(A) IA.
(B) II.
(C) IIIA.
(D) IIIB.

29. A fratura de Jones, pela classificação de Lawrence, corresponde a:

(A) Zona I.
(B) Zona II.
(C) Zona III.
(D) Zona IV.

30. O tratamento cirúrgico primário das fraturas por estresse da parte proximal do quinto metatarso está indicado quando:

(A) associado a alargamento parcial com esclerose medular.
(B) após falha do tratamento conservador.
(C) para fraturas incompletas.
(D) está indicado em todos os casos.

Capítulo 8 ■ PÉ E TORNOZELO

31. Sobre o exame físico do pé, assinale a alternativa correta:

(A) Sinal de *too many toes* indica presença de deformidade em adução do antepé com relação aos demais segmentos. Esse sinal frequentemente se relaciona com a pronação do retropé, em virtude da insuficiência do tendão do músculo tibial posterior no pé plano adquirido do adulto.

(B) Teste da hipermobilidade do primeiro raio é utilizado para avaliar o grau de movimentação da primeira articulação metatarsofalangeana nas síndromes de insuficiência do primeiro raio e no hálux valgo juvenil.

(C) Teste de Kelikian-Ducroquet é utilizado para testar a existência de retrações e contraturas capsuloligamentares e tendíneas das articulações metatarsofalange-anas e interfalageanas dos dedos dos pés, quando da existência de deformidades em martelo ou garra.

(D) Teste de Matles é utilizado para identificação de rupturas do tendão calcâneo, onde se observa um aumento da flexão plantar no lado rompido durante sua execução.

32. Entre os músculos abaixo qual é inervado pelo nervo fibular superficial:

(A) tibial anterior.

(B) extensor longo do hálux.

(C) fibular curto.

(D) extensor longo dos dedos.

33. Dentre as opções citadas abaixo, qual delas não é considerada um critério de Ottawa para solicitar radiografias do pé e tornozelo:

(A) dor perimalcolar.

(B) incapacidade de sustentar o peso.

(C) idade > 65 anos.

(D) sensibilidade óssea sobre a borda posterior da tíbia.

34. Dentre as opções abaixo, qual apresenta uma afirmativa correta sobre os parâ-metros radiográficos para determinação de uma lesão no tornozelo:

(A) O valor de referência do ângulo talocrural é de 83°+/- 4.

(B) O espaço claro medial < 15 mm é considerado um valor normal.

(C) A presença do "sinal da bola" indica perda de comprimento na fíbula.

(D) A sobreposição tibiofibular no AP deve ser menor que 5 mm.

35. Sobre a irrigação sanguínea do tálus é correto afirmar:

(A) A artéria do túnel do tarso tem sua origem na artéria tibial anterior, num ponto imediatamente proximal à origem das artérias plantares medial e lateral.

(B) Os ramos deltoides se originam da artéria do seio do tarso e irrigam o terço medial do corpo do tálus.

(C) No interior do túnel e no seio do tarso, os vasos anastomosantes perfuram a face superior do colo para a formação da fonte principal de irrigação sanguínea ao corpo do tálus.

(D) A artéria para o seio do tarso e a artéria para o túnel do tarso formam a rede de anastomose situada inferiormente ao tálus, a partir da qual são emitidos ramos que ingressam na área do colo do tálus.

36. A necrose avascular do tálus de 40% de sua área total pode ser classificada, segundo Thordarson e colaboradores, como sendo do tipo:

(A) A.

(B) B.

(C) C.

(D) D.

37. Marque a alternativa sobre o que é esperado encontrar no exame físico de um paciente com pé plano:

(A) No teste do *too many toes*, com o paciente em pé, de costas para o examinador, é normal vermos lateralmente apenas o quinto dedo.

(B) No teste de Jack o paciente com pé plano valgo flexível fica em apoio bipodálico e então o examinador realiza movimento de rotação externa da perna em relação ao pé e observa a varização do retropé e a formação do cavo.

(C) No teste da ponta dos pés, no paciente com pé plano valgo, em que se observa a variação do retropé, pode-se concluir que ele possui o complexo articular subtalar flexível.

(D) No paciente com quadro de pé plano, as dores laterais na extremidade distal da fíbula e seio do tarso são pouco associadas e irrelevantes.

38. Na fratura-luxação de Lisfranc é considerado critério para tratamento conservador:

(A) fratura exposta.

(B) incongruência articular > 2mm.

(C) múltiplas lesões associadas.

(D) vasculopatia periférica grave.

39. Segundo Nunley e Vertullo, a ocorrência de lesão do ligamento de Lisfranc associada a desabamento do arco longitudinal é classificado como:

(A) I.

(B) II.

(C) III.

(D) IV.

Capítulo 8 ▪ PÉ E TORNOZELO

40. Qual das fraturas por estresse abaixo é considerada uma fratura em local de baixo risco:

(A) quinto metatarso.
(B) navicular.
(C) segundo metatarso.
(D) maléolo medial.

41. A fratura-luxação de Lisfranc com desvio lateral dos raios laterais e desvio medial do primeiro raio (divergente) é classificada, segundo Myerson como:

(A) A.
(B) B1.
(C) B2.
(D) C1.

42. Paciente TSD, masculino, 14 anos, apresenta pé plano valgo assimétrico, rígido e doloroso. O diagnóstico mais provável é:

(A) osteoartrose talonavicular.
(B) barra óssea calcaneonavicular.
(C) barra óssea talocalcaneana.
(D) Miller-Weiss.

43. No pé torto congênito tratado pela técnica de Ponseti, o fulcro de correção é na:

(A) articulação calcaneocuboidea.
(B) borda anterior do maléolo lateral.
(C) tuberosidade do calcâneo.
(D) borda lateral do tálus.

44. As fraturas do pilão tibial, podem se associar a graves condições de partes moles, uma fratura fechada com presença de flictenas e iminência de síndrome compartimental pode ser classificada, segundo Tscherne, como:

(A) Grau I.
(B) Grau II.
(C) Grau III.
(D) Grau IV.

45. Qual o nome da incidência radiográfica conhecida como axial longo do calcâneo:

(A) Harris.
(B) Saltzman modifica por Cobey.

(C) Thompsom.

(D) Canalle e Kelly.

46. Na pesquisa clínica da ruptura do tendão calcâneo, pede-se ao paciente em decúbito ventral e com as pernas fora da mesa de exame que realize a flexão ativa dos joelhos até 90 graus. Neste momento observa-se a posição do pé, se está em flexão plantar, neutro ou flexão dorsal. Este teste foi descrito por:

(A) Matles.

(B) Thompsom.

(C) O`Brien.

(D) Copeland.

47. A complicação mais comum associada a fraturas desviadas do colo do tálus é:

(A) pseudoartrose.

(B) infecção.

(C) consolidação viciosa.

(D) osteonecrose do corpo do tálus.

48. Na artrodese do tornozelo, qual a posição ideal do pé:

(A) 5-10 graus em valgo com translação posterior do tálus sobre a tíbia.

(B) 5-10 graus em valgo com translação anterior do tálus sobre a tíbia.

(C) 5-10 graus em varo com translação anterior do tálus sobre a tíbia.

(D) 5-10 graus em varo com translação posterior do tálus sobre a tíbia.

49. Dentre as opções listadas abaixo qual aquela que apresenta uma osteotomia para correção de hálux rígido:

(A) Moberg.

(B) Chevron distal.

(C) Lapidus.

(D) Scarf.

50. Uma das causas mais frequentes de impacto posterior no tálus é a presença de:

(A) *os trigonum.*

(B) *os versallium.*

(C) *os peroneum.*

(D) *os subfibulare.*

51. O joanete de Sastre, também conhecido como joanete do alfaiate, consiste em:

(A) deformidade em valgo do quinto metatarso.

(B) proeminência óssea presente na região posterior do tálus.

Capítulo 8 ■ PÉ E TORNOZELO

(C) proeminência óssea na face lateral da cabeça do quinto metatarso.
(D) proeminência óssea encontrada no médio pé em portadores de pé cavo.

52. No tratamento cirúrgico do paciente com pé cavo, na maioria das vezes faz-se necessário a liberação da fáscia plantar, através do procedimento:
(A) cirurgia de Jones.
(B) cirurgia de Duvries.
(C) cirurgia de Steindler.
(D) cirurgia de Strayer.

53. Dentre as opções abaixo qual aquela que não apresenta uma descrição correta do ângulo citado:
(A) Kite: medida entre o eixo longo do tálus e o eixo longo do calcâneo.
(B) Hibbs: eixo longo do calcâneo e eixo longo do primeiro raio.
(C) Meary: eixo longo do primeiro raio e eixo longo do tálus.
(D) Bohler: formado por uma linha que se inicia na tuberosidade posterior do calcâneo em direção a faceta posterior e outra linha que tangencia as facetas anterior e posterior do calcâneo.

54. Na avaliação das fraturas do calcâneo, a técnica de Broden é utilizada para avaliação de qual região do calcâneo:
(A) faceta posterior e incidência radiográfica com ângulos de 10, 20, 30 e 40 graus.
(B) faceta anterior e incidência radiográfica com ângulos de 10, 20, 30 e 40 graus.
(C) faceta posterior e incidência radiográfica com ângulos de 20, 40, 50 e 60 graus.
(D) faceta anterior e incidência radiográfica com ângulos de 20, 40, 50 e 60 graus.

55. No acesso posterolateral do tornozelo, o afastamento utilizando o músculo flexor longo do hálux é preconizado; ele deve ser realizado de que forma e para proteger qual estrutura?
(A) lateral, para proteger o nervo sural.
(B) lateral, para proteger o nervo tibial.
(C) medial, para proteger o nervo tibial.
(D) medial, para proteger o nervo sural.

56. Nas opções abaixo, qual não pode ser usada para descrever os padrões de fratura do osso cuboide, também conhecida como "fratura quebra nozes":
(A) lesão por esmagamento.
(B) fratura articular distal.
(C) fratura articular proximal.
(D) trauma torcional.

57. A fratura de fíbula proximal ocorre devido a qual mecanismo de fratura, segundo a classificação de Laugen-Hansen:

(A) supinação adução.
(B) supinação rotação externa.
(C) pronação abdução.
(D) pronação rotação externa.

58. Em relação às fraturas por estresse do quinto metatarso, é correto afirmar:

(A) São mais comuns na zona 3, que representa a diáfise proximal do quinto metatarso.
(B) São mais comuns na zona 2, que representa a tuberosidade do V metatarso.
(C) São em geral fraturas de baixo risco.
(D) Em atletas de alta demanda deve ser considerado inicialmente tratamento cirúrgico.

59. Em relação as fraturas por estresse dos sesamoides do hálux, é correto afirmar:

(A) Ocorrem com mais frequência nos sesamoides laterais.
(B) Têm como diagnóstico diferencial sesamoidite, hálux rígido e sesamoides bipartido e tripartido.
(C) O sesamoide, em geral, lateral recebe mais carga durante a fase de perda de contato dos dedos na marcha.
(D) A excisão cirúrgica dos sesamoides é contraindicada em casos de dor crônica ou retardo de consolidação.

60. São considerados locais de baixo risco para fratura por estresse em membro inferior:

(A) sesamoides do hálux.
(B) cortical dorsal do navicular.
(C) cortical posterior da tíbia.
(D) colo do tálus.

Pediatria-ortopedia

9

Cesar Luiz Ferreira de Andrade Lima
Lucas Henrique Araújo de Oliveira
Lucas da Silveira Guerra Lages

1. Sobre a distrofia muscular de Duchenne, é correto afirmar que:

(A) a doença é caracterizada por ser mais comum no sexo feminino.

(B) a distrofia muscular de Becker é mais comum e mais grave do que a de Duchenne.

(C) geralmente torna-se evidente clinicamente a partir dos 7 anos de idade.

(D) a fraqueza muscular é progressiva, descendente e o glúteo máximo é o primeiro acometido.

2. Com relação a incidência e a epidemiologia da paralisia cerebral, é correto afirmar que:

(A) a incidência está diminuindo na maioria dos países.

(B) crianças do sexo masculino têm risco aumentado de desenvolver paralisa cerebral.

(C) as crianças nascidas prematuras constituem a maioria dos casos de paralisia cerebral.

(D) o risco de paralisia cerebral não muda nas gestações de gêmeos e trigêmeos.

3. Considerando-se a desordem do movimento na paralisia cerebral, pode-se dizer corretamente que:

(A) é raro o acometimento dos sistemas piramidal e extrapiramidal.

(B) a espasticidade representa o acometimento do sistema extrapiramidal.

(C) na espasticidade, há aumento do tônus muscular velocidade-dependente.

(D) a lesão mais comumente associada à espasticidade na ressonância magnética do encéfalo é a lesão dos gânglios da base.

4. De acordo com a classificação de Winters, Gage e Hicks para alterações da marcha no plano sagital no paciente com hemiplegia espástica, é correto afirmar que:

(A) o tipo I refere-se aos pacientes com contratura do gastrossóleo e marcha em equino fixo, tanto na fase de balanço como na fase de apoio.

(B) o tipo II refere-se aos pacientes com equino apenas na fase de balanço e sem contratura do gastrocnêmio e/ou sóleo.

(C) no tipo III há contração concomitante do reto femoral e isquiotibiais ao nível do joelho.

(D) o tipo IV caracteriza-se por equino no pé, rigidez no joelho e extensão completa do quadril.

5. Considerando a marcha em agachamento e a classificação de Rodda e Graham para alterações da marcha no plano sagital na diplegia espástica, a alternativa correta é:

(A) são identificadas como tipo IV na classificação de Rodda e Graham.

(B) cirurgias para correção do equino não têm relação com o desenvolvimento da marcha em agachamento.

(C) na maioria das vezes, não é necessário o alongamento do psoas na pelve.

(D) o déficit de extensão dos joelhos na fase de apoio da marcha deve ser tratado sempre com o alongamento dos isquiotibiais.

6. Levando-se em consideração os fatores de risco para a progressão da deformidade nas escolioses idiopáticas, é correto afirmar que:

(A) a diferença no ângulo costovertebral menor do que 20 graus fala a favor da piora da curva na escoliose idiopática infantil.

(B) na escoliose idiopática juvenil, a magnitude da curva não está relacionada com a progressão da deformidade.

(C) na escoliose idiopática do adolescente, paciente com sinal de Risser 3 tem 30% de risco de progressão da deformidade.

(D) na escoliose idiopática do adolescente, curvas com ápice proximal à T12 tendem a piorar mais do que as curvas lombares isoladas.

7. Sobre as escolioses congênitas é incorreto afirmar que:

(A) a maioria das malformações do corpo vertebral acontece de forma isolada sem outras malformações associadas.

(B) a situação com maior risco de progressão acontece quando há uma hemivértebra em oposição a uma barra unilateral.

(C) podem ser divididas e classificadas em três grandes grupos: defeito de segmentação, defeito de formação e a combinação entre o primeiro e o segundo.

(D) os períodos de progressão mais rápida da deformidade ocorrem nos primeiros cinco anos de vida e entre 10 e 14 anos de idade.

8. Entre as alternativas abaixo, qual pode ser considerada característica da cifose postural:

(A) A cifose mostra um ângulo agudo ou giba, quando vista de lado na inclinação do tronco para anterior.

Capítulo 9 ▪ PEDIATRIA-ORTOPEDIA **105**

(B) Apresenta três ou mais vértebras consecutivas com cada uma inclinada em 5 graus anteriormente no plano sagital.
(C) A deformidade é completamente corrigível com alterações e orientações posturais.
(D) O uso de órteses deve ser indicado para o tratamento.

9. Na avaliação do paciente com displasia do desenvolvimento da displasia do quadril, é correto afirmar que:
(A) o *click* percebido na manobra de Ortolani refere-se à redução do quadril que estava luxado.
(B) a limitação da abdução do quadril é o achado de exame físico menos sensível no diagnóstico tardio.
(C) o encurtamento aparente do fêmur é denominado sinal de Hart.
(D) alterações da coluna não são encontradas nas luxações bilaterais vistas na idade da marcha.

10. Com relação ao tratamento da displasia do desenvolvimento do quadril (DDQ) na criança entre zero e 6 meses de idade, é correto dizer que:
(A) o suspensório de Pavlik pode ser utilizado até os 2 meses de idade no máximo.
(B) distúrbios neuromusculares associados, como paralisia cerebral e mielomeningocele, constituem uma contraindicação ao uso do suspensório de Pavlik no tratamento da DDQ.
(C) a doença de Pavlik não pode ser considerada uma complicação iatrogênica.
(D) a hiperabdução é o principal fator causador da neuropatia compressiva do nervo femoral.

11. Considerando-se os fatores de risco para necrose avascular da cabeça do fêmur após a redução na displasia do desenvolvimento do quadril, é correto afirmar que:
(A) a distância da cabeça do fêmur para o acetábulo não influencia no risco de necrose.
(B) a idade do paciente não tem influência na necrose da cabeça femoral após redução.
(C) imobilização com mais de 60 graus de abdução aumenta o risco de necrose da cabeça femoral.
(D) a tenotomia dos adutores não está associada a maiores taxas de necrose da cabeça femoral.

12. Qual das alternativas abaixo não está associada a maior ocorrência de displasia do desenvolvimento do quadril:
(A) crianças do sexo feminino.
(B) oligoidrâmnio.

(C) apresentação pélvica.

(D) pé calcâneo valgo.

13. Sobre a epidemiologia da epifisiólise femoral proximal é correto afirmar que:

(A) é mais comum no sexo feminino.

(B) o quadril direito é o mais frequentemente acometido.

(C) não há relação com obesidade e imaturidade esquelética.

(D) é pouco frequente abaixo dos 10 anos de idade e acima dos 14 anos para meninas e 16 anos para os meninos.

14. A epifisiólise femoral proximal ainda não tem etiologia definida, mas acredita-se que seja multifatorial. Qual das seguintes alternativas é corretamente associada à etiologia da epifisiólise femoral proximal?

(A) Osteodistrofia renal e radioterapia prévia na região proximal do fêmur.

(B) As alterações endócrinas mais comuns são hipertireoidismo e hipergonadismo.

(C) A obesidade não é um dos fatores mecânicos associados.

(D) Crianças com maiores níveis de hormônio do crescimento ou GH têm risco aumentado.

15. Diante da hipótese diagnóstica de epifisiólise femoral proximal num pré-adolescente, qual das alternativas abaixo está corretamente relacionada ao quadro clínico?

(A) Dor o quadril está presente em 90% dos casos.

(B) As classificadas como instáveis têm risco maior para evoluir com osteonecrose da cabeça femoral.

(C) Pela classificação de Loder, são consideradas instáveis as epifisiólises do quadril em que o paciente consegue apoiar o membro inferior apenas com muletas.

(D) Nos pacientes que toleram apoio e deambulam, a marcha se caracteriza por rotação interna do membro acometido.

16. A coxa vara pode ser classificada como congênita, adquirida ou do desenvolvimento. Qual das seguintes alternativas é característica da coxa vara do desenvolvimento?

(A) Abdução e rotação externa estão limitados.

(B) Apresenta graves discrepâncias de comprimento.

(C) Tem aumento da anteversão femoral.

(D) O ângulo Hilgenreiner-epifisário (H-E) tem valor prognóstico.

17. Com relação à sinovite transitória do quadril na criança, é correto afirmar que:

(A) a faixa etária mais acometida é entre 0 e 3 anos de idade.

(B) o acometimento bilateral acontece na maioria dos casos.

Capítulo 9 ▪ PEDIATRIA-ORTOPEDIA

(C) as meninas são mais acometidas do que os meninos.

(D) abdução e rotação interna são os movimentos mais afetados no quadril.

18. Sabe-se que a resultante dos vetores de força sobre a patela no joelho com instabilidade patelofemoral e luxação recorrente da patela tem um papel importante na fisiopatologia da doença. Pode-se afirmar corretamente que:

(A) o vasto lateral é responsável por 25% da força de extensão do quadríceps.

(B) o vasto medial é mais ativo entre 30 graus de flexão e a extensão completa do joelho.

(C) o ligamento patelofemoral medial é responsável por 25% da força de restrição à translação lateral da patela.

(D) o ligamento patelofemoral medial insere-se na borda medial da patela entre os seus terços médio e inferior.

19. De acordo com a classificação de Boyd para pseudartrose congênita da tíbia é correto afirmar que:

(A) no tipo I não há fratura ao nascimento.

(B) no tipo II é o de consolidação mais fácil da pseudartrose.

(C) no tipo III há cistos ósseos.

(D) no tipo IV há neurofibroma intraósseo.

20. Sobre a luxação congênita do joelho no recém-nascido é correto afirmar que:

(A) não existe relação com a apresentação pélvica ao nascimento.

(B) torcicolo congênito e metatarso aduto são associações comuns.

(C) a patela está luxada medialmente.

(D) quando ocorre em associação com síndromes genéticas ou neuromusculares, são mais graves e de tratamento mais difícil.

21. A paralisia braquial obstétrica tem incidência entre 0,1% e 0,4% dos nascidos vivos e, felizmente, a maioria dos pacientes tem recuperação total. Sobre a paralisia braquial obstétrica, qual alternativa abaixo está correta:

(A) A paralisia de Erb (C5-C6) é a forma mais comum.

(B) A recuperação de força antigravitacional antes de 6 meses de idade não influencia o prognóstico.

(C) Um dos fatores de risco mais associados é a criança pequena para a idade gestacional no momento do parto.

(D) Microcirurgia para reconstrução do plexo está indicada para aqueles que não recuperaram a função do bíceps somente após os 12 meses de vida.

ORTOPEDIA E TRAUMATOLOGIA | Perguntas

22. O tratamento da doença de Sprengel leva em consideração fatores como o grau de gravidade da deformidade, que pode ser definido pela classificação de Cavendish, e a idade do paciente. Tendo em vista a doença de Sprengel, é correto afirmar que:

(A) a cirurgia é mais recomendada até os 3 anos de idade.

(B) a cirurgia está mais associada à lesão neurológica, quando feita após os 8 anos de idade.

(C) na cirurgia de Green, é realizada a liberação da origem do trapézio e dos romboides nos processos espinhosos.

(D) a cirurgia de Woodward consiste na liberação dos músculos para-espinhais em suas inserções na escápula.

23. A síndrome de Marfan é uma síndrome de importância ortopédica com alterações em vários sistemas como cardiovascular, ocular e outros. Quanto às manifestações ortopédicas na síndrome de Marfan, é correto afirmar que:

(A) mutações no gene que codifica o colágeno tipo II explicam as alterações musculoesqueléticas na síndrome de Marfan.

(B) a cirurgia para correção de escoliose nesses pacientes tem a mesma incidência de complicações que a da cirurgia nos pacientes com escoliose idiopática.

(C) a curva na escoliose do paciente com síndrome de Marfan geralmente é mais curta e possui uma vértebra com displasia.

(D) acetábulo raso e displásico é uma alteração comum no quadril desses pacientes.

24. A neurofibromatose é uma doença com pelo menos quatro tipos descritos e causados por mutações genéticas no cromossomo 17 de padrão autossômico dominante, sendo as NF I e NF II os tipos mais comuns. Qual das seguintes alternativas sobre a neurofibromatose está correta?

(A) Um dos critérios diagnósticos da NF I prevê a presença de pelo menos oito manchas *café-au-lait* de 10 mm de diâmetro em crianças, e de 20 mm em adultos.

(B) A presença de neurofibromas ou fibroma plexiforme não é critério diagnóstico para NF I.

(C) A presença de dois nódulos de Lisch (hamartoma da íris) constitui um dos critérios para diagnóstico da NF I.

(D) As manifestações ortopédicas são mais raras na NF II do que na NF I (também conhecida como doença de von Recklinghaunsen).

25. A histiocitose de células de Langerhans manifesta-se na criança mais comumente como uma lesão óssea isolada sem a presença de massa em partes moles. O envolvimento ósseo acontece em 80% a 97% desses pacientes. Sobre as manifestações ósseas da histiocitose de células de Langerhans é correto afirmar que:

Capítulo 9 ▪ PEDIATRIA-ORTOPEDIA **109**

(A) o fêmur é o osso mais frequentemente acometido em todo o corpo.
(B) a manifestação clássica na coluna é conhecida como vértebra plana.
(C) a coluna cervical é mais acometida do que a coluna torácica e a coluna lombar.
(D) elementos posteriores das vértebras e disco intervertebral estão habitualmente acometidos.

26. Sobre a forma oligoarticular da artrite idiopática juvenil (AIJ) é correto afirmar que:
(A) é definida pelo acometimento de até no máximo duas articulações nos primeiros três meses da doença.
(B) a forma oligoarticular da AIJ é mais rara do que a poliarticular.
(C) é mais comum em meninos do que meninas.
(D) a uveíte crônica é a complicação extra-articular mais comum.

27. A febre reumática aguda é causada pelo estreptococo beta-hemolítico do grupo A após infecção da orofaringe. Pelos critérios de Jones para o diagnóstico clínico, qual das alternativas abaixo não é considerada um critério maior?
(A) Cardite.
(B) Febre.
(C) Poliartrite.
(D) Nódulos subcutâneos.

28. A hemimelia fibular é a deficiência longitudinal de ossos longos mais comum nos membros inferiores. Quanto a sua apresentação clínica, é correto afirmar que:
(A) a deformidade mais comum no tornozelo é o equinovalgo.
(B) a deficiência femoral focal proximal é uma associação pouco comum.
(C) não há associação com instabilidade ligamentar anteroposterior no joelho.
(D) é comum a ausência dos dois raios mediais no pé.

29. A hemimelia tibial é muito mais rara que a hemimelia fibular e tem incidência estimada em 1 para 1.000.000 nascidos vivos. Pela classificação de Jones da hemimelia tibial, qual é o tipo mais associado à deficiência grave ou ausência completa do mecanismo extensor do joelho?
(A) Ia.
(B) Ib.
(C) II.
(D) III.

30. Na deficiência femoral focal proximal (DFFP), uma das alternativas de tratamento é o alongamento do membro inferior acometido. Qual alternativa abaixo está correta sobre as considerações que o ortopedista deve fazer ao escolher pelo alongamento na DFFP?

(A) Fazer o alongamento para discrepâncias de até 30 cm previstas para a maturidade.

(B) A estabilidade do quadril não interfere na decisão do tratamento.

(C) Evitar fazer o alongamento em vários estágios.

(D) Recomenda-se esperar a criança completar 3 anos de idade para iniciar o alongamento.

31. Ao nascimento, a cabeça do recém-nascido corresponde, quanto do comprimento total do corpo, a:

(A) 1/3.

(B) 1/4.

(C) 1/5.

(D) 1/6.

32. As crianças devem ser capazes de subir escadas sem apoio aos:

(A) 12 meses.

(B) 18 meses.

(C) 24 meses.

(D) 13 meses.

33. No ciclo normal da marcha, a fase de apoio representa:

(A) 20%.

(B) 40%.

(C) 60%.

(D) 80%.

34. O centro de gravidade do corpo humano se localiza anterior a:

(A) L1.

(B) L2.

(C) S1.

(D) S2.

35. Sobre as contrações musculares durante a marcha, podemos afirmar que a (s) contração (ões):

(A) concêntrica ocorre quando o músculo encurta, gerando energia.

(B) concêntrica gasta energia e acelera o movimento.

(C) concêntricas superam aquelas com contrações excêntricas durante a marcha.

(D) excêntrica retarda e desestabiliza o movimento durante a marcha.

Capítulo 9 ▪ PEDIATRIA-ORTOPEDIA

36. Quanto à correção do equino no pé torto congênito, é correto afirmar que:

(A) deve ser iniciado quando o pé estiver abduzido em 40 graus em relação à perna.

(B) o pé é dorsofletido aplicando pressão sob o colo do I metatarso.

(C) em 85% dos casos é necessário tenotomia do tendão de Aquiles.

(D) após a tenotomia do tendão de Aquiles, deve ser conseguido dorsiflexão de 5 a 10 graus.

37. Em relação à órtese de Denis Browne, é correto afirmar que:

(A) quando o pé torto for bilateral, deverá ficar em 40 graus de rotação lateral.

(B) os pés deverão ficar em 10 graus de dorsiflexão.

(C) deverá ser usada por 23 horas/dia durante seis meses.

(D) deverá ser usada por 12 horas, à noite, até o início de marcha.

38. Sobre a doença de Legg Calvè Perthes, podemos afirmar que:

(A) é mais prevalente em crianças de 2 a 4 anos de idade.

(B) é mais comum em meninas do que em meninos.

(C) há envolvimento bilateral em aproximadamente 10% a 13% dos pacientes.

(D) se trata de uma necrose séptica do quadril.

39. Em relação a doença de Legg Calvè Perthes é correto afirmar que:

(A) pacientes abaixo de 8 anos têm melhor prognóstico.

(B) o primeiro sinal radiológico é o do crescente.

(C) a perda da congruência articular é um sinal de cabeça em risco.

(D) adução e rotação interna são os primeiros movimentos perdidos.

40. Dentre os exames abaixo, qual tem mais acurácia no diagnóstico precoce da doença de Legg Calvè Perthes:

(A) radiografia.

(B) cintilografia.

(C) ressonância magnética.

(D) tomografia computadorizada.

41. Em relação ao desenvolvimento angular dos membros inferiores, podemos afirmar que:

(A) os eixos mecânico e anatômico no fêmur diferem de 5 a 7 graus.

(B) ao nascimento, espera-se um varo de 25 graus.

(C) o varo fisiológico é esperado até os 24-36 meses.

(D) o eixo anatômico normal é de 10 a 15 graus valgo.

42. Dentre os pacientes com a doença de Blount, aqueles que têm o pior prognóstico são os de sexo:

(A) masculino e raça branca.
(B) feminino e raça branca.
(C) masculino e raça negra.
(D) feminino e raça negra.

43. O tratamento indicado para um paciente de 6 anos, portador da doença de Blount, estágio III de Langenskiöld é:

(A) observacional.
(B) órtese.
(C) epifisiodese.
(D) osteotomia.

44. Paciente portador de mielomeningocele nível torácico, apresentará:

(A) rotação externa do quadril, flexo dos joelhos e equino dos pés.
(B) rotação interna do quadril, extensão dos joelhos e pé calcâneo.
(C) rotação interna do quadril, flexo dos joelhos e equino dos pés.
(D) rotação externa do quadril, extensão dos joelhos e pé calcâneo.

45. Sobre a mielomeningocele, podemos afirmar que:

(A) o comprometimento do quadril é raro em nível L3-L4.
(B) em meninas, há risco aumentado de puberdade precoce.
(C) Arnold Chiari tipo I é a má formação mais comum.
(D) em 10% dos casos há necessidade de derivação ventriculoperitoneal.

46. A mielomeningocele:

(A) apresenta maior incidência de medula presa, quando é lombossacra.
(B) é um defeito de fechamento do tubo neural que ocorre entre a 26 e 28 semanas de gestação.
(C) apresenta lesão neurológica de caráter não progressivo.
(D) tem incidência diminuída pela ingestão de ácido fólico, no último trimestre de gestação.

47. Paciente, 12 anos, com discrepância de membros inferiores. Podemos afirmar que apresentará:

(A) flexão do joelho do membro mais curto.
(B) circundação do membro mais curto.
(C) equinismo do membro mais longo.
(D) aumento da obliquidade pélvica.

Capítulo 9 ▪ PEDIATRIA-ORTOPEDIA

48. As epífises podem ser de pressão ou de tração. Sobre as epífises de tração podemos afirmar que:

(A) são articulares.
(B) contribuem para formação de uma articulação.
(C) servem como locais de origem ou inserção para os músculos.
(D) localizam-se na extremidade de ossos longos.

49. Quanto às coalisões tarsais, podemos afirmar que:

(A) 30% são bilaterais.
(B) geralmente estão presentes em hemimelia fibular.
(C) as mais comuns são a talocalcânea e a calcaneonavicular.
(D) inversão passiva e eversão do calcâneo não sofrem alterações.

50. A coalisão talocalcânea acomete, no calcâneo, a faceta articular:

(A) anterior.
(B) lateral.
(C) média.
(D) posterior.

51. No pé plano valgo:

(A) o antepé está pronado em relação ao retropé.
(B) o retropé está supinado.
(C) a cabeça do tálus está deslocada lateralmente.
(D) a porção anterior do calcâneo está deslocada plantarmente e lateralmente.

52. A deformidade mais frequente do retropé, no pé cavo do adolescente, é o:

(A) valgo flexível.
(B) valgo rígido.
(C) varo flexível.
(D) varo rígido

53. Em relação à síndrome de Klippel-Feil, podemos afirmar que:

(A) escoliose associada está presente em 30% dos casos.
(B) surdez é a anomalia mais comum associada.
(C) há falha de segmentação de mais de três vértebras cervicais.
(D) rotação e inclinação lateral são mais afetadas que a flexoextensão.

54. Na síndrome de Grisel:

(A) não existe espasmo muscular.
(B) normalmente está associada à infecção respiratória alta.

(C) o tratamento deve ser, de preferência, cirúrgico.

(D) é um torcicolo adquirido, traumático.

55. Com relação à osteomielite hematogênica aguda é correto afirmar que:

(A) a cintilografia normal exclui o diagnóstico.

(B) a dor é produzida pela pressão intraóssea.

(C) a infecção tem início na porção arterial dos sinusoidesmetafisários.

(D) a cintilografia é o exame de eleição para o diagnóstico.

56. Na artrite séptica o (a):

(A) VHS é menos sensível que o PCR.

(B) VHS serve como parâmetro para controle do tratamento.

(C) infiltrado inflamatório é pobre em leucócitos mononucleares.

(D) fagocitose é estimulada pela presença se fibroblastos.

57. O germe mais comum em osteomielite neonatal é o:

(A) *Escherichia coli.*

(B) *Klebsiella.*

(C) Estreptococos do grupo B.

(D) *S. aureus.*

58. Segundo Kocher, quais os critérios para se diferenciar artrite séptica de sinovite transitória:

(A) temperatura oral > 38,5 ° C, incapacidade de carregar peso, VHS maior que 40 mm / h e leucócitos 12.000 células / mL.

(B) temperatura axilar > 38,5 ° C, incapacidade de carregar peso, VHS maior que 20 mm / h e leucócitos 12.000 células / mL.

(C) temperatura oral > 38,5 ° C, incapacidade de carregar peso, PCR maior que 40 mm / h e leucócitos 12.000 células / mL.

(D) temperatura axilar > 38,5 ° C, incapacidade de carregar peso, PCR maior que 20 mm / h e leucócitos 12.000 células / mL.

59. Paciente com quadro de mucopolissacaridose, apresentando hipoplasia ou ausência do processo odontoide. Isso é característica da síndrome de:

(A) Hurler.

(B) Hunter.

(C) Sanfilippo.

(D) Morquio.

Capítulo 9 ▪ PEDIATRIA-ORTOPEDIA

60. A distrofia muscular de Duchenne e a polimiosite têm algumas semelhanças. Qual característica abaixo é da Duchenne:

(A) mais comum no sexo feminino.

(B) remissão espontânea em 80%.

(C) atrofia muscular severa.

(D) fraqueza dos extensores de pescoço e costas.

Pediatria-trauma

10

Lucas da Silveira Guerra Lages
Lucas Henrique Araújo de Oliveira
Pedro Poggiali

1. As fraturas transversas da patela em crianças, são mais bem visualizadas na radiografia:

(A) anteroposterior.
(B) lateral.
(C) oblíqua.
(D) axial.

2. A fratura-avulsão da tuberosidade da tíbia, tipo III de Watson-Jones, modificada por Ogden, é classificada como Salter Harris tipo:

(A) I.
(B) II.
(C) III.
(D) IV.

3. Nas fraturas dos ossos longos nas crianças, o sítio mais comum de lesões fisárias é o (a):

(A) úmero distal.
(B) rádio distal.
(C) fêmur distal.
(D) tíbia proximal.

4. O nervo tibial pertence a qual compartimento da perna:

(A) anterior.
(B) lateral.
(C) posterior superficial.
(D) posterior profundo.

5. A sequela mais comum nas fraturas da metáfise proximal da tíbia é a deformidade em:
(A) varo.
(B) valgo.
(C) antecurvato.
(D) recurvato.

6. Fraturas isoladas da diáfise da tíbia, costumam angular em:
(A) varo.
(B) valgo.
(C) antecurvato.
(D) recurvato.

7. A fratura representada abaixo, corresponde a qual tipo de Dias-Tachdjian modificada por Lauge-Hansen:

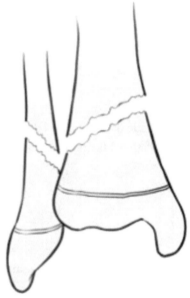

Fonte: Tachdjian's pediatric orthopaedics. 6ed., chapter 30, pg. 1380, fig. 30.132.

(A) supinação inversão.
(B) pronação eversão rotação externa.
(C) supinação flexão plantar.
(D) supinação rotação externa.

8. As fraturas triplanares do tornozelo no adolescente, aparecem na radiografia em AP e perfil, respectivamente, como Salter Harris:
(A) I e II.
(B) II e I.

Capítulo 10 ▪ PEDIATRIA-TRAUMA

(C) II e III.
(D) III e II.

9. A ordem correta de fechamento da fise distal da tíbia é:
(A) central/ lateral/ medial.
(B) medial/ central/ lateral.
(C) central/ medial/ lateral.
(D) lateral/ medial/ central.

10. A fratura de Tillaux é descrita como avulsão do tubérculo anterior da fíbula pelo ligamento:
(A) tibiotalar posterior.
(B) talofibular anterior.
(C) calcâneo fibular.
(D) tibiofibular anterior.

11. Sobre as fraturas do tálus em crianças podemos afirmar que:
(A) as do corpo do tálus são as mais comuns.
(B) as fraturas do colo têm um prognóstico melhor do que as fraturas do corpo do tálus.
(C) a complicação mais comum das fraturas desviadas do colo é a pseudoartrose.
(D) o mau alinhamento em valgo é a deformidade pós-traumática mais comum.

12. A complicação mais comum das fraturas de calcâneo em crianças é:
(A) síndrome compartimental.
(B) osteonecrose.
(C) dor residual.
(D) pseudoartrose.

13. Quanto às lesões físárias é correto afirmar que o:
(A) tipo I de Peterson a epífise separa-se da diáfise.
(B) tipo VI de Peterson ocorre apenas em fraturas expostas.
(C) tipo IV de Salter Harris geralmente causa lesões angulares.
(D) terço distal do rádio é o local mais comum das fraturas tipo II de Salter Harris.

14. A fratura patognomônica de maus tratos é da (o):
(A) alça de balde da metáfise.
(B) costela posterior.
(C) diáfise do fêmur.
(D) coluna.

15. Nas fraturas fisárias, a parada de crescimento se deve à lesão das células da zona:

(A) de calcificação.
(B) de proliferação.
(C) hipertrófica.
(D) germinativa.

16. Sobre a anatomia da fise, podemos afirmar que a zona:

(A) germinativa é a área mais fraca da fise.
(B) hipertrófica, contém abundante matriz extracelular.
(C) de Ranvier é um grupo de células profilerativas.
(D) de Ranvier é constituída de osteoblastos, condrócitos e fibroblastos.

17. O padrão mais comum da fratura em galho verde da metáfise da tíbia distal se caracteriza por fratura do córtex:

(A) posterior enquanto o córtex anterior sofre compressão.
(B) posterior enquanto o córtex anterior sofre distração.
(C) anterior enquanto o córtex posterior sofre compressão.
(D) anterior enquanto o córtex posterior sofre distração.

18. O local mais comum de fraturas por estresse na população pediátrica, ocorre no (a):

(A) V metatarso.
(B) úmero.
(C) colo do fêmur.
(D) tíbia.

19. Sobre fraturas em pacientes com osteogênese imperfeita, podemos afirmar que:

(A) o rádio é o osso mais fraturado dos membros superiores.
(B) a tíbia é o osso mais acometido.
(C) ocorrem, de preferência, na parte convexa do osso.
(D) o tempo de consolidação é mais longo que o normal.

20. É indicada redução da deformidade plástica no antebraço, se houver angulação acima de:

(A) 10 graus.
(B) 20 graus.
(C) 30 graus.
(D) 40 graus.

Capítulo 10 ▪ PEDIATRIA-TRAUMA

21. O nervo mais comumente lesado em fraturas da diáfise dos ossos do antebraço é o:

(A) ulnar.
(B) radial.
(C) interósseo posterior.
(D) mediano.

22. Com relação à refratura da diáfise do antebraço na criança, podemos afirmar que:

(A) é mais comum nas meninas.
(B) é mais comum quando a fratura primária acontece no terço distal.
(C) é mais comum nas crianças mais velhas, por volta dos 12 anos de idade.
(D) raramente acontece no local da fratura primária.

23. Considerando as fraturas distais do antebraço na criança pode-se dizer que:

(A) o potencial de remodelação não depende da quantidade de crescimento esquelético remanescente.
(B) a proximidade da fratura com a fise não influencia no potencial de remodelação.
(C) a relação entre a deformidade e o plano de movimento da articulação adjacente não influencia no potencial de remodelação.
(D) aceita-se completa aposição em baioneta nas crianças mais novas com potencial de crescimento remanescente.

24. Com relação às fraturas do terço distal do antebraço na criança é correto afirmar que:

(A) são as menos comuns entre todas as fraturas do antebraço na criança.
(B) a incidência é maior na pré-adolescência, durante o estirão do crescimento.
(C) as meninas e o lado dominante são os mais acometidos.
(D) a frequência dessas fraturas vem diminuindo nos últimos tempos.

25. Levando-se em conta as fraturas da mão na criança, pode-se afirmar que as (os):

(A) lesões mais comuns são a por esmagamento da falange distal e a fratura Salter-Harris II da falange proximal.
(B) raios centrais são os mais acometidos.
(C) luxações são frequentes na criança.
(D) fraturas Salter Harris II da falange proximal correspondem a 13% das fraturas na mão.

26. Sobre as fraturas dos ossos do carpo na criança pode-se dizer que:

(A) fraturas e luxações nos ossos do carpo são mais frequentes do que as lesões da fise do rádio distal.

(B) o escafoide é o osso mais frequentemente atingido.

(C) o pico de incidência das fraturas do escafoide acontece antes dos 10 anos de idade.

(D) rupturas do complexo da fibrocartilagem triangular são comuns nas crianças.

27. Com relação às fraturas da coluna cervical na criança, podemos afirmar que:

(A) acima de 8 anos de idade, a coluna cervical alta é onde mais acontecem as fraturas.

(B) SCIWORA é mais comum nas crianças acima de 8 anos de idade.

(C) na avaliação radiográfica da junção atlanto-occipital, a distância entre os côndilos occipitais e as facetas articulares do atlas deve ser menor que 7 mm.

(D) 5% a 10% das crianças com lesão medular têm achados radiográficos normais.

28. Sobre as fraturas das colunas torácica e lombar na criança, pode-se dizer que as (a):

(A) fraturas do tipo B de Denis são lesões por flexão-distração.

(B) lesões do tipo flexão-distração são pouco relevantes nas crianças.

(C) fraturas do tipo compressão, podem ser tratadas de forma conservadora na presença de integridade dos ligamentos posteriores e cifose menor do que 40 graus.

(D) translação do corpo vertebral maior do que 5 mm nas fraturas do tipo explosão sugere lesão do complexo ligamentar posterior.

29. De acordo com a classificação de Torode e Zieg modificada para as fraturas do anel pélvico na criança, é correto afirmar que as fraturas do tipo:

(A) I são instáveis.

(B) II representam as fraturas-avulsões.

(C) IIIA são as fraturas da asa do ilíaco.

(D) IIIB referem-se às fraturas do anel pélvico anterior e posterior.

30. Sobre a classificação de Delbet para as fraturas do colo do fêmur na criança, pode-se afirmar que:

(A) os tipos I e II têm as menores taxas necrose avascular e distúrbio do crescimento.

(B) o tipo II é o mais comum, correspondendo de 45% a 50%.

(C) a incidência de necrose avascular da cabeça femoral é de 28% nas fraturas do III.

(D) as fraturas do tipo IV correspondem às fraturas cervivotrocantéricas.

31. Com relação às fraturas diafisárias do fêmur na criança, é correto afirmar que:

(A) são mais comuns nas meninas.

(B) o pico de incidência acontece entre 4 e 9 anos de idade.

Capítulo 10 ▪ PEDIATRIA-TRAUMA **123**

(C) o abuso é uma causa importante nas crianças mais velhas após os 2 anos de idade.

(D) as fraturas por estresse correspondem a cerca de 4% de todas as fraturas por estresse na criança.

32. Sobre as fraturas diafisárias do fêmur na criança, pode-se dizer que:

(A) o gesso pélvico podálico é a modalidade de escolha em crianças com até 5 anos de idade.

(B) o suspensório de Pavlik não deve ser considerado na criança com 4 meses de idade.

(C) as hastes intramedulares flexíveis têm sido cada vez menos utilizadas para as crianças entre 5 e 11 anos de idade.

(D) as hastes intramedulares bloqueadas de entrada trocantérica não devem ser utilizadas em pré-adolescentes e adolescentes.

33. Sobre fraturas fisárias do terço distal do fêmur na criança, é correto afirmar que:

(A) as fraturas do tipo Salter-Harris I e II raramente cursam com distúrbios do crescimento.

(B) 57% das fraturas fisárias distais do fêmur na criança são do tipo Salter-Harris II.

(C) as lesões ligamentares são mais comuns no tipo IV de Salter-Harris.

(D) as fraturas do tipo III de Salter-Harris são as que mais causam distúrbios do crescimento.

34. Sobre as lesões associadas nas fraturas fisárias do terço distal do fêmur na criança, podemos afirmar que:

(A) a artéria poplítea pode ser lesada pela extremidade metafisária em fraturas causadas por força em hiperflexão do joelho.

(B) o ligamento cruzado posterior é a principal estrutura ligamentar lesada nas fraturas do tipo III de Salter-Harris.

(C) a lesão neurológica mais comum é a neurapraxia do nervo fibular.

(D) os distúrbios do crescimento são raros nas fraturas Salter-Harris I e II.

35. A afirmativa correta sobre a classificação das fraturas da espinha da tíbia na criança é:

(A) a classificação de Meyers e McKeever, tem pouca influência na determinação do tratamento.

(B) no tipo II de Meyers e McKeever o fragmento é minimamente desviado.

(C) no tipo I de Meyers e McKeever ainda há contato posterior entre o fragmento e a epífise.

(D) o tipo III de Meyers e McKeever é caracterizado pela separação completa do fragmento avulsionado da epífise tibial.

124   ORTOPEDIA E TRAUMATOLOGIA | Perguntas

36. Sobre o tratamento das fraturas da espinha da tíbia na criança, é correto afirmar que a (as):

(A) fraturas tipos I e II de Meyers e McKeever são sempre de tratamento conservador.

(B) redução fechada é feita com o joelho em extensão completa ou flexão de 20 a 30 graus.

(C) fraturas do tipo III são preferencialmente tratadas de forma conservadora.

(D) suturas têm menos força de fixação do que as osteossínteses internas com parafusos.

37. Sobre a lesão de menisco em crianças e adolescentes, é correto afirmar que:

(A) as lesões do terço periférico, estáveis, sem desvio e com mais de 1 cm de tamanho devem ser tratadas conservadoramente.

(B) as lesões do terço periférico e do terço médio com mais de 1 cm de tamanho devem ser tratadas com o reparo do menisco.

(C) as lesões do terço interno e do terço médio, complexas, degenerativas ou radiais devem ser tratadas com meniscectomia total.

(D) o menisco discoide deve ser sempre tratado cirurgicamente.

38. Sobre as lesões ligamentares no joelho do esqueleto imaturo, pode-se dizer que as:

(A) crianças mais novas estão mais predispostas a este tipo de lesão.

(B) lesões ligamentares isoladas são mais comuns do que as fraturas fisárias ao redor do joelho.

(C) rupturas do ligamento cruzado anterior têm crescido em incidência mais do que as fraturas da espinha da tíbia nos últimos anos.

(D) técnicas de reconstrução do ligamento cruzado anterior no adulto podem ser utilizadas no esqueleto imaturo e livres de complicações.

39. De acordo com a classificação de San Diego para as fraturas da tuberosidade anterior da tíbia nas crianças e adolescentes, é correto afirmar que as fraturas do tipo:

(A) A, acontecem nas crianças mais velhas.

(B) B, são as com maior potencial de complicações.

(C) C, são extra-articulares e dificilmente precisam de cirurgia.

(D) D, acontecem nas crianças mais novas.

40. De acordo com a classificação de Steward-Milford para as luxações do quadril na criança, pode-se dizer que as lesões consideradas grau III são:

(A) associadas com fratura do colo ou da cabeça femoral.

(B) associadas com fratura da borda posterior do acetábulo e instabilidade coxofemoral.

Capítulo 10 ▪ PEDIATRIA-TRAUMA **125**

(C) associadas com fratura da borda posterior do acetábulo e estabilidade da coxo-femoral.
(D) sem fratura associada ou com apenas pequena avulsão da borda do acetábulo.

41. Sobre as fraturas de clavícula na criança é correto afirmar:

(A) são raras nas crianças menores de 5 anos de idade.
(B) o local mais comum da fratura é no terço lateral da clavícula.
(C) encurtamento maior que 2 cm é uma indicação absoluta de tratamento cirúrgico.
(D) o mecanismo de trauma mais comum em crianças acima de 5 anos é a queda com força compressiva lateral no ombro.

42. Em relação às fraturas fisárias do úmero proximal na criança, podemos afirmar que:

(A) a fise proximal é reponsável por 50% do crescimento do úmero.
(B) podem resultar de uma força indireta através da diáfise do úmero ou de um trauma direto no aspecto lateral do ombro.
(C) são mais comuns em crianças em torno de 1 a 3 anos de idade.
(D) deformidade tardia secundária à lesão da placa fisária com formação de barra óssea é uma complicação comum.

43. A afirmativa correta sobre as fraturas do úmero proximal no paciente pediátrico é:

(A) o Grau IV de Neer e Horwitz corresponde a fraturas com desvio maior que dois terços do diâmetro da diáfise do úmero.
(B) as fraturas da metáfise proximal do úmero são mais comuns em adolescentes do que em crianças.
(C) fraturas metafisárias são geralmente causadas por trauma de baixa energia.
(D) as fraturas metafisárias apresentam baixo potencial de remodelação.

44. Sobre as fraturas da diáfise do úmero na criança podemos afirmar que:

(A) diferentemente das fraturas de clavícula, o tocotraumatismo não é uma causa comum.
(B) a exploração cirúrgica precoce (em até quatro semanas) é indicada nos casos de paralisia primária do nervo radial.
(C) a lesão secundária do nervo radial e múltiplos traumas podem ser considerados indicações relativas para exploração e fixação cirúrgica das fraturas.
(D) as fraturas por estresse ou oposição em baioneta com encurtamento maior que 5 mm requerem tratamento cirúrgico.

45. Sobre as fraturas supracondilianas do úmero na criança:

(A) apresentam pico de incidência entre 3 e 4 anos de idade.
(B) as tipo I de *Gartland* devem ser tratadas de forma conservadora com imobilização gessada e hiperflexão do cotovelo.

(C) a fixação de fraturas estáveis (tipo II) é desnecessária e deve ser evitada.

(D) as fraturas com instabilidade multidirecional podem ser classificadas como tipo IV.

46. Quanto às lesões nervosas associadas às fraturas supracondilianas do úmero na criança, é correto afirmar que a(o):

(A) neuropraxia do nervo radial é a mais frequente.

(B) desvio posteromedial tende a lesar o nervo mediano e/ou seu ramo interósseo anterior.

(C) nervo ulnar é o mais lesado nas fraturas em flexão.

(D) neuropraxia do nervo interósseo anterior costuma ser negligenciada, pois o déficit é exclusivamente sensitivo.

47. A conduta correta diante de uma criança com fratura supracondiliana de úmero e pulso não palpável é:

(A) encaminhar o paciente com urgência ao centro cirúrgico para redução incruenta e fixação da fratura.

(B) encaminhar o paciente, com urgência, ao centro cirúrgico para exploração vascular e redução cruenta da fratura.

(C) solicitar avaliação de urgência com cirurgião vascular para angiografia pré-operatória e possível reconstrução vascular.

(D) redução imediata da fratura no pronto-socorro e imobilização com tala gessada posterior e flexão do cotovelo à 90 graus.

48. Nas luxações posteriores do cotovelo em paciente pediátrico:

(A) o nervo radial é o mais frequentemente lesado.

(B) deve-se manter a imobilização gessada por no mínimo seis semanas.

(C) as lesões do nervo ulnar, quando ocorrem, são as mais graves e com pior prognóstico.

(D) as luxações posteriores do cotovelo submetidas à redução fechada geralmente apresentam bom prognóstico.

49. Sobre o tratamento da luxação posterior do cotovelo na criança, é correto afirmar que:

(A) a hiperpronação do antebraço auxilia a redução ao desbloquear a cabeça do rádio.

(B) a hiperextensão do cotovelo reduz o risco de interposição do nervo mediano e ruptura da musculatura braquial.

(C) a presença de fragmento de fratura interposto na articulação é indicação absoluta de abordagem cirúrgica.

Capítulo 10 ■ PEDIATRIA-TRAUMA **127**

(D) as lesões nervosas mais comuns são neuropraxias por estiramento dos nervos mediano ou ulnar, sendo assim a exploração cirúrgica precoce não é indicada quando ocorre déficit neurológico após a redução incruenta da luxação do cotovelo.

50. A afirmativa correta quanto às classificações da fratura do côndilo lateral do úmero na criança é:

(A) a classificação de Milch apresenta boa confiabilidade e alto valor preditivo.

(B) segundo a classificação de Jakob, as fraturas no estágio IV apresentam rotação e translação.

(C) as fraturas do côndilo lateral podem ser consideradas como tipo II ou tipo IV de Salter Harris.

(D) as fraturas tipo I de Jakob traço se estende até a articulação rompendo a cartilagem articular.

51. Sobre o tratamento das fraturas do côndilo lateral do úmero na criança, podemos afirmar que:

(A) a artrografia auxilia o tratamento das fraturas desviadas, quando se opta pela redução fechada e fixação percutânea.

(B) em fraturas sem desvio, não é necessário controle radiográfico nas primeiras semanas.

(C) a redução fechada e fixação percutânea com fios de Kirschner é o método de escolha nas fraturas do tipo III de Jakob.

(D) caso seja necessária a redução aberta, o acesso posterior é mais seguro do que a via anterior.

52. Na fratura-avulsão do epicôndilo medial do cotovelo na criança:

(A) o desvio acima de 10 mm é considerado indicação absoluta de tratamento cirúrgico.

(B) a associação com luxação do cotovelo é rara.

(C) a rigidez articular levando ao déficit de extensão do cotovelo é uma complicação rara.

(D) o retardo de consolidação/pseudoartrose e o déficit do nervo ulnar são complicações frequentemente observadas.

53. Em relação às fraturas do olécrano no paciente esqueleticamente imaturo é correto afirmar que:

(A) na grande maioria dos casos são lesões isoladas.

(B) as fraturas metafisárias do olécrano podem ser classificadas de acordo com o mecanismo de trauma: flexão, extensão e cisalhamento.

(C) por serem fraturas articulares, mesmo nos casos sem desvio, requer tratamento cirúrgico.

(D) o núcleo de ossificação secundário do olécrano fica evidente na radiografia em torno dos 6 anos de idade.

54. Sobre as fraturas do rádio proximal na criança é correto afirmar que:

(A) nas fraturas do colo do rádio, o tratamento cirúrgico está indicado na presença de angulação acima de 30 graus em crianças de até de 10 anos.

(B) a manobra de Patterson é feita com o antebraço pronado, tração longitudinal e uma força em valgo no cotovelo.

(C) a técnica descrita por Metaizeau é realizada por via percutânea no rádio proximal para redução da fratura com auxílio de um fio de Kirschner como *joystick*.

(D) quando utilizado o acesso de Kocher para redução cruenta, deve-se manter o antebraço pronado.

55. Considerando a classificação de Chambers para as fraturas do rádio proximal podemos afirmar que:

(A) o grupo II inclui as lesões por estresse.

(B) as fraturas tipo C do grupo I estão associadas à luxação do cotovelo.

(C) as fraturas do grupo I são as mais comuns, entre elas, as tipo A e C são as mais frequentes.

(D) nas fraturas do grupo III, o colo se desloca e cabeça do rádio se mantém congruente na articulação radioulnar proximal.

56. Quanto à pronação dolorosa, pode se dizer que:

(A) algumas vezes a dor é referida no ombro, mas a maioria refere dor no punho.

(B) é mais comum entre 1 e 2 anos de idade.

(C) radiografias sempre são necessárias para confirmar a subluxação da cabeça do rádio.

(D) normalmente, a criança se apresenta com pouca dor, mantendo o antebraço supinado. A dor é desencadeada pela manobra de pronação do antebraço.

57. Sobre as fraturas de Galeazzi pediátricas é correto afirmar que:

(A) raramente requerem tratamento cirúrgico.

(B) são caracterizadas pela fratura do rádio distal associada à luxação da articulação radioulnar proximal.

(C) se a fratura do rádio se apresenta com desvio volar e angulação dorsal, a pronação auxilia a redução.

(D) nas fraturas do rádio com desvio dorsal e angulação volar associadas à luxação volar da ulna, a supinação auxilia a manobra de redução.

Capítulo 10 ▪ PEDIATRIA-TRAUMA

58. A afirmativa correta em relação às classificações da fratura-luxação de Monteggia na criança é:

(A) as lesões do tipo II de Bado são as mais frequentes.

(B) as luxações anteriores da cabeça do rádio associadas às fraturas completas da ulna foram classificadas por Letts como tipo C.

(C) o tipo III de Bado é caracterizado pela fratura diafisária do rádio.

(D) segundo a classificação de Letts, o tipo B apresenta luxação posterior da cabeça do rádio.

59. Sobre as fraturas-luxações de Monteggia no paciente pediátrico, a afirmativa correta é:

(A) a recidiva da luxação após a redução incruenta e imobilização é uma complicação rara.

(B) o déficit do nervo interósseo posterior associado à lesão de Monteggia requer preocupação, devido ao prognóstico ruim com baixas taxas de recuperação da função.

(C) se diagnósticada precocemente, em geral, pode ser tratada de forma conservadora, com redução incruenta e imobilização gessada.

(D) o tipo III de Bado é o mais raro na criança.

60. Sobre as fraturas diafisárias dos ossos do antebraço na criança, é correto afirmar que:

(A) quando tratadas com hastes intramedulares flexíveis, as hastes devem ser mantidas por pelo menos seis semanas.

(B) fratura em galho verde dos dois ossos em níveis diferentes sugere mecanismo de trauma torcional.

(C) o uso de hastes intramedulares não é considerado o método de escolha para fixação.

(D) fraturas expostas são indicação absoluta de fixação cirúrgica.

Infecções

11

Barbara Martins da Costa Gonçalves de Souza

1. Qual a principal via de contaminação da osteomielite aguda em crianças?

(A) Hematogênica.
(B) Contiguidade.
(C) Inoculação direta.
(D) Linfática.

2. Sobre a epidemiologia da osteomielite aguda, marque a opção correta:

(A) É mais comum no sexo feminino, na faixa de 5 a 10 anos de idade.
(B) Ocorre preferencialmente em crianças até 4 anos de idade.
(C) Não ocorre em crianças abaixo de 2 anos de idade.
(D) É mais frequente no sexo masculino na faixa de 8 a 12 anos de idade.

3. Lactentes com osteomielite aguda são suscetíveis a encurtamento de membros e deformidade angular, uma vez que atinge a(o):

(A) metáfise do osso.
(B) epífise do osso.
(C) canal ósseo.
(D) diáfise do osso.

4. Qual a articulação mais acometida em crianças com osteomielite aguda?

(A) Quadril.
(B) Joelho.
(C) Fíbula proximal.
(D) Úmero distal.

5. Sobre a etiologia da osteomielite aguda, marque a alternativa correta:

(A) *Haemophilus influenzae* é mais encontrado em crianças maiores de 5 anos de idade.

(B) *Streptococcus* do grupo B é encontrado em crianças a partir de 3 anos de idade.

(C) *Kingella Kingae* vem sendo encontrado em crianças maiores que 4 anos.

(D) *S.aureus* é encontrado em crianças mais velhas e adultos.

6. Sobre o diagnóstico de osteomielite aguda, marque a alternativa correta:

(A) No hemograma, inicialmente não tem presença de leucocitose.

(B) É possível observar destruição óssea e reação periosteal na radiografia nos primeiros sete dias de infecção.

(C) Abcessos intraósseos e subperiosteais são vistos na ressonância magnética.

(D) A punção deve ser feita preferencialmente na epífise de ossos longos.

7. É indicação cirúrgica na osteomielite aguda:

(A) inflamação local.

(B) formação de abcesso subperiosteal.

(C) falha na melhora do quadro após 12 horas de tratamento de antibioticoterapia venosa.

(D) não precisa de intervenção cirúrgica, apenas antibioticoterapia.

8. É característica da osteomielite crônica:

(A) abcesso de Brodie.

(B) sequestro ósseo.

(C) áreas de isquemia.

(D) edema de tecido mole.

9. Qual alteração radiológica não pode ser vista na osteomielite aguda?

(A) infiltração local.

(B) necrose óssea.

(C) sequestro ósseo.

(D) periostite.

10. Sobre exames de imagem na osteomielite aguda, marque a opção correta:

(A) A tomografia computadorizada é indicada para diagnóstico de fase aguda, evidenciando sequestro ósseo.

(B) Apesar de não ser específica para processo infeccioso, a cintilografia evidencia áreas de hiperemia.

(C) A ressonância magnética é usada como rotina para diagnóstico de osteomielite.

(D) A ecografia é usada para diagnóstico diferencial, sem evidenciar características de fase aguda.

Capítulo 11 ▪ INFECÇÕES

11. Sobre a antibioticoterapia na osteomielite aguda, marque a opção correta:

(A) Em crianças até o período neonatal, é indicado o uso de oxacilina associada à cefalosporina de terceira geração.

(B) Para pacientes acima de 18 anos, usa-se cefalosporina de segunda geração.

(C) Em pacientes com osteomielite por traumatismos, é indicado o uso de oxacilina associado à cefalosporina de terceira geração.

(D) Em pacientes adultos, usa-se cefalosporina de terceira geração.

12. Em pacientes com osteomielite com a presença de pus, é realizada a drenagem cirúrgica. Sobre esse procedimento, marque a opção correta:

(A) Não deve ser realizada irrigação contínua com entrada e saída de sucção contínua.

(B) É recomendado o uso de solução fisiológica e antibiótico local.

(C) A ferida cirúrgica é suturada de forma convencional.

(D) Mantém-se a irrigação por até 72 horas.

13. Dentre as opções abaixo, marque a que não condiz com o tratamento de osteomielite crônica:

(A) ressecção de partes moles necrosadas.

(B) retirada cirúrgica do fragmento de osso sequestrado.

(C) curetagem das extremidades comprometidas do ponto de vista vascular.

(D) drenagem cirúrgica de abcesso.

14. Uma das consequências da infecção articular na artrite séptica é:

(A) déficit neurológico.

(B) necrose metafisária.

(C) sinovite.

(D) luxações.

15. Sobre a fisiopatologia da artrite séptica, marque a alternativa que corresponde a via de contaminação e seu respectivo exemplo:

(A) hematogênica devido a punções articulares ou ferimentos articulares.

(B) iatrogênica devido à punção de artéria femoral ou punções articulares.

(C) contaminação direta devido a um foco séptico a distância.

(D) contiguidade em casos de ferimentos articulares.

16. Sobre a fisiopatologia da artrite séptica, quais articulações apresentam metáfise intra-articular, sendo suscetíveis à penetração bacteriana?

(A) Quadril e ombro.

(B) Punho e tornozelo.

(C) Ombro e joelho.

(D) Tornozelo e joelho.

17. A partir dos métodos diagnósticos da artrite séptica, assinale a alternativa correta:

(A) É possível ver sinais, através da radiografia, de luxação e subluxação nas articulações do quadril e ombro nas primeiras 24 horas.

(B) A ultrassonografia não é um dos métodos de escolha diagnóstica, uma vez que não evidencia sinais na fase aguda da doença.

(C) Alterações como espessamento da cápsula sinovial e edema de partes moles são alterações precoces vista pela radiografia.

(D) A cintilografia não deve ser dispensada, mesmo se forem vistos sinais positivos da doença no ultrassom ou radiografia.

18. Qual é o principal agente etiológico da artrite séptica?

(A) *Kingella kingae.*

(B) *S. aureus.*

(C) *Pseudomonas aeruginosa.*

(D) *N. gonorrhoeae.*

19. Marque a opção abaixo que não corresponde a um diagnóstico diferencial de artrite séptica em crianças:

(A) sinovite transitória.

(B) artrite reumatoide juvenil.

(C) artrite reativa.

(D) lúpus.

20. São características do líquido sinovial em paciente com suspeita de artrite séptica:

(A) aspecto turvo, contagem de polimorfonucleares acima de 90% e celularidade superior a 50.000/mm³.

(B) aspecto opaco, contagem de polimorfonucleares acima de 70% e celularidade superior a 100.000/mm³.

(C) aspecto turvo, contagem de polimorfonucleares acima de 65% e celularidade superior a 75.000/mm³.

(D) aspecto opaco, contagem de polimorfonucleares acima de 80% e celularidade superior a 150.000/mm³.

Capítulo 11 ■ INFECÇÕES

21. Marque a alternativa que indique o principal diagnóstico diferencial da artrite séptica com base na similaridade clínica e na análise do líquido sinovial comparáveis:

(A) artrite reumatoide.
(B) artrite reativa.
(C) artrite induzida por cristal.
(D) nenhuma das opções acima.

22. Marque a alternativa que corresponde a um método terapêutico na artrite séptica:

(A) A administração de corticosteroides como terapia adjuvante com antibióticos tem efeito benéfico ao paciente.
(B) A aspiração do líquido sinovial pode ser feita até uma hora após a administração de antibióticos.
(C) A drenagem articular pode ser feita em até 72 horas, caso não se obtenha boa resposta com a antibioticoterapia.
(D) É necessário um período de 10 semanas de antibioticoterapia para bacilos gram-negativos, devido à resposta terapêutica lenta.

23. Marque a opção que corresponde a sinais sugestivos de infecção pós-artroplastia:

(A) ausência de dor local e exame radiológico normal.
(B) aumento de PCR e VHS.
(C) febre aguda pós-operatória, principalmente em 48 horas.
(D) diminuição no número de bastonetes.

24. A infecção em uma artroplastia total de quadril tem quatro tipos, marque a alternativa correta:

(A) Tipo 1 ou precoce que ocorre no período pós-operatório agudo, mais frequente nas primeiras quatro semanas.
(B) Tipo 2 ou tardia que é a infecção retardada profunda que se torna evidente após 6 a 24 meses pós-cirurgia.
(C) Tipo 3 ou por contiguidade que ocorre após 24 meses da cirurgia.
(D) Tipo 4, quando ocorre crescimento bacteriano e cultural de um procedimento já infectado.

25. A revisão de artroplastia total de quadril pode ser feita em um ou dois tempos. Marque a alternativa correta:

(A) Em um tempo, os novos componentes são implantados no mesmo ato, com uso de cimento acrílico sem antibiótico, em caso de implantes cimentados.

(B) Em um tempo, após os componentes serem implantados não é necessária a antibioticoterapia sistêmica prolongada.

(C) Em dois tempos, implicam um período de espera entre a retirada e a colocação de novos implantes, aguardando o controle da infecção.

(D) Em dois tempos, implica em um período de espera antes da retirada e a colocação de novos implantes, a fim de aguardar a resolução da infecção.

26. As infecções periprotéticas, de acordo com Tsukayama, são classificadas em quatro tipos. Marque a alternativa correta:

(A) Tipo 2, infecções que ocorrem no pós-operatório imediato, em geral até duas semanas após a cirurgia. O paciente informa complicações do sítio cirúrgico.

(B) Tipo 1, cultura positiva no perioperatório. O paciente foi submetido à revisão para falha asséptica e foi identificado no perioperatório algum microrganismo infectante.

(C) Tipo 4, infecções diagnosticadas após quatro semanas do procedimento cirúrgico, com a contaminação ocorrendo por via hematogênica, no perioperatório.

(D) Tipo 3, infecções causadas no perioperatório por microrganismo de baixa virulência. Pode existir história de doença febril aguda.

27. Sobre a revisão de artroplastia de joelho infectada, marque a alternativa correta:

(A) Nos casos agudos, pode ser realizada abordagem com lavagem rigorosa da articulação e troca de polietileno, sem a retenção dos componentes.

(B) Nos casos crônicos, é aconselhável a retirada dos componentes e a colocação de espaçador de cimento com antibiótico.

(C) Existe a necessidade de coletar cultura, realizar desbridamento agressivo e estabelecer plano de antibioticoterapia com duração de um ano.

(D) Em casos crônicos selecionados com processo inflamatório moderado, pode ser realizada a troca dos componentes em um tempo.

28. Qual bactéria está mais presente nos casos de infecção pós-artroplastia do quadril?

(A) *S. aureus.*

(B) *Pseudomonas aeruginosa.*

(C) *Kingela Kingae.*

(D) *S. epidermidis.*

29. Qual antibiótico de escolha na profilaxia de sepse pós-operatória em artroplastia total de quadril e joelho?

(A) Clindamicina.

(B) Cefazolina.

(C) Ceftriaxona.

(D) Vancomicina.

Capítulo 11 ▪ INFECÇÕES

30. Sobre o tratamento de infecção pós-artroplastia do quadril, marque a alternativa que corresponde a uma opção terapêutica.

(A) antibioticoterapia.
(B) amputação.
(C) revisão em um ou dois tempos.
(D) todas acima.

31. De acordo com o Consenso Internacional para infecções periprotéticas existem critérios maiores e menores. Sobre esses critérios pode-se afirmar que:

(A) duas culturas periprotéticas positivas com organismos fenotipicamente idênticos é um critério menor.
(B) elevação de neutrófilo polimorfonuclear é um critério maior.
(C) análise histológica positiva do tecido periprotético é um critério menor.
(D) leucocitose no líquido sinovial é um critério maior.

32. Sobre a cirurgia de desbridamento e remoção de componentes em infecções crônicas tardias de uma artroplastia de quadril, marque a alternativa correta:

(A) Todo o material deve ser sempre removido para eliminar qualquer superfície que possa abrigar bactérias.
(B) Após a irrigação copiosa, procede-se ao fechamento da ferida por planos, utilizando fios monofilamentares.
(C) A radiografia intraoperatória pelo intensificador de imagem é indicada em todos os casos para garantir a completa remoção do implante.
(D) Amostras de fluidos e tecidos articulares das regiões acetabular e femoral são enviadas para cultura em um total de pelo menos três amostras.

33. Sobre sepse perioperatória após artroplastia total de quadril devido à infecção hematogênica, marque a opção correta:

(A) Dor em repouso é o principal sintoma de infecção hematogênica aguda.
(B) Se a infecção for confirmada, a revisão em dois tempos é a melhor opção.
(C) Revisão em tempo único deve ser realizada com componentes cimentados.
(D) Para o tratamento, deve-se levar em conta a virulência e o estado clínico do paciente.

34. Marque a alternativa que mostra uma desvantagem da revisão de prótese de quadril em dois tempos:

(A) período curto de incapacidade.
(B) reabilitação rápida.
(C) facilidade técnica do procedimento.
(D) custo considerável.

35. Marque a alternativa que contém uma indicação de revisão de prótese de quadril em dois tempos:

(A) paciente clinicamente estável.
(B) organismos identificados e de baixa virulência.
(C) tecidos moles circundantes sem acometimento.
(D) presença de fístula ativa.

36. Marque a opção correta em que contêm fatores pré-operatórios associados a alta taxa de infecção após artroplastia total do joelho.

(A) cirurgia prévia no joelho contralateral.
(B) insuficiência cardíaca congestiva.
(C) sarcopenia.
(D) artrite reumatoide.

37. Qual o melhor método diagnóstico para infecção após artroplastia total de joelho?

(A) Laboratorial com PCR elevado e linfocitose.
(B) Aspiração do líquido com posterior análise.
(C) Radiografia.
(D) Ressonância magnética.

38. A análise do líquido sinovial de um paciente com infecção contém:

(A) celularidade maior que 1000 células/mm³, e uma taxa de 50% ou mais de polimorfonucleares.
(B) celularidade maior que 1500 células/mm³ e uma taxa de 80% ou mais de polimorfonucleares.
(C) celularidade 2500 células/mm³ e uma taxa de 60% ou mais de polimorfonucleares.
(D) celularidade de 2000 células/mm³ e uma taxa de 70% ou mais de polimorfonucleares.

39. São opções para o tratamento de infecção após artroplastia total de joelho?

(A) Artrodese do joelho.
(B) Desbridamento com retenção da prótese.
(C) Amputação.
(D) Todas as opções acima.

40. Marque a alternativa que corresponde a uma indicação de artrodese no tratamento de artroplastia de joelho infectada:

(A) paciente com mais de 60 anos.
(B) paciente imunocompetente.
(C) artrite do joelho contralateral.
(D) mecanismo extensor deficiente.

Parte II

RESPOSTAS COMENTADAS

Básico

1

Luciano Ramos Romanelli
Rodrigo Otávio Dias de Araújo
Ana Julia Resende Rocha

1. Resposta: C
Comentário: A pseudartrose das fraturas da diáfise de fêmur se tornou pouco comum com o uso das modernas hastes intramedulares. Mesmo assim ela pode ocorrer. Os fatores de risco são: fraturas expostas, atraso na descarga de peso e uso de tabaco.

> Azar FM, Beaty JH. Campbell's operative orthopaedics. Philadelphia: Elsevier, 14 ed., 2021, cap. 59, pág. 3216.

2. Resposta: A
Comentário: O tratamento das luxações inveteradas do ombro deve ser criterioso. Algumas vezes opta-se por não tratar o paciente, pois mesmo que tenha limitação de movimento e um pouco de dor, o membro superior está funcional. As opções de tratamento cirúrgico incluem: redução, que pode ser aberta ou artroscópica; e artroplastia, total ou parcial.

> Azar FM, Beaty JH. Campbell's operative orthopaedics. Philadelphia: Elsevier, 14 ed., 2021, cap. 61, pág. 3259.

3. Resposta: B
Comentário: Na luxação inveterada anterior da cabeça do rádio em adultos, o cotovelo pode ter sua função útil, porém apresenta limitação na flexão e diminuição da força no membro. Quando a deficiência justificar a cirurgia, realiza-se a artroplastia de ressecção da cabeça do rádio.

> Azar FM, Beaty JH. Campbell's operative orthopaedics. Philadelphia: Elsevier, 14 ed., 2021, cap. 61, pág. 3269.

4. Resposta: D
Comentário: O uso do torniquete pneumático, normalmente aplicado na parte proximal da coxa e do braço, de forma segura, deve obedecer aos seguintes critérios: (a) a aplicação deve ser feita em um membro sadio ou, com cautela, no caso de membro

doente; (b) o tamanho deve ser de 10 cm para os braços e 15 cm para as coxas; (c) utilizar duas camadas de algodão ortopédico para acolchoamento do torniquete; (d) usar 50 mmHg–100 mmHg acima da pressão sistólica ou 200 mmHg–250 mmHg para os braços e o dobro da pressão sistólica ou 250 mmHg–350 mmHg para as coxas; (e) geralmente o tempo de uso não deve exceder duas horas; (f) evitar o aquecimento dos tecidos mantendo-os resfriados e úmidos; (g) realizar manutenções periódicas nos aparelhos.

> Azar FM, Beaty JH. Campbell's operative orthopaedics. Philadelphia: Elsevier, 14 ed., 2021, cap. 1, pág. 5.

5. Resposta: C

Comentário: Os substitutos dos enxertos ósseos são classificados de acordo com as suas propriedades. São elas: *osteocondução*, capacidade de fornecer um arcabouço para a formação direta do osso, sendo encontrada no sulfato de cálcio, cerâmica, cimentos de fosfato de cálcio, polímeros sintéticos; *osteoindução,* capacidade de induzir a diferenciação de células-tronco em células osteogênicas, sendo encontrada na matriz óssea desmineralizada, fatores de crescimento de proteína morfogenética óssea; *osteogênese*, capacidade fornecer células-tronco com potencial osteogênico, sendo encontrada no aspirado de medula óssea.

> Azar FM, Beaty JH. Campbell's operative orthopaedics. Philadelphia: Elsevier, 14 ed., 2021, cap. 1, pág. 20.

6. Resposta: B

Comentário: Nas amputações em crianças é utilizada a maioria das técnicas cirúrgicas empregadas nos adultos. Porém atenção deve ser dada ao crescimento geral do corpo e do coto. Dessa forma, as amputações em crianças devem guiar-se pelos seguintes princípios: preservar o comprimento; preservar as placas de crescimento importantes; realizar a desarticulação ao invés da amputação transóssea, sempre que possível; preservar a articulação do joelho, sempre que possível; estabilizar e normalizar a porção proximal do membro, sempre que possível; estar preparado para lidar com tecidos, além da deficiência do membro em crianças com outras condições clinicamente importantes.

> Azar FM, Beaty JH. Campbell's operative orthopaedics. Philadelphia: Elsevier, 14 ed., 2021, cap. 14, pág. 693.

7. Resposta: D

Comentário: Os exames de imagem são úteis na avaliação do paciente com infecção no sistema musculoesquelético. De maneira geral, pode-se dizer que: a TC é útil para detectar anormalidades no osso, como sequestro; o ultrassom ajuda a estabelecer a presença de derrame articular; a cintilografia óssea é útil para detecção de osteomielite; a ressonância magnética é útil na detecção de osteomielite e mostra os tecidos circundantes; a FDG-PET é o teste mais preciso para o diagnóstico de infecções crônicas.

> Azar FM, Beaty JH. Campbell's operative orthopaedics. Philadelphia: Elsevier, 14 ed., 2021, cap. 20, pág. 803.

8. Resposta: C

Comentário: O abcesso de Brodie é a forma localizada da osteomielite subaguda. Ocorre mais frequentemente em jovens. Acomete normalmente os ossos longos das extremidades inferiores. Dor intermitente e dor de longa duração associada a aumento da sensibilidade no local acometido são as queixas mais comuns.

> Azar FM, Beaty JH. Campbell's operative orthopaedics. Philadelphia: Elsevier, 14 ed., 2021, cap. 21, pág. 823.

9. Resposta: D

Comentário: O tratamento de feridas com pressão negativa é uma técnica que objetiva o fechamento precoce das feridas. Utiliza uma bomba a vácuo criando, dessa forma, um ambiente de pressão negativa dentro da ferida fechada, removendo o fluido da área da ferida. Existem alguns tipos de sistemas a venda no mercado. A eficácia desses sistemas está na redução do edema, no aumento do fluxo sanguíneo, no aumento do tecido de granulação e na possibilidade de depuração bacterina melhorada das feridas. Não deve ser utilizado como uma substituição do desbridamento cirúrgico, e só deve ser utilizado até que todo o tecido necrótico seja removido e que se tenha iniciado a antibioticoterapia. A complicação mais grave é o sangramento extenso.

> Azar FM, Beaty JH. Campbell's operative orthopaedics. Philadelphia: Elsevier, 14 ed., 2021, cap. 21, pág 831.

10. Resposta: C

Comentário: Artrite séptica aguda pode ocorrer em qualquer idade, porém os grupos mais suscetíveis são as crianças e os idosos. O comprometimento imunológico decorrente de diabetes, alcoolismo, cirrose e uremia aumentam o risco de infecção. As piores sequelas acontecem em crianças com quadril acometido e que tiveram um atraso no diagnóstico e consequentemente no tratamento. As articulações mais acometidas são as das extremidades inferiores. Um preditor clínico para a doença é a elevação do PCR (maior que 20 mg/L) associado à incapacidade de apoio.

> Azar FM, Beaty JH. Campbell's operative orthopaedics. Philadelphia: Elsevier, 14 ed., 2021, cap. 22, pág. 842.

11. Resposta: B

Comentário: O joelho é a articulação mais afetada pela artrite infecciosa. O tratamento pode ser feito por artrotomia (ou artroscopia) associada à antibioticoterapia. No caso da artrotomia, existem opções de acesso para casos mais complexos, como os acessos de Handerson, de Klein e de Kelikian. O acesso pela linha média posterior deve ser evitado devido ao acometimento dos vasos poplíteos e à criação de uma cicatriz potencialmente "contraturável" na articulação. A artroscopia é o tratamento de escolha já que combina as vantagens e evita as desvantagens da aspiração por agulha e artrotomia. Além disso, a artroscopia possibilita ADM e reabilitação mais precoces.

Azar FM, Beaty JH. Campbell's operative orthopaedics. Philadelphia: Elsevier, 14 ed., 2021, cap. 22, pág. 848.

12. Resposta: B

Comentário: O quadril pode ser estabilizado após a artrite séptica aguda pelos seguintes procedimentos: artrodese (útil em adultos e crianças mais velhas), osteotomia pélvica (úteis em crianças), osteotomia proximal femoral (indicado somente se houver algum grau de articulação do fêmur com o acetábulo), artroplastia trocantérica combinada com osteotomia proximal femoral (realizada em crianças menores de 10 anos), reconstrução de Harmon ou L'Episcopo (útil em crianças nas quais a cabeça femoral foi reabsorvida). Importante o conhecimento por parte do ortopedista desses procedimentos pois eles podem ser úteis em situações catastróficas.

Azar FM, Beaty JH. Campbell's operative orthopaedics. Philadelphia: Elsevier, 14 ed., 2021, cap. 22, pág. 863.

13. Resposta: A

Comentário: A sífilis é uma doença causada por uma bactéria que pode ser transmitida por via placentária, contato sexual ou sanguíneo. Dados do CDC mostram aumento no número de casos nos últimos anos. O acometimento ósseo pode ocorrer em qualquer idade e em qualquer fase da doença. Na sífilis congênita, à radiografia, pode ser notado um espessamento cortical proximal na tíbia (tíbia em lâmina de sabre). As artralgias crônicas podem ocorrer levando ao desenvolvimento de uma "articulação de Charcot", devido ao acometimento neuropático.

Azar FM, Beaty JH. Campbell's operative orthopaedics. Philadelphia: Elsevier, 14 ed., 2021, cap. 23, pág. 882.

14. Resposta: C

Comentário: A fasceíte necrotizante recebe várias terminologias (gangrena hospitalar, gangrena de Fournier, "bactérias comedoras de carne") e é considerada a forma mais agressiva de infecção dos tecidos moles, com um rápido acometimento, e ainda hoje apresenta mau prognóstico. As últimas evidências mostram uma relação de 2 homens para cada mulher e uma média etária de 45 anos. Os membros inferiores são os mais acometidos, seguidos pelo períneo e extremidades superiores.

Bentley G. European Surgical Orthopaedics and Traumatology. The EFORT Textbook. New Delhi: Springer-Verlag Berlin Heidelberg, 2014, cap. Necrotising Fasciitis, pág. 268.

Capítulo 1 ■ BÁSICO

15. Resposta: A

Comentário: O tratamento farmacológico da osteoporose deve ser iniciado quando do diagnóstico de osteoporose ou devido à fratura por fragilidade. Existem duas classes de medicamento, sendo a primeira os inibidores da reabsorção óssea: cálcio e vitamina D, bifosfonados, calcitonina; ranelato de estrôncio, estrogênio e modulador seletivo para o receptor de estrogênio. A outra classe são os estimuladores da formação óssea: flúor, hormônio da paratireoide, hormônio de crescimento, fator de crescimento semelhante à insulina tipo I, esteroides anabolizantes e testosterona.

> Bentley G. European Surgical Orthopaedics and Traumatology. The EFORT Textbook. New Delhi: Springer-Verlag Berlin Heidelberg, 2014, cap. Osteoporosis, Fragility, Falls and Fractures, pág. 290.

16. Resposta: A

Comentário: Uma força aplicada em um objeto faz com que ele seja acelerado ou desacelerado. Ela apresenta magnitude (intensidade) e atua em uma determinada direção, denominada vetor. As quatro forças básicas, compressão, tensão, torção e flexão, quando atuam no osso, fazem com que ele se comporte de uma maneira previsível. Uma força compressiva causa o encurtamento do osso, resultando em um traço de fratura oblíquo ou em cominuição e fragmentação óssea. A força de tensão provoca no osso seu alongamento, resultando geralmente em linhas de fratura transversas. A torção provoca o giro de um osso sobre seu eixo e o resultado são as fraturas espirais. Já as forças em flexão fazem com que o osso se curve no centro, causando estresse compressivo em um lado e tênsil no outro. Num osso imaturo, essas forças podem resultar em deformidade plástica ou em fraturas incompletas conhecidas com "galho verde". Em um osso rígido, a força em flexão resultará em uma fratura cominutiva, com fragmento em borboleta na cortical que sofre estresse compressivo e fratura transversal na cortical que sofre estresse tênsil.

> Torneta III P et al. Rockwood and Green's Fractures in adults. Philadelphia: Wolters Kluwer, 9 ed., 2020, cap. 1, pág. 8.

17. Resposta: D

Comentário: Testes experimentais permitem medir propriedades estruturais do construto osso-fixação, o que permite analisar propriedades de construções diferentes, assim como projetos de novos implantes. À medida que uma carga é aplicada no conjunto em uma máquina de testes, o conjunto sofre deformação. A deformação inicial é denominada elástica porque quando a carga é removida, a placa retornará à sua forma original. Em determinada carga, no entanto, a construção torna-se sobrecarregada, entrando na faixa plástica. Nesta faixa, se a carga é liberada após sua aplicação, mas antes da ruptura, restará uma deformação permanente no conjunto. O ponto no qual o comportamento elástico muda para plástico, mas não ocorre fratura do material, é chamado de ponto de deformação.

> Bucholz RW et al. Rockwood and Green's Fractures in adults. Philadelphia: Lippincott, 8 ed., 2014, cap. 1, pág. 4.

18. Resposta: B

Comentário: A estrutura óssea, em nível molecular, apresenta fibrilas de colágeno incrustadas por cristais de apatita. Nesse nível de estrutura, a proporção entre o colágeno e os cristais têm efeito no módulo elástico do osso, que se altera no processo de consolidação de uma fratura. Nesse processo, à medida que a fratura vai consolidando, ocorre a mineralização do calo ósseo, que passa por fases de densidade mineral cada vez maiores e pelo correspondente aumento do módulo.

> Bucholz RW et al. Rockwood and Green's Fractures in adults. Philadelphia: Lippincott, 8 ed., 2014, cap. 1, pág. 10.

19. Resposta: D

Comentário: Os ossos apresentam, inicialmente, um arranjo de fibras de colágeno desorganizadas, que se reorganizam progressivamente ao longo das direções das principais cargas às quais ele fica exposto. A orientação dessas fibras afeta a capacidade do osso suportar cargas exercidas em direções específicas. Quando submetido a cargas tênseis, o arranjo mais forte é aquele com as fibras paralelas à carga. Em condições de cargas compressivas, o arranjo mais forte consiste em fibras de colágeno perpendiculares à carga. Já em ossos que precisam acomodar diversas direções de cargas, o arranjo do sistema haversiano gera uma direção mais forte ao longo do eixo, com resistências semelhantes em outras direções.

> Bucholz RW et al. Rockwood and Green's Fractures in adults. Philadelphia: Lippincott, 8 ed., 2014, cap. 1, pág. 11.

20. Resposta: D

Comentário: Os ossos são menos resistentes à tensão e mais resistentes à compressão. Quando submetido a uma carga de angulação, o osso começa a fraturar na superfície de tensão (convexa), o que resulta em uma fratura transversal dessa cortical. À medida que a fratura progride, a superfície óssea côncava, submetida à compressão, vai enfraquecendo resultando em uma linha de fratura oblíqua. Impulsionadas uma contra a outra, as extremidades do osso fraturado podem ocasionar o surgimento de um terceiro fragmento, a borboleta, com a separação do fragmento oblíquo da cortical convexa.

> Bucholz RW et al. Rockwood and Green's Fractures in adults. Philadelphia: Lippincott, 8 ed., 2014, cap. 1, pág. 15.

21. Resposta: A

Comentário: A rigidez do osso trabecular varia conforme o cubo de sua densidade e a resistência varia conforme o quadrado de sua densidade. Normalmente, a massa óssea atinge seu ponto máximo por volta dos 25 a 30 anos de idade, diminuindo em até 1% ao ano dessa época em diante. Isso explica por que o envelhecimento, especialmente quando existe osteoporose, altera as forças necessárias para fraturar o osso.

> Bucholz RW et al. Rockwood and Green's Fractures in adults. Philadelphia: Lippincott, 8 ed., 2014, cap. 1, pág. 15.

22. Resposta: C

Comentário: A resistência contra o arrancamento de um parafuso é a força máxima que este pode suportar ao longo do seu eixo, sem deslizar para fora do orifício. Os fatores que determinam a resistência contra o arrancamento são seu diâmetro externo, profundidade de penetração da rosca (dimensões de um cilindro ósseo que é criado à medida que o parafuso é arrancado) e a densidade óssea (quanto maior, maior será a resistência do osso ao cisalhamento na interface entre o parafuso e o osso. Já um parafuso com menor passo não apresentará ganho significativo no seu rosqueamento.

> Torneta III P et al. Rockwood and Green's Fractures in adults. Philadelphia: Wolters Kluwer, 9 ed., 2020, cap. 11, pág. 384.

23. Resposta: C

Comentário: O sistema de classificação de Gustilo *et al.* para fraturas expostas leva em consideração a ferida na pele, a extensão da lesão e da contaminação dos tecidos moles locais e a gravidade do padrão da fratura. As fraturas expostas são divididas em tipos I, II e III, sendo este último subdividido em A, B e C. A fratura do tipo III-C é definida como qualquer fratura exposta na qual existe uma lesão vascular concomitante que necessita de reparo. Esse sistema apenas poderá ser aplicado em sua totalidade depois de feito o desbridamento cirúrgico da fratura exposta.

> Bucholz RW et al. Rockwood and Green's Fractures in adults. Philadelphia: Lippincott, 8 ed., 2014, cap. 2, pág. 48.

24. Resposta: A

Comentário: A classificação de Oestern e Tscherne para fraturas fechadas divide a lesão dos tecidos moles associada à fratura em quatro graus, de 0 a 3. O grau 0 corresponde à mínima lesão ao tecido mole ou lesão indireta ao membro, com padrão de fratura simples. O grau 1 é quando ocorre abrasão ou contusão superficial, com padrão de fratura leve. É classificado em grau 2 quando ocorre abrasão profunda com contusão da pele ou de músculo ou trauma direto ao membro, com padrão de fratura grave. Já o grau 3 corresponde aos padrões de fratura graves que apresentem, em associação, contusão cutânea extensa ou esmagamento, grave lesão ao músculo subjacente, avulsão subcutânea ou síndrome compartimental.

> Bucholz RW et al. Rockwood and Green's Fractures in adults. Philadelphia: Lippincott, 8 ed., 2014, cap. 2, pág. 49.

25. Resposta: B

Comentário: A incorporação bem-sucedida de um enxerto ósseo depende da presença de fatores de crescimento osteoindutivos, de uma matriz extracelular osteocondutora e de células-tronco pluripotentes osteogênicas residentes na medula óssea. A osteoindução refere-se ao recrutamento e diferenciação de células-tronco mesenquimais pluripotentes em células osteoprogenitoras formadoras de osso. A osteocondução é um processo em que a arquitetura macroscópica e microscópica do osso, bem como a química e a carga de sua superfície, funcionam como suporte para manutenção do crescimento de vasos sanguíneos e para a fixação de células osteoprogenitoras. A osteogênese refere-se ao processo de formação óssea após a diferenciação terminal de progenitores osteogênicos em osteoblastos maduros. Esses três processos criam os sinais, os suportes e as células necessários para as fases iniciais da cicatrização da fratura.

> Torneta III P et al. Rockwood and Green's Fractures in adults. Philadelphia: Wolters Kluwer, 9 ed., 2020, cap. 3, pág. 61.

26. Resposta: B

Comentário: No tratamento cirúrgico de uma fratura, pode-se diferenciar dois tipos de estabilidade, de acordo com a osteossíntese realizada. A estabilidade absoluta é definida como uma fixação rígida, em que não ocorre micromovimento algum entre os fragmentos, resultando em uma consolidação da fratura por remodelação óssea primária ou direta. A estabilidade relativa é uma fixação mais elástica, que permite movimentos no local fraturado sob solicitação funcional. A consolidação indireta ou secundária resultante dessa fixação, ocorre com a formação de calo ósseo, onde acontece um crescimento vascular a partir da periferia em direção ao foco da fratura.

> Bucholz RW et al. Rockwood and Green's Fractures in adults. Philadelphia: Lippincott, 8 ed., 2014, cap. 7, pág. 196.

27. Resposta: C

Comentário: Os parafusos são instrumentos eficientes e básicos, utilizados para converter forças de rotação em forças de compressão. Em geral, são diferenciados três tipos distintos: cortical, esponjoso e bloqueado. Em comparação com os parafusos corticais, o parafuso esponjo possui rosca mais profunda, um passo maior e, de modo geral, um diâmetro externo maior.

> Torneta III P et al. Rockwood and Green's Fractures in adults. Philadelphia: Wolters Kluwer, 9 ed., 2020, cap. 11, pág. 367.

28. Resposta: A

Comentário: O parafuso de posição é um parafuso completamente rosqueado que une duas partes anatômicas a uma distância definida, sem resultar em compressão. Um exemplo é o parafuso aplicado entre a fíbula e a tíbia na fratura de tornozelo, para fixação dos ligamentos sindesmóticos. O parafuso de bloqueio acopla uma haste intramedular ao osso, para que sejam mantidos o comprimento, o alinhamento e a rotação. O parafuso de ancoragem consiste em um ponto de fixação utilizado para a ancoragem de um fio metálico ou sutura. O parafuso de redução é um parafuso convencional passado através de uma placa para tracionar os fragmentos da fratura em direção à placa.

> Bucholz RW et al. Rockwood and Green's Fractures in adults. Philadelphia: Lippincott, 8 ed., 2014, cap. 7, pág. 210.

Capítulo 1 ▪ BÁSICO

29. Resposta: D

Comentário: Qualquer que seja a placa, ela tem cinco modos ou funções essenciais: neutralização, compressão, escoramento, banda de tensão, união. Fisiologicamente, com a sustentação do peso, o lado medial côncavo do fêmur fica submetido a forças compressivas, enquanto a cortical lateral, convexa, fica sob tensão. Dessa forma, uma placa excentricamente aplicada na cortical lateral converterá forças de tensão em compressão, exercendo uma função de banda de tensão.

> Torneta III P et al. Rockwood and Green's Fractures in adults. Philadelphia: Wolters Kluwer, 9 ed., 2020, cap. 11, pág. 371.

30. Resposta: C

Comentário: No uso de fixadores externos, as principais complicações no trajeto dos fios e pinos são inflamação, infecção crônica, afrouxamento e quebra por fadiga do metal. As complicações mais comuns no trajeto dos pinos e fios são graduadas na classificação de Dahl *et al.*:

Grau	Inflamação	Secreção	Achados radiográficos
0	Nenhuma ou marginal	Nenhuma	Nenhum
1	Inflamação marginal	Nenhuma	Nenhum
2	Inflamado	Serosa	Nenhum
3	Inflamado	Purulenta	Nenhum
4	Inflamado com endurecimento	Seropurulenta	Osteólise nas corticais
5	Inflamado com endurecimento, sensibilidade e eritema circunjacente	Purulenta espessada	Sequestro ósseo e abcesso medular

> Torneta III P et al. Rockwood and Green's Fractures in adults. Philadelphia: Wolters Kluwer, 9 ed., 2020, cap. 10, pág. 353.

31. Resposta: A

Comentário: A determinação de mediadores inflamatórios tem sensibilidade na previsão do curso clínico, da morbidade e da mortalidade em pacientes politraumatizados. Com base nisso é possível fazer recomendações em termos da seleção dos pacientes com indicação para tratamento definitivo imediato: hemodinamicamente estável, sem necessidade de estimulação vasoativa/inotrópica, sem hipoxemia ou hipercapnia, com lactato < 2 mmol/L, coagulação normal, normotermia, débito urinário > 1 mL/kg/h.

> Bucholz RW et al. Rockwood and Green's Fractures in adults. Philadelphia: Lippincott, 8 ed., 2014, cap. 9, pág. 333.

32. Resposta: A

Comentário: As lesões causadas por minas terrestres estáticas (detonadas quando alguém pisa na mina) em geral ocorrem no membro inferior, gerando uma lesão que pode ser dividida em três zonas. A zona 1 corresponde à área de avulsão ou amputação traumática, que ocorre no mediopé ou na tíbia distal. A zona 2 é uma área de desnudamento em que os tecidos moles são separados do osso ao longo dos planos fasciais na perna. A zona 3 corresponde à lesão de uma área mais proximal, em que as lesões podem ter sido causadas por fragmentos ou detritos propulsionados pela mina, mas não necessariamente pelos efeitos diretos da explosão.

> Torneta III P et al. Rockwood and Green's Fractures in adults. Philadelphia: Wolters Kluwer, 9 ed., 2020, cap. 14, pág. 466.

33. Resposta: B

Comentário: O chumbo é solúvel em líquido sinovial, causando sinovite e artrite degenerativa. As primeiras alterações ocorrem após uma a duas semanas, com hiperplasia sinovial, inflamação leve e formação de fendas na superfície articular. Com o passar do tempo surgem alterações tardias. Com três a seis semanas podem ser observados o surgimento de células gigantes e partículas estranhas na sinovial, proliferação focal de condrócitos e desorganização das colunas de condrócitos.

> Bucholz RW et al. Rockwood and Green's Fractures in adults. Philadelphia: Lippincott, 8 ed., 2014, cap. 11, pág. 414.

34. Resposta: A

Comentário: Um aspecto importante da classificação de Cierny-Mader é a análise do estado fisiológico do paciente ou hospedeiro, sendo este classificado pelo número de comorbidades sistêmicas e locais. O hospedeiro A tem a fisiologia e um membro saudáveis. O hospedeiro B é subdividido em com comprometimento local (B local), com comprometimento sistêmico (B sistêmico) e com ambos (B local/sistêmico). Nessa categoria estão incluídos pacientes: imunocomprometidos, com má nutrição, com diabetes, idosos, com politrauma, com doença vascular, insuficiência renal ou hepática etc. Já o hospedeiro C é um paciente no qual a morbidade decorrente do tratamento é maior do que a morbidade causada pela doença.

> Torneta III P et al. Rockwood and Green's Fractures in adults. Philadelphia: Wolters Kluwer, 9 ed., 2020, cap. 28, pág. 802.

35. Resposta: A

Comentário: Na classificação de Cierny-Mader, a lesão óssea é classificada pela extensão do envolvimento e pela estabilidade. O tipo I corresponde a uma infecção medular ou endosteal, sem a penetração do córtex, sendo o tipo que comumente ocorre após a fixação de uma fratura com haste intramedular. O tipo II é a osteomielite superficial, que envolve apenas a cortical externa. O tipo III é permeativo, com

Capítulo 1 ▪ BÁSICO

envolvimento cortical e medular, sem perda da estabilidade axial do osso. O tipo IV envolve a cortical e a medular de forma segmentar, com perda da estabilidade.

Torneta III P et al. Rockwood and Green's Fractures in adults. Philadelphia: Wolters Kluwer, 9 ed., 2020, cap. 28, pág. 802.

36. Resposta: B

Comentário: As fibras motoras são divididas em tipo I, IIa e IIb. Elas se diferenciam pela cor, velocidade de contração e tipo de metabolismo. As fibras I, são fibras vermelhas, com velocidade de contração lenta e com metabolismo energético predominantemente oxidativo. As fibras IIa, também são fibras vermelhas, com velocidade de contração rápida e com metabolismo energético misto entre oxidativo e glicolítico. Já as fibras IIb, fibras brancas, são de contração rápida e metabolismo energético predominantemente glicolítico.

Leite NM, Faloppa F. Propedêutica Ortopédica e Traumatologia. Porto Alegre: Artmed, 2013. 1 ed., cap. 1, pág. 3.

37. Resposta: C

Comentário: De acordo com as necessidades funcionais do organismo, as cartilagens se diferenciam em três tipos: hialina, elástica e fibrosa. A cartilagem hialina é a mais comum, e sua matriz possui delicadas fibrilas, constituídas principalmente de colágeno tipo II. Encontramos a cartilagem hialina na parede das fossas nasais, nos brônquios, na traqueia, na ponta ventral das costelas e na ligação delas com o esterno. Também está presente na superfície das articulações com grande movimento, como, por exemplo, nas articulações de ossos longos. A cartilagem elástica, encontrada no pavilhão auditivo, na epiglote e na laringe, tem poucas fibrilas de colágeno tipo II e é abundante em fibras elásticas. A cartilagem fibrosa, ou fibrocartilagem, é encontrada na sínfise púbica, nos discos intervertebrais e em algumas inserções de tendões e ligamentos e apresenta preponderância de fibras de colágeno tipo II.

Leite NM, Faloppa F. Propedêutica Ortopédica e Traumatologia. Porto Alegre: Artmed, 2013. 1 ed., cap. 2, pág. 1/.

38. Resposta: B

Comentário: A maneira de o colágeno se organizar será responsável pela resistência da cartilagem articular e corresponde ao modelo descrito por Benninghoff, em 1925. Há uma camada superficial muito resistente e rica em fibras paralelas à superfície articular, fibras estas que são entremeadas para impedir que a cartilagem tenha sua estrutura aberta pelas forças; uma camada média com fibras distribuídas de forma aparentemente desordenada, que servem para absorver as forças de choque direto e de cisalhamento durante o uso normal da articulação; e uma camada profunda, que serve para ancorar o conjunto da cartilagem articular no osso subcondral.

Leite NM, Faloppa F. Propedêutica Ortopédica e Traumatologia. Porto Alegre: Artmed, 2013. 1 ed., cap. 2, pág. 25.

39. Resposta: B

Comentário: As células indiferenciadas ou osteoprogenitoras são pequenas células com um só núcleo, poucas organelas e de forma irregular. Permanecem em um estado indiferenciado até que sejam estimuladas a proliferar ou a diferenciar-se em osteoblastos. Os osteoblastos têm formato cuboide com um só núcleo, normalmente de posição excêntrica, com grande volume de organelas de síntese – retículo endoplasmático e membranas de Golgi. Localizam-se nas superfícies ósseas, onde, quando estimulados, formam uma nova matriz orgânica óssea e participam do controle da mineralização da matriz. Os osteócitos contribuem com mais de 90% das células do esqueleto maduro. Associados com as células periosteais e endosteais, os osteócitos revestem as superfícies da matriz óssea. Seus longos processos citoplasmáticos estendem-se desde seus corpos ovalados ou lenticulados até conectar outros osteócitos na matriz óssea, ou os processos celulares dos osteoblastos, formando uma rede de células que se estende desde as superfícies do osso até toda a matriz óssea. Os osteoclastos são grandes células irregulares e multinucleadas, realizam reabsorção óssea e são as únicas células com essa capacidade.

> Leite NM, Faloppa F. Propedêutica Ortopédica e Traumatologia. Porto Alegre: Artmed, 2013. 1 ed., cap. 3, pág. 41.

40. Resposta: D

Comentário: A zona germinativa ou de repouso situa-se imediatamente adjacente à epífise, apresentando células irregularmente dispersas. Essa camada germinativa supre o desenvolvimento das células de cartilagem com o objetivo de aumentar a espessura da placa de crescimento. Se lesada essa camada, há uma parada do crescimento. A zona proliferativa é o local onde o crescimento ósseo é iniciado, com o crescimento das células da cartilagem. Os condrócitos achatam-se e dividem-se em uma pequena área, de duas ou três células de espessura, e todo o crescimento ósseo em comprimento depende dessa área. Já na zona hipertrófica ou de maturação não há crescimento, ou seja, a divisão celular e os condrócitos começam a diferenciar para o estágio final. Esse é o ponto mais fraco da placa epifisária (as fraturas fisárias em geral ocorrem nessa zona). Na zona de calcificação é onde a morte dos condrócitos ocorre. Estes preparam a matriz para a calcificação e servem como modelo para a formação óssea pelos osteoblastos.

> Leite NM, Faloppa F. Propedêutica Ortopédica e Traumatologia. Porto Alegre: Artmed, 2013. 1 ed., cap. 3, pág. 44.

Ortopedia oncológica

2

Saulo Garzedim Freire
Bruno Godinho Silva
Rodrigo de Andrade Gandra Peixoto

1. Resposta: B

Comentário: Os sarcomas de partes moles apresentam-se clinicamente como massas palpáveis nas quais deve-se avaliar o tamanho, consistência, localização, mobilidade, associação com dor, presença de circulação colateral e sinais flogísticos. O primeiro exame complementar a ser realizado é a radiografia que normalmente não apresenta alterações, porém presença de calcificação de partes moles sugerem sinoviossarcoma e lipossarcoma.

> Azar FM, Beaty JH. Campbell's operative orthopaedics. Philadelphia: Elsevier, 14 ed., 2021, cap. 28, pág. 1065.

2. Resposta: B

Comentário: O principal sítio de metástase para os sarcomas de partes moles é o pulmão, por via hematogênica; aproximadamente 5% deles apresentam metástase linfática, representados principalmente pelo sinoviossarcoma, rabdomiossarcoma e sarcoma epitelioide.

> Azar FM, Beaty JH. Campbell's operative orthopaedics. Philadelphia: Elsevier, 14 ed., 2021, cap. 28, pág. 1049.

3. Resposta: D

Comentário: Na avaliação dos sarcomas de partes moles, deve-se fazer estadiamento local com radiografia, ressonância magnética do compartimento e estadiamento sistêmico com exames laboratoriais, avaliando também provas inflamatórias como hemograma, VHS, PCR e tomografia computadorizada de tórax, em seguida biópsia. Após confirmação, o tratamento padrão ouro é ressecção ampla. Alguns subtipos respondem também à quimioterapia, como sinoviossarcoma, sarcoma epitelial e rabdomiossarcoma.

> Azar FM, Beaty JH. Campbell's operative orthopaedics. Philadelphia: Elsevier, 14 ed., 2021, cap. 28, págs. 1065-1067.

4. Resposta: A

Comentário: O adamantinoma é um tumor maligno de baixo grau, raro, com incidência na segunda e terceira décadas de vida; tem origem de células epiteliais subcutânea e por esse motivo acomete em mais de 85% a cortical anterior diafisária da tíbia. Apresenta imagem radiográfica descrita como "bolha de sabão" ou "dente de serra", e o tratamento indicado para o adamantinoma é a ressecção ampla da lesão.

Azar FM, Beaty JH. Campbell's operative orthopaedics. Philadelphia: Elsevier, 14 ed., 2021, cap. 27, pág. 1022.

5. Resposta: C

Comentário: O cordoma é um tumor maligno de baixo grau que se origina das células remanescentes da notocorda primitiva. É o tumor maligno mais comum do sacro, acomete principalmente homens na faixa etária de 50–70 anos e a presença histológica de células fisalíferas com vacúolos citoplasmáticos é patognomônico de cordoma.

Azar FM, Beaty JH. Campbell's operative orthopaedics. Philadelphia: Elsevier, 14 ed., 2021, cap. 27, pág.1021.

6. Resposta: C

Comentário: No tratamento do osteossarcoma são realizadas quimioterapia neoadjuvante, ressecção ampla e, em seguida, quimioterapia adjuvante, esta conforme o índice de Huvos-Ayala, que representa a avaliação ou quantificação de necrose presente na peça ressecada da cirurgia. Graus I e II representam baixa resposta à quimioterapia neoajuvante, sendo indicado, portanto, mudança das drogas quimioterápicas na QT adjuvante.

Azar FM, Beaty JH. Campbell's operative orthopaedics. Philadelphia: Elsevier, 14 ed., 2021, cap. 27, pág. 1012.

7. Resposta: D

Comentário: A classificação de Gledhill modificada por Roberts, utilizada para osteomielite subaguda, apresenta associação entre o tipo da lesão e seu diagnóstico diferencial, na qual tipo IA faz diagnóstico diferencial com histiocitose de células de Langerhans; IB, abcesso de Brodie; II, osteossarcoma; III, osteoma osteoide; IV, sarcoma de Ewing; V, condroblastoma, e VI, tuberculose.

Azar FM, Beaty JH. Campbell's operative orthopaedics. Philadelphia: Elsevier, 14 ed., 2021, cap. 21, pág. 822.

8. Resposta: D

Comentário: A apresentação clínica da displasia fibrosa se dá de quatro formas: (1) monostótica, mais comum, representada por 85% das lesões; (2) poliostótica, menos frequente; (3) síndrome de McCune-Albright, composta por displasia fibrosa,

Capítulo 2 ■ ORTOPEDIA ONCOLÓGICA

puberdade precoce e pigmentação "café com leite" na pele, e (4) síndrome de Mazabroud, na qual a displasia fibrosa é associada a mixoma intramuscular.

Azar FM, Beaty JH. Campbell's operative orthopaedics. Philadelphia: Elsevier, 14 ed., 2021, cap. 25, pág. 968.

9. Resposta: A

Comentário: O tumor desmoide é uma lesão benigna/intermediária (localmente agressivo), que acomete mulheres em idade fértil, gestantes, com idade entre 25 e 35 anos, ocorrendo principalmente no tronco, extremidades, abdômen e cabeça e pescoço. A ressecção ampla é a principal forma de tratamento, porém o tratamento é individualizado. Terapias multimodais como uso de tamoxifeno, meloxicam, quimioterapia e radioterapia também são utilizadas, de acordo com a apresentação clínica.

Azar FM, Beaty JH. Campbell's operative orthopaedics. Philadelphia: Elsevier, 14 ed., 2021, cap. 28, pág. 1062.

10. Resposta: A

Comentário: O cisto ósseo é uma lesão pseudotumoral benigna, latente ou ativa, assintomática, apresentando uma cavidade única ou parcialmente septada, repleta de líquido amarelo transparente (sinovial). Acomete principalmente homens com idade entre 4 e 10 anos, principalmente no úmero proximal e fêmur proximal. Porém, apesar de raro, pode acometer adultos, principalmente em pelve e calcâneo, mas também rádio e arco costal.

Herring JA. Tachdjian's pediatric orthopaedics. Philadelphia: Elsevier, 6 ed., 2022, cap. 25, pág. 1003.

11. Resposta: C

Comentário: O osteoma osteoide é um tumor benigno, caracterizado pela presença do nicho menor do que 1,5 cm, mais comum em homens, com idade de 10 a 30 anos, principalmente na cortical da diáfise de ossos longos. Porém, quando tem acometimento justarticular, dois terços estão localizados na região intertrocantérica ou intracapsular fêmur proximal.

Azar FM, Beaty JH. Campbell's operative orthopaedics. Philadelphia: Elsevier, 14 ed., 2021, cap. 25, pág. 962.

12. Resposta: A

Comentário: A classificação de Masada é utilizada para deformidades em antebraço secundário ao osteocondroma, na qual o tipo 1, tumoração na ulna distal associado a encurtamento da ulna e arqueamento do rádio é a mais comum, representando cerca de 61%, a tipo 3 é a segunda mais comum, ocorre em aproximadamente 19%.

Canale ST, Campbell WC. Campbell's Operative Orthopaedics. St Louis:Mosby, 10 ed., 2003, cap., 20, pág. 806.

13. Resposta: D

Comentário: A histiocitose de células de Langerhans/Histiocitose X é uma lesão pseudotumoral benigna, mas agressiva. Representa um grupo de doenças com apresentação semelhante. Pode-se apresentar de três formas clínicas: (1) granuloma eosinofílico, lesão óssea isolada; (2) doença de Hand/Schuller/Cristian, caracterizada por lesões ósseas multifocais, exolftalmia e *diabetes insipidus*, e (3) doença de Letterer-Siwe representada por apresentar lesões ósseas múltiplas, febre, comprometimento do estado geral, linfadenopatia e hepatoesplenomegalia.

> Azar FM, Beaty JH. Campbell's operative orthopaedics. Philadelphia: Elsevier, 14 ed., 2021, cap. 26, pág. 1003.

14. Resposta: C

Comentário: O osteossarcoma clássico/convencional/central de alto grau é o subtipo mais comum, caracterizado por lesões mistas, predominantemente blásticas, aspecto agressivo, limites imprecisos, reação periosteal em "raios de sol" e triângulo de Codman à radiografia. Porém o subtipo teleangiectásico é caracterizado por apresentar lesão puramente lítica e faz diagnóstico diferencial com cisto ósseo aneurismático e TCG.

> Azar FM, Beaty JH. Campbell's operative orthopaedics. Philadelphia: Elsevier, 14 ed., 2021, cap. 27, pág.1010.

15. Resposta: B

Comentário: O condrossarcoma primário é um tumor ósseo maligno caracterizado pela formação de cartilagem. De maneira geral, o tratamento é obtido apenas mediante ressecção ampla, por não apresentar boa resposta a radioterapia e quimioterapia, exceto os subtipos mesenquimal e desdiferenciado que respondem à quimioterapia.

> Azar FM, Beaty JH. Campbell's operative orthopaedics. Philadelphia: Elsevier, 14 ed., 2021, cap. 27, pág.1017.

16. Resposta: C

Comentário: O mieloma múltiplo é a neoplasia maligna primária do osso mais comum, caracterizado pela proliferação monoclonal de plasmócitos; acomete principalmente homens de raça negra, com pico de incidência entre 50 e 70 anos.

> Azar FM, Beaty JH. Campbell's operative orthopaedics. Philadelphia: Elsevier, 14 ed., 2021, cap. 27, pág. 1025.

17. Resposta: C

Comentário: Existem três tipos de neurofibromatose: tipo 1, tipo 2 e schanomatose. A neurofibromatose do tipo 1 também é chamada de neurofibromatose periférica ou doença de von Recklinghausen, é o tipo mais comum e resultante de um defeito

Capítulo 2 ▪ ORTOPEDIA ONCOLÓGICA

no gene que produz uma proteína (neurofibromina) envolvida no controle do crescimento celular. Esse gene fica localizado em uma das metades do par dos cromossomos de número 17.

> Azar FM, Beaty JH. Campbell's operative orthopaedics. Philadelphia: Elsevier, 14 ed., 2021, cap. 28, pág. 1055.

18. Resposta: B

Comentário: O sarcoma de Ewing acomete pacientes na faixa etária entre 5 e 20 anos. É o terceiro tumor primário ósseo mais comum e o primeiro mais comum, se considerar indivíduos com menos de 10 anos de idade. Origina-se na metáfise, principalmente do fêmur e, com a evolução da doença, apresenta extensão para região diafisária. À radiografia apresenta lesão destrutiva, permeativa com reação periosteal em casca de cebola.

> Azar FM, Beaty JH. Campbell's operative orthopaedics. Philadelphia: Elsevier, 14 ed., 2021, cap. 27, pág. 1019.

19. Resposta: B

Comentário: O osteossarcoma é o sarcoma ósseo primário mais comum, 5%–10% dos casos de alto grau apresentam recorrência local, se submetidos a ressecção ampla ou amputação; esse índice é menor se submetidos à desarticulação, porém não há melhora na sobrevida geral se submetidos à desarticulação, por esse motivo o padrão ouro cirúrgico é ressecção ampla.

> Azar FM, Beaty JH. Campbell's operative orthopaedics. Philadelphia: Elsevier, 14 ed., 2021, cap. 27, pág. 1012.

20. Resposta: B

Comentário: O mieloma múltiplo é o tumor ósseo primário mais comum, apresentado clinicamente por dor óssea em 90% dos pacientes, mas também por anemia (70%), hipercalcemia (25%), insuficiência renal (50%) e fratura patológica em 80% devido às várias lesões ósseas líricas.

> Azar FM, Beaty JH. Campbell's operative orthopaedics. Philadelphia: Elsevier, 14 ed., 2021, cap. 27, pág. 1025.

21. Resposta: A

Comentário: O granuloma eosinofílico é uma lesão pseudotumoral, porém agressiva. Ocorre geralmente na faixa etária entre 5 e 20 anos, a localização mais comum é crânio e diáfise de ossos longo, em seguida elementos anteriores de corpo vertebral (vértebra plana de Calvé), ossos planos e mandíbula.

> Azar FM, Beaty JH. Campbell's operative orthopaedics. Philadelphia: Elsevier, 14 ed., 2021, cap. 26, pág.1004.

22. Resposta: A

Comentário: O tumor maligno de baixo grau apresenta características histológicas como células bem diferenciadas, com poucas figuras de mitose, poucas ou nenhuma célula atípica, mínima ou nenhuma necrose, sem invasão vascular. Já o tumor maligno de alto grau apresenta células indiferenciadas, com mitoses frequentes, alto número de células atípicas, necrose, matriz imatura e embolização vascular. Apresenta pobre diferenciação da matriz imatura com invasão vascular.

> Azar FM, Beaty JH. Campbell's operative orthopaedics. Philadelphia: Elsevier, 14 ed., 2021, cap. 24, pág. 894.

23. Resposta: D

Comentário: O tratamento do osteoma osteoide inicialmente é expectante (2 a 4 anos), apresenta alívio da dor noturna com uso de aspirina ou AINE. O tratamento cirúrgico é realizado por ressecção do nidus que pode ser através de curetagem com margens alargadas, ressecção com trefina guiado por tomografia computadorizada, alcoolização ou ablação por radiofrequência (temp. de 90ºC durante 4-6 minutos), sendo esta última opção considerada padrão ouro, por ser um método percutâneo, com baixo índice de complicações e rapidez na recuperação pós-operatória.

> Azar FM, Beaty JH. Campbell's operative orthopaedics. Philadelphia: Elsevier, 14 ed., 2021, cap. 25, pág. 957.

24. Resposta: C

Comentário: Algumas características radiográficas sugerem determinados diagnósticos como, por exemplo: vidro fosco, displasia fibrosa; padrão sal e pimenta, mieloma múltiplo; padrão algodonoso ou em pipoca, encondroma/condrossarcoma; aspecto favo de mel, cisto ósseo aneurismático.

> Azar FM, Beaty JH. Campbell's operative orthopaedics. Philadelphia: Elsevier, 14 ed., 2021, cap. 25, pág. 968.

25. Resposta: B

Comentário: A histologia na avaliação das lesões tumorais ou pseudotumorais é fundamental para o diagnóstico correto. É importante que o candidato esteja familiarizado com certos achados histológicos como, por exemplo: alfabeto chinês, displasia fibrosa; tela de galinheiro, condroblastoma; mostrador de relógio, mieloma múltiplo; mosaico, Paget.

> Azar FM, Beaty JH. Campbell's operative orthopaedics. Philadelphia: Elsevier, 14 ed., 2021, cap. 25, pág. 968.

26. Resposta: A

Comentário: A fratura patológica é aquela que ocorre em um osso com doença neoplásica, infecciosa ou metabólica. As características radiográficas das lesões secundá-

Capítulo 2 ■ ORTOPEDIA ONCOLÓGICA

rias à neoplasia é traço simples e pouco desvio, por ser geralmente trauma de baixa energia e principalmente lesão lítica devido ao baixo estoque ósseo.

Browner BD, Jupiter JB, Krettek C, Anderson PA. Skeletal trauma: basic science, management, and reconstruction. Philadelphia: Saunders, 6 ed., 2021, cap. 21, pág. 616.

27. Resposta: B

Comentário: O principal sítio de metástase é o pulmão, por via hematogênica; existe divergência na literatura: algumas referências apontam a metástase óssea como o segundo sítio, outras o terceiro sítio mais comum, atrás de pulmão e fígado. A coluna é o principal sítio de metástase óssea sendo, com maior frequência, a coluna torácica, a lombar, a cervical e a sacral, nesta ordem.

Azar FM, Beaty JH. Campbell's operative orthopaedics. Philadelphia: Elsevier, 14 ed., 2021, cap. 42, pág. 1945.

28. Resposta: C

Comentário: O fibroma não ossificante é a lesão pseudotumoral mais frequente. Ocorre entre 10 e 20 anos, apresentando-se com lesão lítica com halo de esclerose, excêntrica e metafisária do fêmur distal e tíbia proximal, porém o local mais comum de fratura patológica é a região da tíbia distal.

Azar FM, Beaty JH. Campbell's operative orthopaedics. Philadelphia: Elsevier, 14 ed., 2021, cap. 25, pág. 967.

29. Resposta: A

Comentário: O fibroma desmoplásico é um tumor raro, semelhante em termos histológicos aos tumores desmoides de tecidos moles, caracterizado por tecido hipocelular e fibroblástico, contém muito colágeno e poucas figuras de mitose. Assemelha-se a um tecido cicatricial e apresenta boa resposta ao tratamento clínico com meloxicam.

Azar FM, Beaty JH. Campbell's operative orthopaedics. Philadelphia: Elsevier, 14 ed., 2021, cap. 25, pág. 969.

30. Resposta: D

Comentário: A cirurgia de Tikhoff-Linberg é uma cirurgia preservadora do membro, indicada para tumores malignos da cintura escapular, caracterizada por ressecção ampla, que consiste na escapulectomia, ressecção parcial ou completa da clavícula e da extremidade proximal do úmero de acordo com acometimento tumoral.

Azar FM, Beaty JH. Campbell's operative orthopaedics. Philadelphia: Elsevier, 14 ed., 2021, cap. 24, pág. 909.

31. Resposta: B

Comentário: A displasia epifisária hemimélica (DEH), também conhecida por doença de Trevor-Fairbank, acomete geralmente crianças entre 2 e 14 anos de idade, sendo mais frequente em meninos. Causada pelo crescimento excessivo da cartilagem articular. Em geral com comprometimento unilateral, a lesão inicia em um dos lados da epífise e atinge preferencialmente os membros inferiores. É mais comum no fêmur distal, tíbia distal e tálus.

> Azar FM, Beaty JH. Campbell's operative orthopaedics. Philadelphia: Elsevier, 14 ed., 2021, cap. 25, pág. 965.

32. Resposta: B

Comentário: O cisto ósseo é uma lesão pseudotumoral benigna, assintomática, apresentando uma cavidade única ou parcialmente septada, repleta de líquido amarelo transparente (sinovial). É classificado como ativo quando tem acometimento justafisário e inativo/latente quando ocorre na diáfise.

> Herring JA. Tachdjian's pediatric orthopaedics. Philadelphia: Elsevier, 6 ed., 2022, cap. 25, pág. 1003.

33. Resposta: C

Comentário: Algumas características histológicas sugerem determinados diagnósticos como, por exemplo: grânulos de Birbeck, granuloma eosinofílico; tela de galinheiro, condroblastoma; células de Zimmerman, hemangiopericitoma.

> Canale ST, Campbell WC. Campbell's Operative Orthopaedics. St Louis: Mosby, 10 ed., 2003, cap. 23, pág. 868.

34. Resposta: A

Comentário: A displasia fibrosa é uma lesão pseudotumoral. A transformação maligna é rara e gira em torno de 2%, sobretudo nos pacientes com síndrome de McCune-Albright.

> Azar FM, Beaty JH. Campbell's operative orthopaedics. Philadelphia: Elsevier, 14 ed., 2021, cap. 25, pág. 968.

35. Resposta: B

Comentário: O tratamento do TCG é cirúrgico através, geralmente, de ressecção intralesional com margens alargadas e cimentação. Os pacientes que apresentam uma lesão sem possibilidade de ressecção cirúrgica podem ter benefício com uso do denosumabe.

> Azar FM, Beaty JH. Campbell's operative orthopaedics. Philadelphia: Elsevier, 14 ed., 2021, cap. 26, pág. 988.

36. Resposta: B

Comentário: Dhalin classificou o osteossarcoma de acordo com o tipo histológico: 50% predominantemente osteoblástico; 25% condroblástico; 25% fibroblástico ou fibrohistiocítico. Avaliando a epidemiologia dos tumores malignos na infância

Capítulo 2 ■ ORTOPEDIA ONCOLÓGICA

e analisando a histologia em questão, o osteossarcoma condroblástico é o principal diagnóstico diferencial do condrossarcoma de alto grau na infância.

Azar FM, Beaty JH. Campbell's operative orthopaedics. Philadelphia: Elsevier, 14 ed., 2021, cap. 27, pág. 1016.

37. Resposta: B
Comentário: Dhalin classificou o osteossarcoma de acordo com o tipo histológico: 50% predominantemente osteoblástico; 25% condroblástico; 25% fibroblástico ou fibrohistiocítico. O condroblástico está associado a um pior prognóstico por apresentar maior taxa de recidiva e baixa resposta à QT.

Azar FM, Beaty JH. Campbell's operative orthopaedics. Philadelphia: Elsevier, 14 ed., 2021, cap. 27, pág. 1012.

38. Resposta: C
Comentário: Algumas características histológicas sugerem determinados diagnósticos como, por exemplo: grânulos de Birbeck, granuloma eosinofílico; tela de galinheiro, condroblastoma; células de Zimmerman, hemangiopericitoma, e células de Touton, sarcoma de células claras.

Azar FM, Beaty JH. Campbell's operative orthopaedics. Philadelphia: Elsevier, 14 ed., 2021, cap. 26, pág. 1004.

39. Resposta: D
Comentário: A tomografia computadorizada avalia com precisão o plano axial, com baixa formação de artefatos por movimentação e segurança para portadores de marca--passo. Adicionando-se contraste pode auxiliar na avaliação de tumores de partes moles.

Azar FM, Beaty JH. Campbell's operative orthopaedics. Philadelphia: Elsevier, 14 ed., 2021, cap. 24, pág. 891.

40. Resposta: A
Comentário: O PET-scan é um grande auxiliar no estadiamento, planejamento de biópsia, avaliação de resposta à quimioterapia e condução terapêutica. Utiliza como marcador o fluorodesoxiglucose (FDG). Em oncologia ortopédica, a cintilografia habitualmente é realizada com tecnécio, podendo ser hipocaptante em lesões líticas destrutivas.

Azar FM, Beaty JH. Campbell's operative orthopaedics. Philadelphia: Elsevier, 14 ed., 2021, cap. 24, pág. 891.

41. Resposta: A
Comentário: O atual protocolo terapêutico para osteossarcoma consiste em quimio-terapia neoadjuvante, ressecção cirúrgica com margem ampla e quimioterapia adju-vante, apresentando sobrevida entre 60% e 75%.

Azar FM, Beaty JH. Campbell's operative orthopaedics. Philadelphia: Elsevier, 14 ed., 2021, cap. 27, pág. 1012.

162 ORTOPEDIA E TRAUMATOLOGIA | Respostas Comentadas

42. Resposta: B

Comentário: O fator prognóstico mais importante no osteossarcoma é o estágio evolutivo do tumor. Pacientes com metástases pulmonares grandes ou irressecáveis têm mal prognóstico. Metástases ósseas possuem prognóstico ainda pior. Presença de *skips* metástases gera o mesmo prognóstico de metástases a distância. O grau histológico também influi no prognóstico sendo os tumores de alto grau de pior prognóstico. Redução de volume tumoral pós-quimioterapia, ressecção com margens livres (não necessariamente por cirurgia ablativa), necrose tumoral após quimioterapia neoadjuvante são fatores de bom prognóstico.

> Azar FM, Beaty JH. Campbell's operative orthopaedics. Philadelphia: Elsevier, 14 ed., 2021, cap. 27, pág. 1012.

43. Resposta: C

Comentário: A radioterapia pós-operatória é indispensável para minimizar progressão local da doença, a despeito da remoção tumoral. Na vigência de comprometimento do trocânter menor é necessária a curetagem da lesão e proceder hemiartroplastia. Devido ao maior risco de luxação, os acessos anterior e lateral são opções rotineiras. A artroplastia total fica reservada aos casos de comprometimento importante condral e acetabular.

> Browner BD, Jupiter JB, Krettek C, Anderson PA. Skeletal trauma: basic science, management, and reconstruction. Philadelphia: Saunders, 6 ed., 2021, cap. 21, pág. 629.

44. Resposta: B

Comentário: O sinoviossarcoma tem prevalência em adultos jovens e nas extremidades. Lesões em raiz de membro e volumosas apresentam pior prognóstico. O tipo monofásico possui padrão fusiforme e o bifásico epitelial.

> Azar FM, Beaty JH. Campbell's operative orthopaedics. Philadelphia: Elsevier, 14 ed., 2021, cap. 28, pág. 1064.

45. Resposta: A

Comentário: Por se apresentarem frequentemente como massa indolor, o diagnóstico tardio é comum nos sarcomas de partes moles. A margem comprometida deve ser abordada com revisão cirúrgica e ressecção ampla. A complementação por radioterapia é necessária após a revisão das margens.

> Azar FM, Beaty JH. Campbell's operative orthopaedics. Philadelphia: Elsevier, 14 ed., 2021, cap. 28, pág. 1049.

46. Resposta: A

Comentário: Por se tratar de lesão adipocítica, o lipossarcoma se apresenta com hipersinal na ponderação T1, podendo conter áreas heterogêneas no interior da lesão e septações.

> Azar FM, Beaty JH. Campbell's operative orthopaedics. Philadelphia: Elsevier, 14 ed., 2021, cap. 28, pág. 1064.

Capítulo 2 ▪ ORTOPEDIA ONCOLÓGICA

163

47. Resposta: C

Comentário: Mirels desenvolveu um sistema de pontuação que avalia o risco de fratura patológica dos ossos longos, com base no local, tamanho e tipo de lesão (lítica, mista ou blástica), também faz avaliação clínica da dor associada. A pontuação mínima é de quatro e máxima de 12. De acordo com esse sistema, a fixação profilática deve ser considerada para qualquer paciente com uma pontuação de oito ou superior.

Azar FM, Beaty JH. Campbell's operative orthopaedics. Philadelphia: Elsevier, 14 ed., 2021, cap. 27, pág. 1029.

48. Resposta: B

Comentário: As metástases ósseas são tratadas em sua maioria por intervenções clínicas, especialmente radioterapia e quimioterapia. O tratamento cirúrgico fica reservado para as fraturas estabelecidas ou iminentes, sendo a escala de Mirels uma ferramenta para a avaliação. Biópsias na suspeita de metástases ósseas ficam reservadas para casos nos quais há discrepância clinicotemporal entre o tumor primário e o surgimento das lesões ósseas, nas lesões únicas e de sítio indeterminado.

Azar FM, Beaty JH. Campbell's operative orthopaedics. Philadelphia: Elsevier, 14 ed., 2021, cap. 27, pág. 1029.

49. Resposta: B

Comentário: As metástases salteadas, ou *skips*, são lesões que se situam dentro do mesmo osso ou grupamento muscular onde se encontra o tumor primário.

Azar FM, Beaty JH. Campbell's operative orthopaedics. Philadelphia: Elsevier, 14 ed., 2021, cap. 27, pág. 948.

50. Resposta: A

Comentário: O trajeto da biópsia deve ser considerado contaminado por células tumorais, independentemente da técnica realizada. A localização da biópsia é uma decisão crucial, pois o trajeto deve ser ressecado em bloco com o tumor. O cirurgião que realiza a biópsia deve estar familiarizado com incisões para cirurgia de preservação de membro e confecção retalhos não convencionais de amputação.

Azar FM, Beaty JH. Campbell's operative orthopaedics. Philadelphia: Elsevier, 14 ed., 2021, cap. 24, pág. 896.

51. Resposta: D

Comentário: A maioria dos carcinomas metastáticos são da mama e da próstata, seguidos pelo pulmão, rim, tireoide e trato gastrointestinal. Na suspeita de metástases de origem indeterminada, as malignidades primárias mais comuns são do pulmão ou rim.

Azar FM, Beaty JH. Campbell's operative orthopaedics. Philadelphia: Elsevier, 14 ed., 2021, cap. 27, pág. 1028.

52. Resposta: C

Comentário: A requisição de tomografia computadorizada do tórax faz parte do protocolo para estadiamento dos sarcomas ósseos, pois o principal sítio de metástases a distância é pulmonar.

> Azar FM, Beaty JH. Campbell's operative orthopaedics. Philadelphia: Elsevier, 14 ed., 2021, cap. 27, pág. 1009.

53. Resposta: C

Comentário: Não há diferenças significativas na prevalência do osteossarcoma entre raças e fatores genéticos raramente demonstraram influência direta, porém o osteossarcoma é mais comum na vigência das patologias supracitadas.

> Azar FM, Beaty JH. Campbell's operative orthopaedics. Philadelphia: Elsevier, 14 ed., 2021, cap. 27, pág. 1009.

54. Resposta: B

Comentário: A malignização do osteocondroma para condrossarcoma é extremamente rara. Séries estimaram a incidência de degeneração maligna de aproximadamente 1% para pacientes com osteocondroma solitário e 5% para pacientes com exostose múltipla hereditária.

> Azar FM, Beaty JH. Campbell's operative orthopaedics. Philadelphia: Elsevier, 14 ed., 2021, cap. 25, pág. 966.

55. Resposta: D

Comentário: O tumor de células gigantes representa 5% das neoplasias ósseas. Ocorre na faixa etária entre 20 e 40 anos, e há uma ligeira predominância no sexo feminino. A localização epifisária é a mais comum e os segmentos em ordem são o fêmur distal, seguido de perto pela tíbia proximal. Quando acomete o rádio distal (o terceiro local mais comum) é mais agressivo. Envolvimento vertebral mais comum é do sacro.

> Azar FM, Beaty JH. Campbell's operative orthopaedics. Philadelphia: Elsevier, 14 ed., 2021, cap. 26, pág. 986.

56. Resposta: C

Comentário: Embora se presuma que os tumores malignos, em maioria, surjam a partir de uma única célula, eles são compostos por uma população heterogênea de células. Como resultado, várias células dentro do mesmo tumor possuem mecanismos diferentes de quimiorresistência. Para combater essa diversidade, a maioria dos regimes de quimioterapia envolve combinações de drogas. No osteossarcoma, a combinação mais comum é o metotrexato em altas doses, doxorrubicina e cisplatina.

> Azar FM, Beaty JH. Campbell's operative orthopaedics. Philadelphia: Elsevier, 14 ed., 2021, cap. 24, pág. 900.

57. Resposta: B

Comentário: A criocirurgia com nitrogênio líquido é eficaz em alargar a curetagem, sendo superior ao fenol e ao metacrilato na criação de osso necrótico (em torno de ≤ 14 mm) em cavidades experimentais utilizando modelos animais e de cadáveres.

> Azar FM, Beaty JH, Canale ST. Campbell's operative orthopaedics. Philadelphia: Elsevier, 13 ed., 2017, cap. 24, págs. 905-906.

58. Resposta: A

Comentário: Em oncologia ortopédica, a margem cirúrgica é descrita por um dos quatro termos: intralesional (dentro da cápsula tumoral), marginal (na zona reativa que contém células satélites da lesão), ampla (quando o plano de dissecção está no tecido normal, o tumor inteiro permanece completamente cercado por um envelope de tecido sadio, sem definição de uma distância) ou radical (engloba todo compartimento onde a lesão se encontra).

> Azar FM, Beaty JH. Campbell's operative orthopaedics. Philadelphia: Elsevier, 14 ed., 2021, cap. 24, págs. 903-904.

59. Resposta: A

Comentário: Pacientes submetidos a amputações apresentam dificuldade em andar em superfícies íngremes ou escorregadias, mas são ativos e menos preocupados em danificar o membro afetado. Pacientes com artrodese realizam trabalho físico de maior demanda e atividades recreativas, mas possuem dificuldade em sentar-se, especialmente nos assentos traseiros de carros, teatros ou arenas esportivas. Pacientes submetidos à artroplastia são mais sedentários protetores do membro, mas tem menor dificuldade nas atividades da vida diária.

> Azar FM, Beaty JH. Campbell's operative orthopaedics. Philadelphia: Elsevier, 14 ed., 2021, cap. 24, pág. 903.

60. Resposta: B

Comentário: Em contraste com a maioria dos tumores ósseos, problemas sistêmicos, como fraqueza, perda de peso, anemia, trombocitopenia, neuropatia periférica, hipercalcemia ou insuficiência renal estão presentes na ocasião do diagnóstico do mieloma múltiplo.

> Azar FM, Beaty JH. Campbell's operative orthopaedics. Philadelphia: Elsevier, 14 ed., 2021, cap. 27, pág. 1025.

Coluna

3

Christiano Cruz de Andrade Lima
Álvaro de Assis Lopes Sobrinho
Tiago Fernandes Heringer
Luciano Ramos Romanelli

1. Resposta: B

Comentário: Na maioria dos pacientes a causa exata é desconhecida. A alteração ortopédica mais comum na síndrome de Klippel-Feil é a escoliose, com incidência de até 60% a 70% (curvas maiores que 15 graus), cifose ou ambas. A apresentação clássica dessa síndrome é: pescoço curto, implantação posterior baixa do couro cabeludo e limitação dos movimentos do pescoço. Os sintomas neurológicos são anomalias occiptocervicais, instabilidade ou doenças discais.

Azar FM, Beaty JH. Campbell's operative orthopaedics. Philadelphia: Elsevier, 14 ed., 2021, cap. 43, pág. 1981.

2. Resposta: D

Comentário: Na tuberculose óssea, o acometimento da coluna vertebral ocorre na coluna anterior (colunas de Denis) com relativa preservação do espaço intervertebral, sendo que nos estágios mais avançados pode haver o colapso vertebral com acunhamento anterior e a formação de giba, característica da doença de Pott.

Azar FM, Beaty JH. Campbell's operative orthopaedics. Philadelphia: Elsevier, 14 ed., 2021, cap. 23, pág. 869.

3. Resposta: A

Comentário: O desenvolvimento da escoliose nos pacientes portadores de mielomeningocele está diretamente relacionado com o nível da lesão. Cem por cento dos pacientes com lesão ao nível de T12 terão escoliose; ao nível de L2 a incidência é de 80%; em L3, 70%; em L4, 60%, e em L5 e S1 a incidência é de 25% e 5% respectivamente.

Azar FM, Beaty JH. Campbell's operative orthopaedics. Philadelphia: Elsevier, 14 ed., 2021, cap. 34, pág. 1431.

4. Resposta: C

Comentário: A escoliose nos pacientes com paralisia cerebral é diferente da escoliose idiopática do adolescente, na qual as curvas tendem a ser toracolombares de raio longo, em forma de C, com ou sem associação de obliquidade pélvica.

Azar FM, Beaty JH. Campbell's operative orthopaedics. Philadelphia: Elsevier, 14 ed., 2021, cap. 33, pág. 1357.

5. Resposta: D

Comentário: Os cistos ósseos aneurismáticos são relativamente incomuns, representando apenas 1% a 2% dos tumores ósseos benignos. Embora seja uma lesão predominantemente de elemento posterior, o cisto ósseo aneurismático pode se expandir e incluir o pedículo e o corpo vertebral. De todos os cistos ósseos aneurismáticos, 11% a 30% ocorrem na coluna e são mais frequentes em pacientes com menos de 20 anos de idade.

Azar FM, Beaty JH. Campbell's operative orthopaedics. Philadelphia: Elsevier, 14 ed., 2021, cap. 42, pág. 1942.

6. Resposta: B

Comentário: O osteocondroma é o tumor ósseo primário benigno mais comum, sendo frequente em paciente com menos de 20 anos.

Azar FM, Beaty JH. Campbell's operative orthopaedics. Philadelphia: Elsevier, 14 ed., 2021, cap. 42, pág. 1942.

7. Resposta: B

Comentário: A espondilolistese degenerativa ocorre mais frequentemente no nível de L4-L5, seguido por L3-L4 e L5-S1 respectivamente. Ocorre em pacientes com mais de 40 anos e raramente é identificada antes dessa época. Afeta de quatro a seis vezes mais as mulheres que os homens, provavelmente devido a frouxidão ligamentar e morfologia anormal das facetas. Os sintomas incluem dor, claudicação neurogênica, radiculopatia e, raramente, disfunção intestinal da bexiga.

Azar FM, Beaty JH. Campbell's operative orthopaedics. Philadelphia: Elsevier, 14 ed., 2021, cap. 44, pág. 2002.

8. Resposta: C

Comentário: A espondilolistese degenerativa é a mais comum. Noventa por cento a 95% dos casos ocorrem no segmento L5-S1, 5% a 8% no nível L4-L5. Pacientes com um defeito lítico apresentam distribuição anormal da partilha de carga através do disco vertebral. Normalmente, 20% da carga axial da coluna lombar é transmitida pela coluna posterior e 80% pela coluna anterior. Quando a fratura da *pars* está presente, nenhuma carga é transmitida no nível acometido, sendo transmitida totalmente para a coluna anterior, levando a uma degeneração prematura do disco. Se um paciente adolescente apresentar um desvio maior que 2 mm no momento do

Capítulo 3 ▪ COLUNA

diagnóstico, o tratamento com uso de órtese não está indicado, já que a consolidação é improvável com o desvio significativo.

Azar FM, Beaty JH. Campbell's operative orthopaedics. Philadelphia: Elsevier, 14 ed., 2021, cap. 40, pág. 1813.

9. Resposta: C

Comentário: A espondilolistese congênita ou displásica é a menos comum e a do tipo ístmica é a mais comum. As crianças com espondilolistese congênita/displásica têm maior risco de lesão neurológica, uma vez que o arco neural intacto pode causar estenose grave do canal nas espondilolisteses de alto grau. Tal patologia parece ser rara em pacientes menores que 5 anos.

Morrissy RT, Weinstein SL. Lovell and Winter's pediatric orthopaedics. Philadelphia: Lippincott Williams & Wilkins, 7 ed., 2015, cap. 20, pág. 791.

10. Resposta: D

Comentário: Quando se planeja a correção, a fusão deverá incluir todas as curvas, desde a torácica superior até o sacro, no caso de pacientes não deambuladores. A via de acesso posterior isolada com artrodese e instrumentação tem mostrado alta taxa de falha. O objetivo do tratamento é prevenir uma maior deformidade e criar uma coluna estável e balanceada. A artrodese anterior e a instrumentação sozinhas podem ser consideradas para um grupo seleto de pacientes com curva toracolombar < 75 graus, curva compensatória < 40 graus, sem cifose aumentada.

Morrissy RT, Weinstein SL. Lovell and Winter's pediatric orthopaedics. Philadelphia: Lippincott Williams & Wilkins, 7 ed., 2015, cap. 15, pág. 564.

11. Resposta: C

Comentário: Ocorre mais frequentemente na região lombar alta ou na toracolombar. O tratamento conservador com o uso de coletes e assentos modificados em cadeira de rodas se mostrou ineficaz. O tratamento cirúrgico de escolha é a colectomia com osteotomias e ressecções vertebrais e artrodese. Os pacientes se apresentam com curvas extensas e rígidas no momento do nascimento, normalmente com mais de 80 graus.

Morrissy RT, Weinstein SL. Lovell and Winter's pediatric orthopaedics. Philadelphia: Lippincott Williams & Wilkins, 7 ed., 2015, cap. 15, pág. 567.

12. Resposta: C

Comentário: Na escoliose congênita, o sistema de classificação proposto por Winter, Moe e Nasca divide as malformações em defeitos de formação, defeitos de segmentação ou combinados. Tais defeitos podem ocorrer no plano frontal, sagital ou em ambos. A deformidade onde encontramos uma barra óssea unilateral corresponde a um defeito de segmentação.

Morrissy RT, Weinstein SL. Lovell and Winter's pediatric orthopaedics. Philadelphia: Lippincott Williams & Wilkins, 7 ed., 2015, cap.18, figura 18-5, pág. 703.

13. Resposta: A

Comentário: A progressão da curva ocorre mais rapidamente nos primeiros cinco anos de vida, durante o surto de crescimento puberal. A forma mais progressiva de todas as anomalias é a barra não segmentada, unilateral e côncava com uma hemivértebra convexa. Para cada tipo de anomalia, a taxa de deterioração geralmente é menos grave se estiver localizada na região torácica superior, mais grave se na região torácica e muito mais grave se na região toracolombar. A escoliose de menor gravidade é causada por uma vértebra em bloco.

Azar FM, Beaty JH. Campbell's operative orthopaedics. Philadelphia: Elsevier, 14 ed., 2021, cap. 44, pág. 2095.

14. Resposta: C

Comentário: O tratamento de escolha para pacientes portadores de ataxia de Friedreich com escoliose é artrodese longa, uma vez que órteses não conseguem evitar a progressão da curva. O padrão mais comum é uma curva torácica e lombar estrutural dupla. Nem todas as curvas em pacientes com essa patologia são progressivas (somente 49%). A maioria dos autores não considera que o uso de órteses seja útil para curvas progressivas para esses pacientes, pois a órtese não consegue controlar a curva.

Azar FM, Beaty JH. Campbell's operative orthopaedics. Philadelphia: Elsevier, 14 ed., 2021, cap. 44, pág. 2087.

15. Resposta: C

Comentário: O tratamento da escoliose em pacientes com distrofia muscular de Duchenne consiste na instrumentação e artrodese de T2 na pelve. Em pacientes com curvas menores e sem obliquidade pélvica fixa, a fusão e a instrumentação podem terminar em L5. A escoliose se desenvolve na maioria dos pacientes com distrofia muscular de Duchenne, embora o uso de corticosteroides possa diminuir o desenvolvimento da deformidade espinal nesses pacientes. Já foi detectado escoliose muito precoce em alguns pacientes deambuladores. Foi demonstrado que o uso de corticoide prolonga o tempo em que os pacientes são capazes de deambular.

Azar FM, Beaty JH. Campbell's operative orthopaedics. Philadelphia: Elsevier, 14 ed., 2021, cap. 44, pág. 2092.

16. Resposta: B

Comentário: A radiografia é um método simples, barato e rápido para avaliar um paciente com suspeita de fratura da coluna vertebral. Na radiografia, podemos avaliar irregularidade do alinhamento coronal e a incidência em AP pode revelar um alargamento interpedicular que é característico do desvio lateral dos fragmentos de uma fratura de explosão, entre outros achados sugestivos de uma fratura.

Bucholz RW et al. Rockwood and Green's Fractures in adults. Philadelphia: Lippincott, 8 ed., 2014, cap. 45, pág. 1761.

Capítulo 3 ■ COLUNA

17. Resposta: C

Comentário: Na síndrome medular anterior, existe perda motora e da sensibilidade (dolorosa e térmica) variável, com preservação da propriocepção e sensação de pressão profunda. Na síndrome medular central ocorre maior fraqueza nos membros superiores em comparação aos inferiores. Na síndrome da cauda equina ocorre arreflexia dos membros inferiores.

> Bucholz RW et al. Rockwood and Green's Fractures in adults. Philadelphia: Lippincott, 8 ed., 2014, cap. 43, tabela 43.10, pág. 1658.

18. Resposta: D

Comentário: O mecanismo em hiperextensão leva a fraturas simples de C1. A fratura de Jefferson, padrão de fratura em explosão, geralmente resulta de carga axial que leva a falha do anel de C1. Lesões medulares são incomuns nesse tipo de fratura. Mecanicamente não é possível que a fratura ocorra em somente um ponto do anel de C1. A integridade do ligamento transverso, é o principal fator para definirmos se uma fratura de Jefferson é instável ou estável, e assim definirmos a melhor forma de tratamento.

> Torneta III P et al. Rockwood and Green's Fractures in adults. 9 ed. Philadelphia: Wolters Kluwer, 2020, cap. 47, pág. 1857.

19. Resposta: C

Comentário: A maior parte das fraturas isoladas de C1 pode ser tratada conservadoramente. A estabilização cirúrgica para as fraturas de C1 é indicada para falha do tratamento conservador ou em casos com ruptura simultânea do ligamento transverso. As fraturas em explosão e instáveis (ruptura do ligamento transverso), sem déficit neurológico, são tratadas com tração seguido de halo craniano.

> Torneta III P et al. Rockwood and Green's Fractures in adults. 9 ed. Philadelphia: Wolters Kluwer, 2020, cap. 47, pág. 1857.

20. Resposta: D

Comentário: O sistema de classificação proposto por Fielding e Hawkins denota quatro tipos de lesão, sendo: tipo I, uma deformidade rotacional sem alargamento do espaço entre o arco anterior de C1 e o odontoide; tipo II, alargamento entre 3 mm e 5 mm do espaço entre o arco anterior de C1 e o odontoide, o que implica na ruptura do ligamento transverso; tipo III, alargamento maior que 5 mm do espaço entre o arco anterior de C1 e o odontoide, o que implica na ruptura do ligamento transverso e do ligamento alar, e tipo IV, luxação rotacional com translação posterior.

> Torneta III P et al. Rockwood and Green's Fractures in adults. 9 ed. Philadelphia: Wolters Kluwer, 2020, cap. 47., pág 1861.

21. Resposta: C

Comentário: O tratamento conservador é uso de órtese após redução da luxação por tração. Normalmente, a abordagem preferida para o tratamento dessas raras lesões é a fusão instrumentada. Tenta-se inicialmente a redução fechada por tração com pinças cranianas e, caso não haja sucesso, faz-se a redução aberta. Após a redução, é feita a fusão posterior C1-C2 com uso de parafusos de massa lateral em C1 e no istmo de C2 com aplicação de enxerto ósseo de crista ilíaca. Na lesão tipo II de Fielding, o tratamento é conservador com o uso de órtese cervicotorácica após redução.

> Torneta III P et al. Rockwood and Green's Fractures in adults. ed. Philadelphia: Wolters Kluwer, 2020, cap. 47., pág. 1861.

22. Resposta: A
Comentário: Em pacientes idosos (65 a 80 anos) com uma fratura tipo II de Anderson e D'Alonzo, desviada, sem déficit neurológico, sem contraindicações clínicas ou por lesões associadas, devemos optar pelo tratamento cirúrgico (Fusão C1-C2).

> Torneta III P et al. Rockwood and Green's Fractures in adults. 9 ed. Philadelphia: Wolters Kluwer, 2020, cap. 47., algoritmo 47.3, pág. 1867.

23. Resposta: B
Comentário: No choque neurogênico, em função da perda do fluxo simpático, podemos encontrar os seguintes achados: hipotensão arterial, bradicardia, débito urinário normal, extremidades quentes.

> Bucholz RW et al. Rockwood and Green's Fractures in adults. Philadelphia: Lippincott, 8 ed., 2014, cap. 43, tabela 43.5, pág. 1655.

24. Resposta: B
Comentário: As fraturas cervicais exibem distribuição bimodal que afeta tanto pacientes jovens como idosos. Acredita-se que a região cervical superior, seja o local onde mais ocorrem fraturas e menos lesões associadas à medula espinal em comparação com as lesões subaxiais, supostamente pelo maior diâmetro do canal vertebral. Na região subaxial, aproximadamente 40% de todas as lesões estão localizadas em C6 e C7.

> Torneta III P et al. Rockwood and Green's Fractures in adults. 9 ed. Philadelphia: Wolters Kluwer, 2020, cap. 47, pág. 1819.

25. Resposta: C
Comentário: Levine e Edwards modificaram a fratura de Effendi tipo II, para incluir o tipo IIA, uma lesão de flexão-distração. Esta lesão tem uma linha de fratura relativamente horizontal, além de cifose significativa através do disco de C2 com ruptura do ânulo posterior, mas translação mínima de C2 sobre C3, onde o tratamento se diferencia da lesão tipo II.

> Azar FM, Beaty JH. Campbell's operative orthopaedics. Philadelphia: Elsevier, 14 ed., 2021, cap. 41, pág. 1865 e figura 41.24 pág. 1866.

Capítulo 3 ■ COLUNA

26. Resposta: C

Comentário: As lesões em flexão e distração no estágio III pelo sistema proposto por Allen e Ferguson correspondem a uma lesão causada pelo mecanismo flexão e distração; nelas temos uma luxação bilateral das facetas articulares e translação de 50% do corpo vertebral superior sobre o corpo vertebral inferior.

> Torneta III P et al. Rockwood and Green's Fractures in adults. 9 ed. Philadelphia: Wolters Kluwer, 2020, cap. 47, pág. 1872.

27. Resposta: D

Comentário: As fraturas em gota de lágrima na coluna cervical subaxial são causadas pelo mecanismo flexão-compressão, segundo o sistema de classificação proposto por Allen e Ferguson, estágio 3.

> Torneta III P et al. Rockwood and Green's Fractures in adults. 9 ed. Philadelphia: Wolters Kluwer, 2020, cap. 47, pág. 1871.

28. Resposta: D

Comentário: As fraturas de C7 ou T1, sem lesão do complexo ligamentar posterior, são tratadas com órtese cervicotorácica. Nos casos de lesão do complexo ligamentar, o tratamento cirúrgico está indicado, podendo ser realizado por via anterior ou posterior. Fraturas de C3 a C6, sem lesão do complexo ligamentar posterior são tratadas com colar cervical rígido. O tratamento cirúrgico das fraturas cervicais por compressão apenas será considerado para pacientes com fratura compressiva associada a déficit neurológico e/ou ruptura do complexo ligamentar posterior.

> Torneta III P et al. Rockwood and Green's Fractures in adults. 9 ed. Philadelphia: Wolters Kluwer, 2020, cap. 47, pág. 1877.

29. Resposta C

Comentário: Nas fraturas tipo explosão isoladas, *score SLCI=2*, o halo colete ou OCT rígidos são boas opções de tratamento conservador, sendo indicados apenas em pacientes neurologicamente intactos. O tratamento cirúrgico com artrodese e instrumentação posterior, nas fraturas do tipo explosão na coluna cervical, deve ficar reservado apenas para aqueles pacientes neurologicamente intactos e que demonstrem evidências de lesão do complexo ligamentar posterior.

> Torneta III P et al. Rockwood and Green's Fractures in adults. 9 ed. Philadelphia: Wolters Kluwer, 2020, cap. 47, pág. 1878.

30. Resposta: A

Comentário: Uma lesão da artéria vertebral em decorrência de um trauma na coluna cervical inferior apresenta incidência de 25% a 46%. Essas lesões podem ocorrer nos casos de luxações da faceta articular, fraturas da faceta articular acompanhadas de translação e fraturas do forame transverso. A incidência de sequelas clínicas decorrentes desse tipo de lesão é muito baixa. O mecanismo de lesão pode ser uma laceração, uma avulsão por distração ou lesão da camada íntima resultando em oclusão. Em muitos casos nenhum tipo de tratamento específico é necessário.

Torneta III P et al. Rockwood and Green's Fractures in adults. 9 ed. Philadelphia: Wolters Kluwer, 2020, cap. 47, pág. 1894.

31. Resposta: B

Comentário: A técnica de An, em que parafusos são inseridos com uma trajetória de 30 graus lateralmente e de 15 graus na direção cefálica, acompanha a orientação das facetas e, provavelmente representa a técnica com mais baixo risco de comprometimento neurovascular, embora a familiaridade do cirurgião com a técnica escolhida seja o fator mais relevante.

Torneta III P et al. Rockwood and Green's Fractures in adults. 9 ed. Philadelphia: Wolters Kluwer, 2020, cap. 47, pág. 1845.

32. Resposta: A

Comentário: A RM não é indicada rotineiramente, a menos que lesão ligamentar seja suspeita por causa de mais de 25 graus de cifose segmentar. O tratamento é com uso de TLSO por 12 semanas, analgesia e retorno gradual às atividades. Caso o paciente apresente uma lesão ligamentar posterior e uma fratura do corpo anterior, o tratamento cirúrgico é uma opção. A cifoplastia, tipo de procedimento intraósseo, está reservada para fraturas patológicas de baixa energia.

Azar FM, Beaty JH. Campbell's operative orthopaedics. Philadelphia: Elsevier, 14 ed., 2021, cap. 41, pág. 1884.

33. Resposta: A

Comentário: As principais características dessa lesão são fraturas do corpo vertebral na região posterior com retropulsão de fragmentos ósseos em direção ao canal vertebral e aumento da distância interpedicular relativa aos níveis adjacentes. Vários estudos mostram que não existe uma correlação de confiança entre o grau de comprometimento do canal e da função neurológica. Se o paciente apresentar déficit neurológico que envolve mais de uma raiz, descompressão e estabilização cirúrgica são recomendadas. Se a estabilização operatória for realizada, instrumentação de segmento curto para preservar os segmentos de movimento será desejável.

Azar FM, Beaty JH. Campbell's operative orthopaedics. Philadelphia: Elsevier, 14 ed., 2021, cap. 41, pág. 1884.

34. Resposta: C

Comentário: Essas lesões ocorrem mais comumente na coluna torácica. Quando o paciente apresenta espondilite anquilosante, as lesões na região toracolombar são quase sempre associadas a fraturas. Para os pacientes com déficit neurológico mínimo na apresentação, o reconhecimento precoce desse padrão de lesão é crucial para evitar lesão iatrogênica associada, ao mover o paciente para posterior avaliação ou tratamento de outras lesões. Essas lesões são muito instáveis, e translação, geralmente a retrolistese, pode causar lesão da medula espinal. É fundamental evitar colocar o paciente em decúbito dorsal horizontal. A estabilização deve ser feita com uma construção posterior longa.

> Azar FM, Beaty JH. Campbell's operative orthopaedics. Philadelphia: Elsevier, 14 ed., 2021, cap. 41, pág. 1886.

35. Resposta: C

Comentário: O *Thoracolumbar Injury Classification and Severity Score* (TLICS) é um sistema de pontuação de gravidade da lesão toracolombar que leva em consideração a morfologia da fratura, a integridade do complexo ligamentar posterior e a função neurológica do paciente, obtendo-se um valor numérico que é então utilizado para orientar as opções de tratamento. Pacientes com síndrome da cauda equina recebem três pontos nesse sistema. A pontuação para tratamento conservador é ≤ 3 e o tratamento cirúrgico é indicado quando a pontuação é ≥ 5.

> Azar FM, Beaty JH. Campbell's operative orthopaedics. Philadelphia: Elsevier, 14 ed., 2021, cap. 41, tabela 41.7, pág. 1882.

36. Resposta: D

Comentário: No sistema de classificação de fraturas do sacro descrito por Denis, as lesões de zona 3 ocorrem mediais ao forame e envolvem o canal espinal. Mais da metade dos pacientes acometidos com essa lesão apresentam sintomas neurológicos que envolvem disfunção do intestino e da bexiga.

> Azar FM, Beaty JH. Campbell's operative orthopaedics. Philadelphia: Elsevier, 14 ed., 2021, cap. 41, pág. 1893.

37. Resposta: A

Comentário: A placa terminal vertebral é o foco mais comumente relatado de infecção vertebral, seguida da inoculação direta no disco, formação de abcesso epidural e formação de abcesso paravertebral. As vértebras torácicas e lombar foram relatadas como as áreas mais comuns de infecção piogênica, e a junção toracolombar é a área mais comum de infecção tuberculosa. Infecção geniturinária é o fator predisponente mais comum para infecção hematogênica. Infecções do trato respiratório e dérmica estão implicadas, com menos frequência, em infecções de transmissão hematogênica.

> Canale ST, Beaty JH. Campbell's operative orthopaedics. Philadelphia: Saunders, 2012, 12 ed., cap. 43., pág. 1968.

38. Resposta: C

Comentário: A instabilidade atlantoaxial pode ocorrer em 25% a 90% dos pacientes. As fraturas da coluna vertebral são sempre graves e lesões que frequentemente ameaçam à vida. Inicialmente, as radiografias mostram fusão das articulações sacroilíacas que caracteristicamente ocorre bilateralmente. As fraturas da coluna vertebral nos pacientes com espondilite anquilosante ocorrem em geral na coluna cervical inferior, com frequência são instáveis e não raro de descoberta tardia.

> Azar FM, Beaty JH. Campbell's operative orthopaedics. Philadelphia: Elsevier, 14 ed., 2021, cap. 39, pág. 1784.

39. Resposta: B
Comentário: A osteotomia de Smith-Petersen é uma excelente opção para correção de graus menores de deformidade, sendo que 10 graus de correção podem ser obtidos a cada 10 mm de ressecção. A osteotomia em casca de ovo está reservada para o desequilíbrio sagital ou coronal grave de mais de 10 cm da linha média. A osteotomia de subtração pedicular é mais adequada para os pacientes que têm desequilíbrio sagital significativo e discos imóveis ou fundidos. Por esta osteotomia obtêm-se elevados graus de correção, chegando a 30 graus ou mais de correção com uma única osteotomia posterior, de preferência ao nível da deformidade.

> Azar FM, Beaty JH. Campbell's operative orthopaedics. Philadelphia: Elsevier, 14 ed., 2021, cap. 39, pág. 1785.

40. Resposta: C
Comentário: O nível de C6-C7, raiz C7, possui como área sensitiva o dedo médio; como motor, a raiz de C7 é responsável pelo tríceps e pelos flexores do punho. O reflexo é o tricipital.

> Leite NM, Faloppa F. Propedêutica Ortopédica e Traumatologia. Porto Alegre: Artmed, 2013. 1 ed., cap.12, pág. 181.

41. Resposta: A
Comentário: O exame neurológico para a região lombar inicia-se com a pesquisa do nível sensitivo. A área referente à raiz L1 se encontra abaixo do ligamento inguinal, na porção anteroposterior da coxa.

> Leite NM, Faloppa F. Propedêutica Ortopédica e Traumatologia. Porto Alegre: Artmed, 2013. 1 ed., cap. 12, pág. 183.

42. Resposta: C
Comentário: O iliopsoas é inervado pelas raízes nervosas de T12 a L3. O quadríceps é inervado pelo nervo femoral L2, L3 e L4. Os adutores do quadril inervados pelo nervo obturatório, com contribuição das raízes de L2, L3 e L4. O nível de L4 tem sua representação motora com o músculo tibial anterior, que é inervado pelo nervo fibular profundo.

> Leite NM, Faloppa F. Propedêutica Ortopédica e Traumatologia. Porto Alegre: Artmed, 2013. 1 ed., cap. 12, pág. 184.

Capítulo 3 ▪ COLUNA

43. Resposta: A

Comentário: Nos casos de trauma, a pesquisa do reflexo bulbocavernoso é obrigatória. Esse reflexo é realizado com a estimulação por compressão da glande ou do clitóris e observação da contração do esfíncter anal. Tal reflexo é referente às raízes S2 e S3 e tem sua importância na determinação do fim do choque medular.

> Leite NM, Faloppa F. Propedêutica Ortopédica e Traumatologia. Porto Alegre: Artmed, 2013. 1 ed., cap. 12, pág. 184.

44. Resposta: B

Comentário: O teste de Hoover visa a determinar se o paciente está simulando ao afirmar que não pode elevar a perna. Nesse teste, solicita-se que o paciente eleve a perna estendida, enquanto o examinador mantém uma das mãos sob o calcâneo do pé oposto. Quando o paciente está realmente tentando elevar a perna, exerce pressão contra a maca pelo calcâneo oposto.

> Leite NM, Faloppa F. Propedêutica Ortopédica e Traumatologia. Porto Alegre: Artmed, 2013. 1 ed., cap. 12, pág. 185.

45. Resposta: B

Comentário: É fundamental a compreensão da morfologia das vértebras cervicais, para evitar complicações durante sua fixação. Os pedículos na coluna cervical superior (C2-4) são alongados, enquanto os pedículos na coluna cervical inferior (C6-7) são arredondados. Os pedículos inclinam para cima em C2 e C3, são paralelos em C4 e C5, e se inclinam para baixo em C6 e C7. Os pedículos de C2 e C7 apresentam interdiâmetros médios de maior dimensão, enquanto C3 apresentou o menor diâmetro.

> Azar FM, Beaty JH. Campbell's operative orthopaedics. Philadelphia: Elsevier, 14 ed., 2021, cap. 37, pág. 1644.

46. Resposta: C

Comentário: As dimensões e os ângulos pediculares mudam progressivamente a partir da coluna torácica superior distalmente. Um conhecimento profundo dessas relações é importante, quando se considera o uso do pedículo como um local para colocação de parafusos. Um estudo de 2.905 medições de pedículo feitas de T1 a L5 verificou que os pedículos eram mais largos em L5 e mais estreitos em T5 no plano horizontal. Os pedículos mais largos no plano sagital estavam em T11 e os mais estreitos estavam em T1.

> Azar FM, Beaty JH. Campbell's operative orthopaedics. Philadelphia: Elsevier, 14 ed., 2021, cap. 37, pág. 1644.

47. Resposta: D

Comentário: A possibilidade de pseudoartrose, após artrodese da coluna lombar, deve ser lembrada desde o momento em que a operação é proposta até que a massa de fusão seja sólida. Imobilizações rígidas ou semirrígidas apresentam taxa de fusão menores do que a ausência de imobilizadores. A instrumentação semirrígida apresenta maior taxa de sucesso, assim como a fusão circunferencial e o uso de enxerto ósseo autógeno + cage intersomático.

> Azar FM, Beaty JH. Campbell's operative orthopaedics. Philadelphia: Elsevier, 14 ed., 2021, cap. 39, tabela 39.3, pág. 1764.

48. Resposta: D

Comentário: São indicações para artroplastia cervical: doença sintomática do disco cervical em um ou dois níveis vertebrais entre C3 e T1, confirmada por imagem (RM, TC ou mielografia) mostrando herniação de núcleo pulposo, espondilose ou perda de altura do disco; persistência dos sintomas após seis semanas do tratamento conservador, e pacientes entre 20 e 70 anos de idade, com ausência de contraindicações. A instabilidade cervical, a fusão cervical adjacente ao nível a ser tratado e a degeneração das facetas articulares são contraindicações.

> Azar FM, Beaty JH. Campbell's operative orthopaedics. Philadelphia: Elsevier, 14 ed., 2021, cap. 38, quadro 38.7, pág. 1709.

49. Resposta: D

Comentário: As diferenças técnicas de procedimento são de mínima importância com relação ao resultado. Vários pontos se destacam na análise dos resultados da cirurgia do disco lombar, sendo que a seleção do paciente parece ser crucial. Pacientes com baixo nível de escolaridade apresentam uma correlação significativa com os maus resultados da cirurgia. A remoção cirúrgica do disco é obrigatória e urgente apenas nos pacientes com a síndrome da cauda equina. O paciente ideal é aquele que apresenta sintomatologia unilateral.

> Azar FM, Beaty JH. Campbell's operative orthopaedics. Philadelphia: Elsevier, 14 ed., 2021, cap. 39, pág. 1753.

50. Resposta: A

Comentário: As principais características da sintomatologia da DDD e do DID são de cronicidade da dor do tipo axial, por vezes com dor na nádega e na região posterior da coxa (esclerotomia), em adultos jovens entre a terceira e a sexta década de vida. Não são observados achados patognomônicos para DID. A dor distal ao joelho indica patologia diferente ou coexistente. A RM evidencia diminuição no teor de água no núcleo de um ou mais discos. Atividades que levam à flexão do tronco e o sentar aumentam a pressão intradiscal, exacerbando os sintomas. Um pequeno grupo de pacientes com sintomas persistentes e debilitantes pode se beneficiar da intervenção cirúrgica; a cirurgia proporciona melhora em apenas 65% desses pacientes, deixando cerca de 35% igual ou possivelmente pior com relação à dor axial lombar.

> Azar FM, Beaty JH. Campbell's operative orthopaedics. Philadelphia: Elsevier, 14 ed., 2021, cap. 39, pág. 1766.

Capítulo 3 ▪ COLUNA

51. Resposta: D

Comentário: Feito o diagnóstico de escoliose deve-se avaliar a probabilidade de evolução. Curvas em meninas progridem mais do que curvas em meninos. O tempo de progressão da curva é durante o pico de velocidade de crescimento, diminuindo sua incidência à medida que a criança fica mais velha e se aproxima da maturidade esquelética. A incidência da progressão também está relacionada com os padrões de curvas. Curvas duplas têm maior probabilidade de progredir do que as curvas simples, e as torácicas simples tendem a ser mais progressivas do que as lombares simples.

> Azar FM, Beaty JH. Campbell's operative orthopaedics. Philadelphia: Elsevier, 14 ed., 2021, cap. 44, pág. 2014.

52. Resposta: D

Comentário: Existem alguns métodos para determinar a maturidade esquelética, porém esses sistemas são complicados e pouco práticos para o uso em um ambiente clínico movimentado. Sanders apresentou uma classificação simplificada com base nas epífises das falanges, dos metacarpos e rádio distal, sendo um método confiável de maturidade e probabilidade de progressão para cirurgia. O sinal de Risser pode não ser tão útil pois apresenta variações nos padrões normais e o grau I começa após o PHV (pico de velocidade de crescimento). Muitos autores defendem que o PHV é um indicador de maturidade melhor que o sinal de Risser.

> Azar FM, Beaty JH. Campbell's operative orthopaedics. Philadelphia: Elsevier, 14 ed., 2021, cap. 44, pág. 2017.

53. Resposta: D

Comentário: A osteotomia de Ponte é realizada para escolioses superiores a 70 ou 75 graus que não se reduzem para menos de 40 graus com o corpo em flexão ou para cifoses com 40 a 50 graus em hiperextensão. Cada milímetro ressecado corresponde a 1 grau de correção, sendo possível corrigir 5 a 10 graus por nível. Para a realizar a osteotomia de Ponte, é necessário a retirada das lâminas, ligamento amarelo, processos articulares superior e inferior de ambos os lados e o processo espinhoso da vértebra imediatamente cefálica ao local da osteotomia.

> Azar FM, Beaty JH. Campbell's operative orthopaedics. Philadelphia: Elsevier, 14 ed., 2021, cap. 44, pág. 2050.

54. Resposta: D

Comentário: O fenômeno de virabrequim é uma complicação tardia da escoliose, onde ocorre crescimento anterior das vértebras pós-instrumentação, causando recidivas da escoliose ou rotações. As complicações precoces do tratamento cirúrgico da escoliose são: lesões neurológicas, infecções, íleo paralítico, pneumotórax, atelectasia, rompimento dural, níveis incorretos, complicações urinárias e perda de visão.

> Azar FM, Beaty JH. Campbell's operative orthopaedics. Philadelphia: Elsevier, 14 ed., 2021, cap. 44, pág. 2057.

55. Resposta: D

Comentário: De acordo com a classificação de Lenke para escoliose idiopática do adolescente, na curva tipo 6 o valor do ângulo de Cobb da curva toracolombar/lombar é maior do que o valor do ângulo de Cobb da curva torácica principal.

> Azar FM, Beaty JH. Campbell's operative orthopaedics. Philadelphia: Elsevier, 14 ed., 2021, cap. 44, figura 44.32, pág. 2022.

56. Resposta: C

Comentário: A curva Lenke tipo 2 e a King tipo 5 são correspondentes, ambas apresentando uma deformidade com dupla curva torácica.

> Azar FM, Beaty JH, Canale ST. Campbell's operative orthopaedics. Philadelphia: Elsevier, 13 ed., 2017, cap. 44, pág. 1925.

57. Resposta: D

Comentário: As deformidades do tipo 2, falha de segmentação, não são tão graves quanto as deformidades do tipo 1 e são menos comuns, apresentando uma progressão com uma taxa média de 5 graus por ano.

> Azar FM, Beaty JH. Campbell's operative orthopaedics. Philadelphia: Elsevier, 14 ed., 2021, cap. 44, pág. 2125.

58. Resposta: D

Comentário: Nas deformidades do tipo I apresentando curvas com mais de 60 graus, as fusões anterior e posterior em pelo menos um nível acima e um abaixo da cifose são indicadas.

> Azar FM, Beaty JH. Campbell's operative orthopaedics. Philadelphia: Elsevier, 14 ed., 2021, cap. 44, pág. 2127.

59. Resposta: A

Comentário: A classificação de Herman e Pizzutillo é dividida em quatro tipos, sendo baseada na apresentação clínica e na morfologia da anormalidade da coluna. O tipo 1 refere-se a uma espondilólise e espondilolistese displásica semelhante à categoria displásica de Wiltse.

> Azar FM, Beaty JH. Campbell's operative orthopaedics. Philadelphia: Elsevier, 14 ed., 2021, cap. 44, quadro 44.12, pág. 2137.

60. Resposta: A

Comentário: Em adolescentes com cifose menor do que 50 graus, o acompanhamento é realizado até o fim da maturidade esquelética, com radiografias laterais panorâmicas da coluna na posição ortostática, a cada quatro a seis meses; este acompanhamento é cessado após o crescimento completo.

> Azar FM, Beaty JH. Campbell's operative orthopaedics. Philadelphia: Elsevier, 14 ed., 2021, cap. 44, pág. 2118.

Ombro e cotovelo

4

Diemack Alle Oliveira Ramos
Caio Henrique Amorim Chaves

1. Resposta: D
Comentário: O acesso de Judet modificado ocorre entre os músculos infraespinal inervado pelo supraescapular e redondo menor pelo nervo axilar. O plano internervos define o plano entre músculos com inervação diferente, permitindo o acesso as estruturas com maior segurança.

> Azar FM, Beaty JH. Campbell's operative orthopaedics. Philadelphia: Elsevier, 14 ed., 2021, cap. 1, pág. 111.

2. Resposta: A
Comentário: A osteotomia do olécrano deve ser feita de três quartos do olécrano, com serra ou osteótomo, a cerca de 2 cm da sua ponta, transversalmente, sendo concluída com rachaduras no osso. Faz-se antes da osteotomia os túneis para ostessíntese com banda de tensão posteriormente.

> Azar FM, Beaty JH. Campbell's operative orthopaedics. Philadelphia: Elsevier, 14 ed., 2021, cap. 1, págs. 123 e 124.

3. Resposta: B
Comentário: O ângulo cervicodiafisário médio do úmero é de cerca de 45 graus (+- 5 graus). Na osteoartrose do ombro, esse ângulo torna-se mais plano, em torno de 50 graus.

> Azar FM, Beaty JH. Campbell's operative orthopaedics. Philadelphia: Elsevier, 14 ed., 2021, cap. 12, pág. 601.

4. Resposta: A
Comentário: O *lateral humeral offset* (deslocamento lateral do úmero) deve ser mensurado entre a base lateral do processo coracoide e a borda lateral do tubérculo maior. A importância dessa manutenção de parâmetro influencia diretamente nos braços de

alavanca dos músculos abdutores do ombro (músculo deltoide e supraespinal) que, em caso de diminuição do espaço, evolui com perda de força.

Azar FM, Beaty JH. Campbell's operative orthopaedics. Philadelphia: Elsevier, 14 ed., 2021, cap. 12, pág. 601.

5. Resposta: C

Comentário: A osteonecrose da cabeça umeral foi classificada por Cruess, na qual no estádio: I, as alterações não são visíveis nas radiografias; no II, há alterações escleróticas e evidências de remodelação óssea preservando a esfericidade da cabeça; no III, há perda da esfericidade secundária ao colapso ou fratura do osso subcondral; no IV, a cabeça umeral apresenta colapso articular, podendo existir fragmento intra-articular, e no V, coexistem alterações osteoartríticas na fossa da glenoide.

Azar FM, Beaty JH. Campbell's operative orthopaedics. Philadelphia: Elsevier, 14 ed., 2021, cap. 12, pág. 615.

6. Resposta: A

Comentário: A ossificação heterotópica após artroplastia total de ombro tem caráter não progressivo, manifesta-se precocemente e não afeta negativamente os resultados. Está associada aos fatores de risco como sexo masculino e osteoartrose.

Azar FM, Beaty JH. Campbell's operative orthopaedics. Philadelphia: Elsevier, 14 ed., 2021, cap. 12, pág. 627.

7. Resposta: C

Comentário: Cerca de 70% da restrição por partes moles com o cotovelo em extensão é feita pela cápsula anterior, quando se trata de distração articular.

Azar FM, Beaty JH. Campbell's operative orthopaedics. Philadelphia: Elsevier, 14 ed., 2021, cap. 12, pág. 630.

8. Resposta: A

Comentário: A articulação ulnoumeral é um exemplo de articulação em dobradiça ou ginglimoide. Já a articulação umerorradial em conjunto com a radioulnar proximal possuem dois graus de liberdade da articulação, sendo consideradas em pivô ou trocoide.

Azar FM, Beaty JH. Campbell's operative orthopaedics. Philadelphia: Elsevier, 14 ed., 2021, cap. 12, pág. 631.

9. Resposta: D

Comentário: O ângulo de carregamento do cotovelo varia de 11 graus de valgo com o cotovelo em extensão total a 6 graus de varo com o cotovelo em flexão total.

Azar FM, Beaty JH. Campbell's operative orthopaedics. Philadelphia: Elsevier, 14 ed., 2021, cap. 12, pag. 631.

Capítulo 4 ■ OMBRO E COTOVELO

10. Resposta: D

Comentário: Quando da ausência da cabeça do rádio, a força radiocapitelar é transmitida da articulação remanescente (ulnaumeral) e logo a tensão do ligamento colateral medial é adicionada, aumentando em nove vezes o peso do corpo sobre o ligamento colateral medial.

Azar FM, Beaty JH. Campbell's operative orthopaedics. Philadelphia: Elsevier, 14 ed., 2021, cap. 12, pág. 631.

11. Resposta: B

Comentário: A presença do *labrum* glenoidal aumenta a cobertura da cabeça umeral, horizontalmente, em 57% e, verticalmente, em 75%.

Azar FM, Beaty JH. Campbell's operative orthopaedics. Philadelphia: Elsevier, 14 ed., 2021, cap. 46, pág. 2374.

12. Resposta: A

Comentário: Os músculos extrínsecos ao redor do ombro são aqueles que controlam primariamente os movimentos da escápula. Sendo eles: romboide, elevador da escápula, trapézio e serrátil anterior.

Azar FM, Beaty JH. Campbell's operative orthopaedics. Philadelphia: Elsevier, 14 ed., 2021, cap. 46, pág. 2374.

13. Resposta: B

Comentário: O intervalo é interligado pelo músculo supraespinal, músculo subescapular e coracoide. Estão presentes as seguintes estruturas: tendão do bíceps, ligamento glenoumeral superior e ligamento coracoumeral.

Azar FM, Beaty JH. Campbell's operative orthopaedics. Philadelphia: Elsevier, 14 ed., 2021, cap. 46, pág. 2376.

14. Resposta: A

Comentário: O arco coracoacromial é composto pelo processo coracoide, acrômio, ligamento coracoacromial e clavícula distal. Os tendões do manguito rotador, bursa subacromial, tendão do bíceps e úmero proximal passam sob esse arco.

Azar FM, Beaty JH. Campbell's operative orthopaedics. Philadelphia: Elsevier, 14 ed., 2021, cap. 46, pág. 2376.

15. Resposta: A

Comentário: O teste de Hawkins-Kennedy avalia o impacto do tubérculo maior contra o ligamento coracoacromial, enquanto o teste do impacto de Neer avalia o impacto do tubérculo maior contra o acrômio.

Azar FM, Beaty JH. Campbell's operative orthopaedics. Philadelphia: Elsevier, 14 ed., 2021, cap. 46, pág. 2376.

16. Resposta: A

Comentário: O teste de Speed torna-se positivo quando surge dor na região do sulco bicipital, sendo correlacionada a tendinite do bíceps e lesões labrais superiores anterior e posterior.

> Azar FM, Beaty JH. Campbell's operative orthopaedics. Philadelphia: Elsevier, 14 ed., 2021, cap. 46, pág. 2380.

17. Resposta: A

Comentário: A descrição do quadro evolutivo da síndrome do impacto é dividida em em três estágios. O primeiro define um quadro histopatológico de edema e hemorragia em pacientes com idade inferior a 25 anos, possuindo como diagnóstico diferencial a subluxação articular e artrite da articulação acromioclavicular.

> Azar FM, Beaty JH. Campbell's operative orthopaedics. Philadelphia: Elsevier, 14 ed., 2021, cap. 46, pág. 2385.

18. Resposta: B

Comentário: Volume menor que 10 mL e o não enchimento do recesso axilar são achados artrográficos indicativos de ombro congelado.

> Azar FM, Beaty JH. Campbell's operative orthopaedics. Philadelphia: Elsevier, 14 ed., 2021, cap. 46, pág. 2401.

19. Resposta: B

Comentário: A incidência de tendinite calcária bilateral é em torno de 10% dos pacientes.

> Azar FM, Beaty JH. Campbell's operative orthopaedics. Philadelphia: Elsevier, 14 ed., 2021, cap. 46, pág. 2402.

20. Resposta: B

Comentário: O aspecto seco parecendo giz nos depósitos é na fase II – estágio de calcificação.

> Azar FM, Beaty JH. Campbell's operative orthopaedics. Philadelphia: Elsevier, 14 ed., 2021, cap. 46, págs. 2402-2403.

21. Resposta: C

Comentário: A síndrome do espaço quadrangular acomete adultos com idade entre 20 e 35 anos, afetando o lado dominante, com dor correspondendo às regiões lateral e anterior do ombro, decorrendo da compressão do nervo axilar e artéria circunflexa umeral posterior.

> Azar FM, Beaty JH. Campbell's operative orthopaedics. Philadelphia: Elsevier, 14 ed., 2021, cap. 46, pág. 2404.

Capítulo 4 ▪ OMBRO E COTOVELO **185**

22. Resposta: A

Comentário: A posição que demonstra oclusão da artéria circunflexa umeral posterior, na presença da síndrome do espaço quadrangular, é com o ombro em rotação lateral e abdução. Sendo revertida com o braço ao lado do corpo.

Azar FM, Beaty JH. Campbell's operative orthopaedics. Philadelphia: Elsevier, 14 ed., 2021, cap. 46, pág. 2404.

23. Resposta: A

Comentário: As luxações recidivantes da articulação esternoclavicular, em maioria, são anteriores, sendo o tratamento não cirúrgico o mais indicado.

Azar FM, Beaty JH. Campbell's operative orthopaedics. Philadelphia: Elsevier, 14 ed., 2021, cap. 47, pág. 2437.

24. Resposta: D

Comentário: As luxações com tempo de evolução superior a seis semanas são consideradas luxações crônicas.

Azar FM, Beaty JH. Campbell's operative orthopaedics. Philadelphia: Elsevier, 14 ed., 2021, cap. 47, pág. 2441.

25. Resposta: A

Comentário: Na hiperfrouxidão de Beighton, pontua-se com as seguintes características: com joelho em extensão, realizar a flexão do tronco, repousando as palmas das mãos sobre o solo (1 ponto); hiperextensão do joelho além de 10 graus (1 ponto para cada joelho); hiperextensão ativa do cotovelo além de 10 graus (1 ponto para cada cotovelo); aposição passiva do polegar ao antebraço ipsilateral (1 ponto para cada polegar); dorsiflexão passiva do quinto quirodáctilo além de 90 graus (1 ponto para cada quinto dedo). Uma pontuação igual ou superior a 4, em uma escala de 9, é diagnóstico de hiperfrouxidão.

Azar FM, Beaty JH. Campbell's operative orthopaedics. Philadelphia: Elsevier, 14 ed., 2021, cap. 47, págs., 2443-2444.

26. Resposta: B

Comentário: A técnica radiográfica de Garth *et al.* para incidência apical oblíqua do ombro, é feita com o paciente sentado e ombro lesionado adjacente ao cassete vertical, o tórax é rodado para uma posição oblíqua de 45 graus. O feixe é direcionado 45 graus caudalmente, passando longitudinalmente através da escápula, que fica em um ângulo de 45 graus com o tórax, enquanto o membro está aduzido.

Azar FM, Beaty JH. Campbell's operative orthopaedics. Philadelphia: Elsevier, 14 ed., 2021, cap. 47, pág. 2444.

27. Resposta: A

Comentário: Na ruptura aguda proximal do tendão do bíceps, em relação ao lado oposto, a diminuição de força é de 30% para flexão do cotovelo e 17% para abdução do ombro em rotação externa.

Azar FM, Beaty JH. Campbell's operative orthopaedics. Philadelphia: Elsevier, 14 ed., 2021, cap. 48, pág 2520.

28. Resposta: A

Comentário: O teste do gancho ou Hook Test é feito para avaliar integridade de tendão distal do bíceps, sendo realizado com flexão ativa do cotovelo pelo paciente com o antebraço em supinação, enganchando o dedo de lateral para medial na borda do tendão.

Azar FM, Beaty JH. Campbell's operative orthopaedics. Philadelphia: Elsevier, 14 ed., 2021, cap. 48, pág. 2523.

29. Resposta: A

Comentário: Para obter uma imagem longitudinal do tendão e detectar rupturas parciais ou totais, o membro deve estar em flexo-abdução-supinação (FABS), sendo 90 graus de flexão do cotovelo, 180 graus de abdução do ombro e o antebraço em supinação.

Azar FM, Beaty JH. Campbell's operative orthopaedics. Philadelphia: Elsevier, 14 ed., 2021, cap. 48, pág. 2523.

30. Resposta: B

Comentário: A doença de Panner é uma osteocondrose idiopática de envolvimento difuso do capítulo que normalmente envolve crianças de 6 a 8 anos.

Azar FM, Beaty JH. Campbell's operative orthopaedics. Philadelphia: Elsevier, 14 ed., 2021, cap. 52, pág. 2741.

31. Resposta: C

Comentário: A osteocondrite dissecante do capítulo se desenvolve em indivíduos de 10-17 anos do sexo masculino, mais frequentemente.

Azar FM, Beaty JH. Campbell's operative orthopaedics. Philadelphia: Elsevier, 14 ed., 2021, cap. 52, ág. 2741.

32. Resposta: A

Comentário: Os dois sinais de prognóstico ruim segundo Takahara *et al.* são: edema e perda de 20 graus na amplitude de movimento.

Azar FM, Beaty JH. Campbell's operative orthopaedics. Philadelphia: Elsevier, 14 ed., 2021, cap. 52, pág. 2742.

Capítulo 4 ▪ OMBRO E COTOVELO

33. Resposta: B

Comentário: O valor do ângulo glenopolar normal, importante no tratamento das fraturas do colo glenoide, varia de 30 a 45 graus.

> Azar FM, Beaty JH. Campbell's operative orthopaedics. Philadelphia: Elsevier, 14 ed., 2021, cap. 57, pág. 3042.

34. Resposta: B

Comentário: Os critérios radiográficos de Hertel podem ser utilizados para prever a isquemia da cabeça do úmero, quando a extensão metafisária da cabeça do úmero é menor que 8 mm e o desvio da dobradiça medial maior que 2 mm. Sendo que a combinação das duas e o padrão de fratura do colo anatômico tem um valor preditivo positivo de 97% para isquemia.

> Azar FM, Beaty JH. Campbell's operative orthopaedics. Philadelphia: Elsevier, 14 ed., 2021, cap. 57, pág. 3044.

35. Resposta: D

Comentário: Os princípios de osteossíntese de úmero distal descritos por Sanchez-Sotelo *et al.* são: todo parafuso deve passar através da placa; cada parafuso deve envolver um fragmento no lado oposto que também é fixado a uma placa; o máximo possível de parafusos deve ser colocado nos fragmentos distais; cada parafuso deve ser o mais longo possível; cada parafuso deve envolver o máximo de fragmentos articulares; as placas devem ser aplicadas de modo que a compressão seja alcançada no nível supracondilar para ambas as colunas; as placas utilizadas devem ser fortes e rígidas o suficiente para resistir à quebra ou à torção antes que a união ocorra no nível supracondilar.

> Azar FM, Beaty JH. Campbell's operative orthopaedics. Philadelphia: Elsevier, 14 ed., 2021, cap. 57, pág. 3076.

36. Resposta: D

Comentário: Segundo a classificação de O`Driscoll *et al.*, o tipo III subtipo 2 ocorre na base do processo coronoide transolecraniana.

> Azar FM, Beaty JH. Campbell's operative orthopaedics. Philadelphia: Elsevier, 14 ed., 2021, cap. 57, pág. 3082.

37. Resposta: A

Comentário: A confecção de banda de tensão foi comprovada sendo útil nas fraturas transversas simples de olécrano.

> Azar FM, Beaty JH. Campbell's operative orthopaedics. Philadelphia: Elsevier, 14 ed., 2021, cap. 57, pág. 3090.

38. Resposta: D

Comentário: Segundo Bado, a fratura do tipo 4 ocorre no terço proximal ou médio da ulna associada a luxação anterior da cabeça radial e fratura do terço proximal do rádio abaixo da tuberosidade bicipital. A do tipo 1, ocorre no terço médio ou proximal da ulna com luxação anterior da cabeça radial e angulação com ápice anterior característico da ulna. A do tipo 2, é a fratura do terço médio ou proximal da ulna (o ápice geralmente é angulado posteriormente) com luxação posterior da cabeça radial e muitas vezes uma fratura da cabeça radial. E por fim a do tipo 3, ocorre na ulna imediatamente distal ao processo coronoide com luxação lateral da cabeça radial.

> Azar FM, Beaty JH. Campbell's operative orthopaedics. Philadelphia: Elsevier, 14 ed., 2021, cap. 57, pág. 3095.

39. Resposta: B
Comentário: Segundo Beredjiklian *et al.*, a consolidação viciosa do úmero proximal é dividida em: tipo I, mau posicionamento da tuberosidade maior ou menor de mais de 1 cm; tipo II, incongruência intra-articular ou recuo da superfície articular de mais de 5 mm, e tipo III, mau alinhamento rotacional do segmento articular por mais de 45 graus no plano coronal, sagital ou axial.

> Azar FM, Beaty JH. Campbell's operative orthopaedics. Philadelphia: Elsevier, 14 ed., 2021, cap. 58, 3165.

40. Resposta: A
Comentário: Na radiografia em perfil do cotovelo em 90 graus, traça-se uma linha através do eixo longitudinal do úmero transpassando a articulação, sendo que o mínimo de 3 mm é necessário para evitar a subluxação anterior da região proximal da ulna.

> Azar FM, Beaty JH. Campbell's operative orthopaedics. Philadelphia: Elsevier, 14 ed., 2021, cap. 58, 3170.

41. Resposta: A
Comentário: Segundo Jupiter e Ring, a sinostose radioulnar proximal pode ser classificada em três tipos: A, sinostose em ou distal à tuberosidade bicipital; B, sinostose envolvendo a cabeça do rádio e a articulação radioulnar proximal; e C, sinostose contígua com o osso que se estende através do cotovelo ao aspecto distal do úmero.

> Azar FM, Beaty JH. Campbell's operative orthopaedics. Philadelphia: Elsevier, 14 ed, 2021, cap. 58, pág. 3171.

42. Resposta: D
Comentário: A redução da luxação esternoclavicular anterior é realizada com o membro sendo submetido à tração em abdução e extensão, com pressão anteroposterior do segmento medial da clavícula.

> Azar FM, Beaty JH. Campbell's operative orthopaedics. Philadelphia: Elsevier, 14 ed., 2021, cap. 60, pág. 3237.

Capítulo 4 ■ OMBRO E COTOVELO

43. Resposta: A
Comentário: Segundo Rockwood, no tipo VI, a clavícula distal encontra-se inferiormente ao processo coracoide e posteriormente aos tendões do bíceps e do coracobraquial.

Azar FM, Beaty JH. Campbell's operative orthopaedics. Philadelphia: Elsevier, 14 ed., 2021, cap. 60, págs. 3238-3239.

44. Resposta: B
Comentário: O sinal do Popeye ocorre na ruptura da cabeça longa do bíceps braquial.

Sizínio H et al. Ortopedia e Traumatologia: Princípios e Prática. Porto Alegre: Artmed, 2017, 5 ed., cap. 4, pág. 108.

45. Resposta: B
Comentário: O examinador faz adução, flexão e rotação interna passivas do braço do paciente, procurando deslocar posteriormente a cabeça do úmero. Quando há instabilidade posterior, a cabeça do úmero resvala na borda posterior da cavidade glenoidal e subluxa.

Sizínio H et al. Ortopedia e Traumatologia: Princípios e Prática. Porto Alegre: Artmed, 2017, 5 ed., cap. 4, pág. 109.

46. Resposta: D
Comentário: No teste de Halstead, para avaliação de compressão vascular do membro superior, no desfiladeiro torácico, a manobra deve ser feita palpando o pulso radial, tracionando o braço, enquanto o paciente estende o pescoço para o lado oposto ao examinado. Torna-se positivo, se houver diminuição da amplitude de pulso.

Sizínio H et al. Ortopedia e Traumatologia: Princípios e Prática. Porto Alegre: Artmed, 2017, 5 ed., cap. 4, pág. 111.

47. Resposta: D
Comentário: Na síndrome compartimental posterior do braço, os achados são: dor durante a flexão passiva do cotovelo; dormência – distribuição ulnar/radial; debilidade – extensão do cotovelo; debilidade – função motora radial/ulnar.

Torneta III P et al. Rockwood and Green's Fractures in adults. Philadelphia: Wolters Kluwer, 9 ed., 2020, cap. 16, pág. 544.

48. Resposta: D
Comentário: A escápula alada pode surgir da lesão primária do nervo torácico longo.

Barros Filho TEP, Lech O. Exame físico em ortopedia. São Paulo: Sarvier, 2017. 3 ed., cap. 6, pág. 132.

49. Resposta: C

Comentário: Na escápula alada, ela se encontra rodada lateralmente com seu angulo superior desviado superiormente e lateralmente, com o angulo inferior com desvio medial.

> Barros Filho TEP, Lech O. Exame físico em ortopedia. São Paulo: Sarvier, 2017. 3 ed., cap. 6, pág. 132.

50. Resposta: B

Comentário: O ritmo escapuloumeral é realizado na proporção de graus da articulação glenoumeral e escapulotorácica sendo 2:1.

> Barros Filho TEP, Lech O. Exame físico em ortopedia. São Paulo: Sarvier, 2017. 3 ed., cap. 6, pág. 137.

51. Resposta: C

Comentário: Forças de compressão excêntricas na glenoide causadas pela migração superior do componente umeral têm sido citadas como uma das causas de soltura da glenoide ("efeito cavalo de balanço").

> Azar FM, Beaty JH. Campbell's operative orthopaedics. Philadelphia: Elsevier, 14 ed., 2021, cap. 12, pág. 626.

52. Resposta: B

Comentário: O Jerk test avalia a instabilidade posterior que também é avaliada no teste de Fukuda.

> Barros Filho TEP, Lech O. Exame físico em ortopedia. São Paulo: Sarvier, 2017. 3 ed., cap. 6, pág. 152.

53. Resposta: C

Comentário: O sistema Zelle para classificação de gravidade de dissociação escapulotorácica é dividido nos tipos: 1, lesão musculoesquelética sozinha; 2A, lesão musculoesquelética com lesão vascular; 2B, lesão musculoesquelética com neurológica incompleta e comprometimento da extremidade superior; 3, lesão musculoesquelética com neurológica incompleta e comprometimento da extremidade superior e lesão vascular; 4, lesão musculoesquelética com avulsão completa do plexo braquial.

> Torneta III P et al. Rockwood and Green's Fractures in adults. Philadelphia: Wolters Kluwer, 9 ed., 2020, cap. 32, pág. 1003.

54. Resposta: C

Comentário: A inclinação anterior do componente do úmero distal e absorção da cortical anterior do úmero decorrem das forças do úmero distal sendo maiores nas direções posterior e proximal.

> Azar FM, Beaty JH. Campbell's operative orthopaedics. Philadelphia: Elsevier, 14 ed., 2021, cap.12, pág. 631.

Capítulo 4 ▪ OMBRO E COTOVELO

55. Resposta: B

Comentário: A extremidade proximal da cabeça do rádio é 0,9 mm distal à borda lateral do coronoide, mas pelas variações de cada paciente, para evitar desgaste do capítulo por tensão excessiva *(overstuff)* sobre a articulação radiocapitelar, a borda proximal da prótese deve estar nivelada com a borda lateral do coronoide.

> Azar FM, Beaty JH. Campbell's operative orthopaedics. Philadelphia: Elsevier, 14 ed., 2021, cap. 12, pág. 638.

56. Resposta: D

Comentário: A epicondilite lateral ocorre na maioria das vezes em não atletas, com pico de incidência aos 50 anos, sendo epidemiologicamente semelhante entre os sexos.

> Azar FM, Beaty JH. Campbell's operative orthopaedics. Philadelphia: Elsevier, 14 ed., 2021, cap. 46, pág. 2410.

57. Resposta: D

Comentário: As etiologias intrínsecas são as sequelas de fraturas intra-articulares, lesões das cartilagens, incongruência articular e aderências. As demais são extrínsecas.

> Azar FM, Beaty JH. Campbell's operative orthopaedics. Philadelphia: Elsevier, 14 ed, 2021, cap. 46, pág. 2415.

58. Resposta: B

Comentário: O músculo romboide é inervado pelo nervo dorsal da escápula que se origina das raízes de C4-C5.

> Barros Filho TEP, Lech O. Exame físico em ortopedia. São Paulo: Sarvier, 2017. 3 ed., cap. 6, pág. 140.

59. Resposta: D

Comentário: A porção lateral do deltoide é testada com abdução do ombro contra resistência.

> Barros Filho TEP, Lech O. Exame físico em ortopedia. São Paulo: Sarvier, 2017. 3 ed., cap. 6, pág. 140.

60. Resposta: C

Comentário: O grau 3 de força, o movimento articular ativo vence apenas a gravidade.

> Barros Filho TEP, Lech O. Exame físico em ortopedia. São Paulo: Sarvier, 2017. 3 ed., cap. 6, pág. 139.

Mão e punho

5

Paula Vilaça Ribeiro Cançado
Auro Sérgio Perdigão de Brito
Bárbara Martins de Lana
Marcela de Melo Gajo

1. Resposta: C

Comentário: O ângulo escafosemilunar é um ângulo intracarpal medido entre os eixos longitudinais axiais do escafoide e do semilunar, sendo usado para avaliar o tipo de instabilidade carpal dissociativa presente no punho. Seu valor normal é de 45°, podendo variar de 30° a 60°. Quando >60° indica uma instabilidade em DISI (semilunar em extensão e escafoide em flexão), e quando <30° indica uma instabilidade em VISI (semilunar em flexão).

> Torneta III P et al. Rockwood and Green's Fractures in adults. 9 ed. Philadelphia: Wolters Kluwer, 2020, cap. 43, pág. 1607.

2. Resposta: C

Comentário: Variações anatômicas dos tendões extensores são comuns. No primeiro compartimento, septações ocorrem em 20% a 60% dos cadáveres. O extensor próprio do dedo mínimo pertence ao quinto compartimento extensor.

> Azar FM, Beaty JH. Campbell's operative orthopaedics. Philadelphia: Elsevier, 14 ed., 2021, cap. 66, pág. 3482.

3. Resposta: D

Comentário: A classificação de Mayo determina os seguintes critérios de instabilidade para a fratura do escafoide: desvio maior que 1mm, ângulo intraescafoide maior que 35°, perda ou cominuição óssea, fratura do polo proximal, deformidade em DISI, fratura-luxação perilunar.

> Torneta III P et al. Rockwood and Green's Fractures in adults. 9 ed. Philadelphia: Wolters Kluwer, 2020, cap. 43, pág. 1616.

4. Resposta: C

Comentário: Cerca de 25% dos pacientes com artrite psoriática apresentam poliartrite semelhante à artrite reumatoide. O acometimento da interfalange distal

194 ORTOPEDIA E TRAUMATOLOGIA | Respostas Comentadas

ocorre em 5% a 10% dos pacientes. O edema fusiforme pode ocorrer, mas não é patognomônico.

> Azar FM, Beaty JH. Campbell's operative orthopaedics. Philadelphia: Elsevier, 14 ed., 2021, cap. 73, pág. 3759.

5. Resposta: C
Comentário: A análise dinâmica dos movimentos dos dedos permite entender a sua sequência durante a preensão de objetos. Quando partimos de uma posição de extensão total dos dedos e começamos a fleti-los, há velocidade maior de deslocamento das falanges médias, seguidas das falanges distais e, em uma situação mais lenta, das falanges proximais. O controle é realizado pelos músculos intrínsecos, por meio de uma flexão mais retardada proximalmente.

> Leite NM, Faloppa F. Propedêutica Ortopédica e Traumatologia. Porto Alegre: Artmed, 2013. 1 ed., cap. 9, pág. 113.

6. Resposta: D
Comentário: Aborda-se a seguir os limites anatômicos do túnel do carpo. Medial: pisiforme e hâmulo do hamato. Lateral: trapézio e tubérculo do escafoide. Teto: fáscia profunda do antebraço, ligamento transverso do carpo, e aponeurose entre as eminências tenar e hipotenar. A estrutura mais palmar do túnel do carpo é o nervo mediano e, dorsal a ele, encontram-se nove tendões: quatro tendões flexores superficiais dos dedos, quatro tendões flexores profundos dos dedos, e um tendão flexor longo do polegar.

> Azar FM, Beaty JH. Campbell's operative orthopaedics. Philadelphia: Elsevier, 14 ed., 2021, cap. 77, pág. 3857.

7. Resposta: B
Comentário: A epiderme é acometida nas queimaduras de primeiro, segundo e terceiro graus. A lâmina basal é acometida nas queimaduras de segundo e terceiro grau. Glândula sebácea, glândula sudorípara e folículo piloso são acometidas somente nas queimaduras de terceiro grau.

> Azar FM, Beaty JH. Campbell's operative orthopaedics. Philadelphia: Elsevier, 14 ed., 2021, cap. 70, pág. 3672.

8. Resposta: B
Comentário: As metacarpofalangeanas do terceiro e quarto dedos são as mais acometidas. Os organismos mais encontrados nas infeções são: *S.aureus* e alfa-*streptococcus*. *Eikenella corrodens, Micrococcus, Clostridium, Spirochaeta* e *Neisseria* são patógenos que também estão envolvidos na artrite infecciosa. O tratamento é eminentemente cirúrgico, com desbridamento e lavagem exaustiva da articulação, além de antibioticoterapia inicialmente empírica e, posteriormente, guiada por resultado de cultura.

> Azar FM, Beaty JH. Campbell's operative orthopaedics. Philadelphia: Elsevier, 14 ed., 2021, cap. 79, pág. 3933.

Capítulo 5 ▪ MÃO E PUNHO

9. Resposta: A

Comentário: O suprimento vascular do escafoide tem sua origem nos ramos da artéria radial, sendo realizado principalmente por um ramo dorsal e um ramo volar. O ramo dorsal é responsável por irrigar 70%-80% do escafoide, incluindo o polo proximal, e o ramo volar supre a porção distal restante que constitui 20%-30% do escafoide. Ambos os ramos apresentam fluxo via retrógrada.

> Torneta III P et al. Rockwood and Green's Fractures in adults. 9 ed. Philadelphia: Wolters Kluwer, 2020, cap. 43, pág. 1610.

10. Resposta: C

Comentário: O dedo em gatilho é mais frequente nas mulheres. O polegar, seguido do anular e do médio, é o dedo mais acometido. A queixa inicial é dor na região metacarpofalangeana, que evolui para ressalto e, às vezes, limitação do movimento com o dedo em flexão ou extensão. Na fase inicial, o tratamento com infiltração com corticoide e repouso pode ter bom resultado.

> Sizínio H et al. Ortopedia e Traumatologia: Princípios e Prática. Porto Alegre: Artmed, 2017, 5 ed., cap. 7, pág. 215.

11. Resposta: C

Comentário: A fratura do piramidal é a segunda mais comum do carpo, sendo que a fratura do tipo avulsão representa 90% de todas as fraturas do osso em questão. Tipos menos comuns são a fratura transversal que geralmente está associada com uma luxação perilunar, e a fratura por impacto do estiloide da ulna ou do hamato.

> Torneta III P et al. Rockwood and Green's Fractures in adults. 9 ed. Philadelphia: Wolters Kluwer, 2020, cap. 43, pág. 1635.

12. Resposta: C

Comentário: Quando o punho está em posição neutra, o escafoide, visto no perfil, apresenta um ângulo de 45º com relação ao rádio. Há "horizontalização", quando o escafoide girar seu polo distal em direção ventral e "verticalização", se o polo distal do escafoide girar dorsalmente.

> Leite NM, Faloppa F. Propedêutica Ortopédica e Traumatologia. Porto Alegre: Artmed, 2013. 1 ed., cap. 9, pág. 124.

13. Resposta: B

Comentário: A classificação de Mayfield determina os estágios associados com a instabilidade perilunar progressiva do sentido radial para ulnar. O estágio I é caracterizado pela fratura do escafoide e/ou lesão do ligamento escafosemilunar. No estágio II ocorre a ruptura lunocapitato, podendo ocorrer deslocamento e eventual luxação do capitato dorsalmente pelo espaço de Poirier. O estágio III é caracterizado pela ruptura do ligamento semilunopiramidal e o estágio IV pela luxação volar do semilunar.

> Torneta III P et al. Rockwood and Green's Fractures in adults. 9 ed. Philadelphia: Wolters Kluwer, 2020, cap. 43, pág. 1603.

14. Resposta: A
Comentário: O canal de Guyon apresenta os seguintes limites anatômicos: anterior, ligamento transverso superficial do carpo; posterior, ligamento transverso profundo do carpo; medial, pisiforme e ligamento pisohamato.

> Azar FM, Beaty JH. Campbell's operative orthopaedics. Philadelphia: Elsevier, 14 ed., 2021, cap. 77, pág. 3871.

15. Resposta: D
Comentário: Forças torcionais associadas com a carga axial do trauma indireto são descritas como o principal mecanismo de trauma da fratura de Galeazzi ou a fratura dos ossos do antebraço em níveis diferentes. Esse mecanismo é observado na queda com impacto sobre punho em extensão e antebraço em hiperpronação.

> Torneta III P et al. Rockwood and Green's Fractures in adults. 9 ed. Philadelphia: Wolters Kluwer, 2020, cap. 41, pág. 1501.

16. Resposta: A
Comentário: Diversos autores usam diferentes músculos como área doadora para oponentoplastia: Burkhalter utiliza o extensor próprio do indicador; Littler utiliza o abdutor do dedo mínimo; e Camitz utiliza o palmar longo.

> Azar FM, Beaty JH. Campbell's operative orthopaedics. Philadelphia: Elsevier, 14 ed., 2021, cap. 71, pág. 3693.

17. Resposta: B
Comentário: As fraturas isoladas da ulna são classificadas como estáveis quando apresentam menos de 50% de translocação e menos de 10° de angulação.

> Torneta III P et al. Rockwood and Green's Fractures in adults. 9 ed. Philadelphia: Wolters Kluwer, 2020, cap. 41, pág. 1512.

18. Resposta: B
Comentário: A sutura 4-0 é 66% mais forte que a 5-0, e 3-0 é 52% mais forte que a 3-0.

> Azar FM, Beaty JH. Campbell's operative orthopaedics. Philadelphia: Elsevier, 14 ed., 2021, cap. 66, pág. 3445.

19. Resposta: C
Comentário: Segundo a classificação de Bado, a fratura-luxação de Monteggia do tipo 3 é caracterizada pela luxação lateral ou anterolateral da cabeça do rádio e pela

Capítulo 5 ▪ MÃO E PUNHO

fratura da metáfise da ulna. Esse tipo é ocorre quase exclusivamente em crianças, apesar de casos isolados em adultos já terem sido relatados.

> Torneta III P et al. Rockwood and Green's Fractures in adults. 9 ed. Philadelphia: Wolters Kluwer, 2020, cap. 41, pág. 1512.

20. Resposta: A

Comentário: Os seguintes músculos compõem o compartimento móvel de Henry: braquiorradial, extensor radial longo do carpo e extensor radial curto do carpo.

> Azar FM, Beaty JH. Campbell's operative orthopaedics. Philadelphia: Elsevier, 14 ed., 2021, cap. 74, pág. 3819.

21. Resposta: C

Comentário: Os músculos interósseos dorsais na mão, inervados pelo nervo ulnar, realizam o afastamento do indicador e do anular em relação ao dedo médio, além de promover os movimentos de lateralidade do terceiro dedo. Para pesquisá-los faz-se o teste de Egawa, que consiste em: paciente, com a mão espalmada sobre a mesa de exame, pede-se a ele que afaste o indicador e o anular do terceiro dedo e, com este, faça movimentos de lateralidade.

> Leite NM, Faloppa F. Propedêutica Ortopédica e Traumatologia. Porto Alegre: Artmed, 2013. 1 ed., cap. 10, pág. 167.

22. Resposta: C

Comentário: Septação do primeiro compartimento dorsal é frequente, sendo encontrado em 21% dos cadáveres estudados, e em 20% a 58% dos pacientes operados. Quase metade dos pacientes apresenta duplicação do abdutor longo do polegar. A tenossinovite estenosante de De Quervain acomete o primeiro compartimento extensor do punho.

> Azar FM, Beaty JH. Campbell's operative orthopaedics. Philadelphia: Elsevier, 14 ed., 2021, cap. 76, pág. 3850.

23. Resposta: B

Comentário: Os músculos intrínsecos são aqueles que se originam e se inserem na mão. A ação dessa musculatura é de fundamental importância. São constituídos pelos músculos da eminência tenar, hipotenar, músculos interósseos e lumbricais.
- Músculos da eminência tenar – flexor curto, abdutor curto, adutor e oponente do polegar.
- Músculos da eminência hipotenar – abdutor, flexor curto, oponente de dedo mínimo e palmar curvo.
- Interósseos dorsais – realizam a abdução dos dedos e a flexão da articulação metacarpofalangeana, com extensão das interfalangeanas.

198 ORTOPEDIA E TRAUMATOLOGIA | Respostas Comentadas

- Interósseos ventrais – realizam a adução dos dedos e, junto com os interósseos dorsais e lumbricais, a flexão da metacarpofalangeana e a extensão das interfalangeanas.
- Lumbricais – originam-se dos flexores profundos dos dedos, passam radialmente às artérias metacarpofalangeanas e inserem-se no aparelho extensor. Realizam a flexão das metacarpofalagenas e a extensão das interfalangeanas.

> Barros Filho TEP, Lech O. Exame físico em ortopedia. São Paulo: Sarvier, 2017. 3 ed., cap. 9, pág. 207.

24. Resposta: D

Comentário: A classificação de Heikel apresenta quatro tipos: I, encurtamento do rádio distal; II, rádio hipoplásico; III, ausência parcial do rádio; IV, ausência total do rádio.

> Azar FM, Beaty JH. Campbell's operative orthopaedics. Philadelphia: Elsevier, 14 ed., 2021, cap. 80, pág. 3947.

25. Resposta: D

Comentário: O resfriamento de uma parte amputada de extremidade é importante para prolongar a sua viabilidade. Entretanto, a parte não pode ser armazenada diretamente no gelo, devido à alta probabilidade de queimaduras. Ela pode ser armazenada de duas maneiras: envolta em gaze umedecida com solução salina dentro de uma sacola plástica fechada; ou imersa diretamente em solução salina dentro de uma sacola plástica fechada. Essa sacola plástica deve então ser armazenada dentro de um recipiente com gelo na temperatura de 4°C, evitando o contato direto da porção amputada com o gelo seco.

> Azar FM, Beaty JH. Campbell's operative orthopaedics. Philadelphia: Elsevier, 14 ed., 2021, cap. 63, pág. 3333.

26. Resposta: A

Comentário: A tenossinovite vilonodular, também conhecida como Jaffe e tumor de células gigantes de bainha de tendão, é o segundo tumor mais frequente da mão. Tem prevalência pelo sexo feminino (3:1), apresentando maior incidência entre os 20 e 50 anos; a localização é predominantemente palmar.

> Sizínio H et al. Ortopedia e Traumatologia: Princípios e Prática. Porto Alegre: Artmed, 2017, 5 ed., cap. 7, pág. 217.

27. Resposta: B

Comentário: A ordem de reparo em uma cirurgia de reimplante deve ser feita da seguinte maneira: (1) encurtar e fixar ossos; (2) reparar tendões extensores; (3) reparar tendões flexores (pode trocar com o segundo lugar ou ser feito em um segundo tempo); (4) reparar artérias; (5) reparar nervos, e (6): reparar veias.

Azar FM, Beaty JH. Campbell's operative orthopaedics. Philadelphia: Elsevier, 14 ed., 2021, cap. 63, pág. 3335.

28. Resposta: D

Comentário: Teste de Bouvier é válido para pacientes com lesão de nervo ulnar; permite avaliar se somente a capsulodese descrita por Zancolli possibilitará a correção da garra ulnar, ou se alguma transferência tendínea será necessária. Se ao manter flexão da metacarpofalangeana menor que 40º (prevenir a hiperextensão da metacarpofalangeana), e o tendão extensor conseguir estender a interfalangeana proximal, a capsulodese pode ser o único procedimento a ser realizado. Se não conseguir essa extensão, algum procedimento dinâmico terá melhor resultado pós-operatório.

Azar FM, Beaty JH. Campbell's operative orthopaedics. Philadelphia: Elsevier, 14 ed., 2021, cap. 71, pág. 3714.

29. Resposta: D

Comentário: O retalho anterolateral da coxa é um retalho fasciocutâneo que pode ter até 800cm². Tem um pedículo vascular longo (pode chegar a até 15cm), baseado no ramo descendente da artéria circunflexa femoral lateral que passa entre o reto femoral e o vasto lateral.

Azar FM, Beaty JH. Campbell's operative orthopaedics. Philadelphia: Elsevier, 14 ed., 2021, cap. 63, pág. 3349.

30. Resposta: A

Comentário: Nervos doadores para enxertia nervosa no membro superior são: sural, cutâneo lateral do antebraço, cutâneo medial do antebraço, interósseo posterior, interósseo anterior. O nervo ulnar, pela morbidade na área doadora, não é rotineiramente utilizado como fonte doadora de enxertia nervosa.

Azar FM, Beaty JH. Campbell's operative orthopaedics. Philadelphia: Elsevier, 14 ed., 2021, cap. 68, pág. 3565.

31. Resposta: A

Comentário: O cirurgião microvascular deve estar atento à alguns fatores que podem piorar drasticamente o prognóstico de um retalho livre. Esses fatores devem ser avaliados como contraindicações relativas ao procedimento e são os seguintes: ausência de treinamento com microcirurgia; ausência de estrutura institucional de suporte; ausência de vasos recipientes saudáveis; irradiação ou trauma prévio na área receptora que levou ao dano da estrutura vascular; artéria funcional única na área receptora; doenças sistêmicas como aterosclerose e outras vasculites; procedimento cirúrgico prévio na área receptora; obesidade.

Azar FM, Beaty JH. Campbell's operative orthopaedics. Philadelphia: Elsevier, 14 ed., 2021, cap. 63, pág. 3343.

200 ORTOPEDIA E TRAUMATOLOGIA | Respostas Comentadas

32. Resposta: A

Comentário: A clássica contratura isquêmica envolve flexão do cotovelo, pronação do antebraço, flexão do punho, adução polegar, extensão da metacarpofalangeana e flexão das interfalangeanas proximais e distais.

Azar FM, Beaty JH. Campbell's operative orthopaedics. Philadelphia: Elsevier, 14 ed., 2021, cap. 74, pág. 3825.

33. Resposta: D

Comentário: O teste de Allen é utilizado para verificar a patência arterial do suprimento vascular da mão e dedos, podendo ser feito nas artérias radial e ulnar, assim como nas artérias digitais. Ele consiste na oclusão simultânea das duas artérias a serem avaliadas, com posterior liberação do fluxo de apenas uma artéria verificando então a perfusão do território de irrigação.

Azar FM, Beaty JH. Campbell's operative orthopaedics. Philadelphia: Elsevier, 14 ed., 2021, cap. 70, pág. 3670.

34. Resposta: C

Comentário: Lipoblastoma é tumor benigno raro na mão, e acomete indivíduos jovens; 90% dos pacientes têm idade inferior a 3 anos. Apresenta crescimento rápido e indolor. Lipofibroma intraneural é um tumor benigno raro, usualmente acomete o nervo mediano, e está associado à macrodactilia em cerca de um terço dos pacientes.

Azar FM, Beaty JH. Campbell's operative orthopaedics. Philadelphia: Elsevier, 14 ed., 2021, cap. 78, pág. 3890.

35. Resposta: C

Comentário: São consideradas medidas prioritárias no manejo primário do paciente com queimadura da mão: estabelecimento de acesso venoso para hidratação, administração de profilaxia antitetânica, prevenção de infecção com administração de antibióticos, preservação do máximo possível de tecidos viáveis, controle de fibrose e prevenção da formação de deformidades em contratura com posicionamento e mobilização adequada da extremidade.

Azar FM, Beaty JH. Campbell's operative orthopaedics. Philadelphia: Elsevier, 14 ed., 2021, cap. 70, pág. 3672.

36. Resposta: C

Comentário: A apresentação clínica do paciente com paralisia cerebral envolve flexão do cotovelo, pronação do antebraço, flexão do punho e flexão dos dedos.

Azar FM, Beaty JH. Campbell's operative orthopaedics. Philadelphia: Elsevier, 14 ed., 2021, cap. 72, pág. 3732.

37. Resposta: A

Comentário: Sunderland ao adaptar a classificação de Seddon, acrescentou duas formas de lesão axonal, associadas a variações no grau de envolvimento do perineuro e do epi-

Capítulo 5 ▪ MÃO E PUNHO

neuro, e nominou os diversos tipos em graus de lesões. Nas lesões de grau 1 há interrupção da condução nervosa no local da lesão. A continuidade axonal está preservada, há contato entre o corpo celular e o órgão final e não ocorre degeneração walleriana. Nas lesões de grau 2 há lesão axonal e, como consequência, degeneração walleriana. Nas lesões de grau 3, além da degeneração walleriana, ocorre desorganização da estrutura interna do fascículo nervoso, com secção de axônios dentro do espaço intrafascicular e perda da organização endoneural. Os perineuros ficam intactos e o arranjo interfascicular se mantém. Nas lesões de grau 4 sobra íntegro somente o epineuro, e a continuidade do nervo é mantida com uma ponte de tecido fibroso. As lesões de grau 5 correspondem a uma secção completa do nervo, com perda de sua continuidade.

> Leite NM, Faloppa F. Propedêutica Ortopédica e Traumatologia. Porto Alegre: Artmed, 2013. 1 ed., cap. 4, pág. 55.

38. Resposta: A
Comentário: Na síndrome de Poland, a porção esternocostal do peitoral maior ipsilateral é ausente. A presença de sindactilia múltipla é um dos achados da síndrome de Apert. Sindactilia é bilateral em cerca de 50% dos casos, e é mais frequente no sexo masculino.

> Azar FM, Beaty JH. Campbell's operative orthopaedics. Philadelphia: Elsevier, 14 ed., 2021, cap. 80, pág. 3993.

39. Resposta: D
Comentário: Redução fechada e fixação por fio é o tratamento de escolha para as fraturas da base dorsal causadas por cisalhamento e que compreendam mais de 25% da superfície articular.

> Bucholz RW et al. Rockwood and Green's Fractures in adults. Philadelphia: Lippincott, 8 ed., 2014, cap. 30, pág. 925.

40. Resposta: B
Comentário: A fratura de Galeazzi caracteriza-se por uma fratura diafisária do rádio, em geral, do terço médio para distal com lesão da articulação radioulnar distal (luxação ou subluxação). Os sinais radiográficos indicativos da lesão dessa articulação são: fratura da base do processo estiloide da ulna; alargamento do espaço da articulação na radiografia anteroposterior; luxação do rádio distal em relação à ulna vista em radiografia lateral verdadeira; encurtamento do rádio maior que 5 mm em relação à ulna.

> Sizínio H et al. Ortopedia e Traumatologia: Princípios e Prática. Porto Alegre: Artmed, 2017, 5 ed., cap. 50, pág. 1145.

41. Resposta: C
Comentário: Quando o fragmento volar da base de falange média abrange mais de 40% da superfície articular, os ligamentos colaterais aderem ao fragmento volar, e

não ao fragmento dorsal, o que provoca instabilidade em extensão do fragmento dorsal com a diáfise.

> Torneta III P et al. Rockwood and Green's Fractures in adults. 9 ed. Philadelphia: Wolters Kluwer, 2020, cap. 44, pág. 1692.

42. Resposta: D
Comentário: Os músculos flexor ulnar do carpo, flexor profundo dos dedos anular e mínimo, flexor curto do polegar, adutor do polegar, abdutor do dedo mínimo, flexor do dedo mínimo, oponente do dedo mínimo, e todos os músculos interósseos são inervados pelo nervo ulnar. O nervo mediano é responsável pela inervação dos seguintes músculos: pronador redondo, flexor radial do carpo, palmar longo, flexores superficiais dos dedos, flexor profundo do dedo indicador e médio, flexor longo do polegar, pronador quadrado, lumbricais dos dedos indicador e médio, oponente do polegar, abdutor curto do polegar, flexor curto do polegar (porção superficial).

> Azar FM, Beaty JH. Campbell's operative orthopaedics. Philadelphia: Elsevier, 14 ed., 2021, cap. 68, pág. 3561.

43. Resposta: C
Comentário: Embora o oblíquo anterior profundo tenha sido anteriormente considerado como estabilizador primário, pesquisas mais recentes demonstraram efetivamente que o ligamento dorsorradial é o limitador primário para a luxação.

> Bucholz RW et al. Rockwood and Green's Fractures in adults. Philadelphia: Lippincott, 8 ed., 2014, cap. 30, pág. 973.

44. Resposta: D
Comentário: A contratura da fáscia plantar medial ocorre em 5% dos pacientes em um pé ou em ambos. A associação com Peyronie ocorre em 3% dos pacientes. Os nódulos de Garrod são encontrados na interfalangeana proximal.

> Azar FM, Beaty JH. Campbell's operative orthopaedics. Philadelphia: Elsevier, 14 ed., 2021, cap. 475, pág. 3832.

45. Resposta: D
Comentário: Em adultos, a média de idade de todas as fraturas do terço distal do rádio fica entre 57 e 66 anos, sendo que nas mulheres a média de idade é por volta da sexta década de vida e nos homens por volta da quarta década.

> Bucholz RW et al. Rockwood and Green's Fractures in adults. Philadelphia: Lippincott, 8 ed., 2014, cap. 32, pág. 1059.

46. Resposta: D
Comentário: Encondroma é o tumor ósseo primário mais comum na mão, apresenta localização excêntrica e expansível, afilando a cortical. Fratura patológica é uma

Capítulo 5 ■ MÃO E PUNHO **203**

complicação comum. A localização mais frequente é na metáfise proximal da falange proximal. Degeneração maligna de lesão única é rara, mas quando múltiplas (como na doença de Ollier ou na síndrome de Maffucci) ocorrem e devem ser uma preocupação ortopédica.

> Azar FM, Beaty JH. Campbell's operative orthopaedics. Philadelphia: Elsevier, 14 ed., 2021, cap. 78, pág. 3897.

47. Resposta: B

Comentário: Na lesão nervosa, a pesquisa do sinal de Tinel e sua repetição semanal apontarão o grau de recuperação nervosa. O médico percute o trajeto do nervo, no sentido distal para proximal, e anota em qual local o paciente começa a referir choques. O sinal de Tinel corresponde a axônios com alteração de sua capa de mielina ou em situação de recuperação. A ponta do axônio progride distalmente em torno de 1 mm por dia e, à medida que ela avança, vai sendo mielinizada pelas células de Schwann, que giram em torno do axônio, formando camadas com sua membrana celular, a dita bainha de mielina. Essa bainha é um isolante elétrico, responsável pelo desaparecimento da sensação de choque, típica do sinal de Tinel.

A progressão do sinal de Tinel começa após 12 a 15 dias de lesão, pois por um período de duas semanas, os axônios lesados ficam em compasso de espera, recuperando suas lesões axonais, preparando-se para progredir distalmente, recuperando o citoplasma perdido na degeneração walleriana.

> Leite NM, Faloppa F. Propedêutica Ortopédica e Traumatologia. Porto Alegre: Artmed, 2013. 1 ed., cap. 4, pág. 56.

48. Resposta: D

Comentário: A classificação de Gschwind para as deformidades em pronação encontradas na paralisia cerebral, possui quatro grupos: 1: supinação ativa, além do neutro; 2: supinação ativa até o neutro ou menor que o neutro; 3: ausência de supinação ativa, mas supinação passiva livre, e 4: ausência de supinação ativa, e limitação da supinação passiva.

> Azar FM, Beaty JH. Campbell's operative orthopaedics. Philadelphia: Elsevier, 14 ed., 2021, cap. 72, pág. 3735.

49. Resposta: B

Comentário: As lesões pelo ligamento interósseo associadas a fraturas do terço distal do rádio são predominantemente escafossemilunares e lunopiramidais. Lesões escafossemilunares ocorrem em 4,7% até 46% das fraturas e lesões lunopiramidais entre 12% e 34%. Lesão do CFCT é mais comum, descrita em 39% a 82% dos casos.

> Torneta III P et al. Rockwood and Green's Fractures in adults. 9 ed. Philadelphia: Wolters Kluwer, 2020, cap. 42, pág. 1562.

50. Resposta: D

Comentário: O movimento espontâneo de desvio do punho do lado radial para o lado ulnar ocorre em um plano oblíquo, a partir de uma posição em extensão e desvio radial para uma posição em flexão e desvio ulnar. Para que ocorram os movimentos no plano frontal, há um arranjo dos ossos do carpo com encurtamento na parte medial do punho, por empilhamento do hamato no lado dorsolateral do piramidal, que desliza na articulação helicoidal existente entre ambos. Esse movimento, composto para atingir a posição de desvio ulnar do punho, provoca um giro na primeira fileira de ossos do carpo e também na segunda. Os ossos da segunda fileira são solidários ao hamato e desviam-se para o lado medial (ulnar) em monobloco. Assim, o trapezoide e o trapézio puxam o polo distal do escafoide e este, então, "verticaliza" em relação ao eixo do rádio.

> Leite NM, Faloppa F. Propedêutica Ortopédica e Traumatologia. Porto Alegre: Artmed, 2013, 1 ed., cap. 9, pág. 124.

51. Resposta: C

Comentário: Martin-Gruber: ramificação do nervo mediano proximalmente ao nervo ulnar distalmente no antebraço. Marinacci: chamada de Martin-Gruber reversa, fibras do nervo ulnar proximalmente para o nervo mediano distalmente no antebraço. Riche-Cannieu: conexão neural *entre* o ramo profundo do nervo ulnar e ramos do nervo mediano na região tenar. Berrettini: conexão neural entre os nervos digitais comuns dos nervos ulnar e mediano.

> Azar FM, Beaty JH. Campbell's operative orthopaedics. Philadelphia: Elsevier, 14 ed., 2021, cap. 62, pág. 3306.

52. Resposta: D

Comentário: Estudos de transmissão de carga sugerem que a fileira distal do carpo suporta cargas 10 vezes maior que à aplicada nas pontas dos dedos. Cerca de 55% a 60% da carga na fileira distal do carpo é transmitida através do capitato, escafoide e semilunar. Na radiocárpica, a carga na radioescafoide varia de 50% a 56%; na radiolunar, de 29% a 30%; e na ulnolunar, de 10% a 21%.

> Azar FM, Beaty JH. Campbell's operative orthopaedics. Philadelphia: Elsevier, 14 ed., 2021, cap. 69, pág. 3581.

53. Resposta: D

Comentário: A prevalência de osteonecrose pode chegar a 35% nas fraturas que ocorrem no terço proximal do escafoide.

> Azar FM, Beaty JH. Campbell's operative orthopaedics. Philadelphia: Elsevier, 14 ed., 2021, cap. 69, pág. 3589.

Capítulo 5 ▪ MÃO E PUNHO

54. Resposta: B

Comentário: Os limites do espaço de Parona são: volar, pronador quadrado; dorsal, flexor profundo dos dedos; ulnar, flexor ulnar do carpo; radial, flexor longo do polegar.

> Azar FM, Beaty JH. Campbell's operative orthopaedics. Philadelphia: Elsevier, 14 ed., 2021, cap. 79, pág. 3926.

55. Resposta: C

Comentário: Quando alterações artríticas secundárias se desenvolveram em todo o punho (estágio IV), o tratamento geralmente é a ressecção da fileira proximal do carpo ou a artrodese do punho.

> Azar FM, Beaty JH. Campbell's operative orthopaedics. Philadelphia: Elsevier, 14 ed., 2021, cap. 69, pág. 3617.

56. Resposta: D

Comentário: A corda retrovascular descrita por Thomine é uma estrutura da fáscia de orientação longitudinal localizada dorsal ao feixe neurovascular; é acometida na contratura de Dupuytren, sendo responsável pela recorrência da contratura na inter-falangeana proximal. A corda espiral é formada quando as quatro estruturas seguin-tes se tornam doentes: banda pré-tendinosa, banda espiral, bainha digital lateral e ligamento de Grayson. Os nódulos são compostos por colágeno tipo III, fibroblastos e miofibroblastos.

> Azar FM, Beaty JH. Campbell's operative orthopaedics. Philadelphia: Elsevier, 14 ed., 2021, cap. 75, pág. 3834.

57. Resposta: D

Comentário: As fraturas tipo "Seymour" são separações epifisárias que resultam da hiperflexão do dedo com trauma axial ou força de flexão, como prender a ponta do dedo em uma porta, e representam lesões fisárias abertas quando há avulsão da placa ungueal associada.

> Browner BD, Jupiter JB, Krettek C, Anderson PA. Skeletal trauma: basic science, mana-gement, and reconstruction. Philadelphia: Saunders, 6 ed., 2021, cap. 40, pág. 1295.

58. Resposta: C

Comentário: A classificação de Nalebuff para deformidades do polegar na artrite reu-matoide apresenta quatro tipos: I, mais comum, deformidade em botoeira; II, rara, apresenta flexão da metacarpofalangeana, hiperextensão da interfalangeana e sublu-xação ou luxação da trapeziometacárpica; III, segunda mais comum, deformidade em pescoço de cisne; IV, incomum, resulta do afrouxamento do ligamento colateral ulnar, e inclui abdução da falange proximal e adução do primeiro metacarpo.

> Azar FM, Beaty JH. Campbell's operative orthopaedics. Philadelphia: Elsevier, 14 ed., 2021, cap. 73, pág. 3784.

59. Resposta: C

Comentário: Os condrossarcomas são os tumores primários malignos mais comuns da mão e podem ser difíceis de diferenciá-los dos encondromas. Radiograficamente podem mimetizar osteoartrite. Existem relatos de condrossarcoma secundário a encondroma, mas isso é raro. Dor é o sintoma de apresentação (o que raramente ocorre nos condromas). Quando de alto grau, qualquer procedimento que não seja a ressecção total ou em bloco, geralmente não é bem-sucedido. Quando de baixo grau, técnicas de preservação dos dedos são indicadas, como ampla excisão local com curetagem intralesional e enxerto.

> Azar FM, Beaty JH. Campbell's operative orthopaedics. Philadelphia: Elsevier, 14 ed., 2021, cap. 78, pág. 3905.

60. Resposta: B

Comentário: A técnica de Zaidemberg utiliza o pedículo vascular da artéria 1,2 intercompartimental suprarretinacular, presente na superfície dorsal do punho. A técnica de Fernandez utiliza osso corticoesponjoso retirado da crista ilíaca. A deformidade em DISI (*dorsal intercalated segmentar instability*) é que normalmente se associa à pseudoartrose do escafoide.

> Azar FM, Beaty JH. Campbell's operative orthopaedics. Philadelphia: Elsevier, 14 ed., 2021, cap. 69, pág. 3603.

Quadril

6

Luciano Ramos Romanelli
Rodrigo Otávio Dias de Araújo

1. Resposta: D

Comentário: O polietileno altamente reticulado (*crosslinked*) tem-se mostrado mais resistente em relação ao polietileno convencional, com diminuição importante em sua taxa de desgaste. Estudos mostraram que a taxa de desgaste desse polietileno não está relacionada com o tamanho da cabeça femoral com diâmetros entre 22 mm e 46 mm. Para um mesmo diâmetro de colo, cabeças menores apresentam menor arco de movimento. Cabeças maiores são mais estáveis, pois a distância necessária a ser percorrida para sair do polietileno é maior.

> Azar FM, Beaty JH. Campbell's operative orthopaedics. Philadelphia: Elsevier, 14 ed., 2021, cap. 3, pág. 198.

2. Resposta: A

Comentário: O portal anterior está localizado a 1,5 cm do nervo cutâneo femoral lateral; uma medialização nesse portal pode causar lesão nesse nervo. Os portais medioanterior e medioanterior proximal são acessórios e localizam-se mais lateralmente ao anterior. O portal anterolateral está mais próximo do nervo glúteo superior e nervo ciático.

> Azar FM, Beaty JH. Campbell's operative orthopaedics. Philadelphia: Elsevier, 14 ed., 2021, cap. 51, pág. 2641.

3. Resposta: B

Comentário: O material da haste femoral nas próteses de quadril está relacionado com o remodelamento ósseo adaptativo ao qual o fêmur proximal é submetido. Para que ocorra o remodelamento é necessário que haja transferência de estresse no local. Menor módulo de elasticidade do material leva a um menor estresse na haste e maior estresse no osso. Isso é observado nas hastes de titânio (material com menor módulo de elasticidade) com menor diâmetro. Hastes feitas do mesmo material, com maior diâmetro, são mais fortes (mais rígidas) e o diâmetro aumentado "anula" o benefício do menor módulo de elasticidade.

> Azar FM, Beaty JH. Campbell's operative orthopaedics. Philadelphia: Elsevier, 14 ed., 2021, cap. 3, pág. 181.

4. Resposta: D

Comentário: As indicações para o uso dos acetábulos constritos são: deficiência de partes moles, deficiência da musculatura abdutora do quadril, pacientes com doenças neuromusculares e quadris com luxação recorrente, apesar de apresentar um correto posicionamento dos componentes da prótese. A desvantagem desse tipo de implante é a limitação da ADM, devido ao impacto. Importante ressaltar que os acetábulos constritos não devem ser usados como compensação de posicionamento inadequado dos implantes.

> Azar FM, Beaty JH. Campbell's operative orthopaedics. Philadelphia: Elsevier, 14 ed., 2021, cap. 3, pág. 195.

5. Resposta: C

Comentário: A artroplastia de superfície metal-metal gera íons de cobalto e cromo, que podem ser encontrados no soro, nos eritrócitos e na urina. Esses implantes são contraindicados para pacientes com insuficiência renal estabelecida ou presumida. Não está claro o transporte placentário desses íons. Dessa forma, deve-se evitar esses implantes em mulheres em idade reprodutiva. Observa-se, em pacientes com prótese metal-metal, além da dor, a formação das seguintes reações em tecidos locais: acúmulo de fluido periarticular, formação de massa sólida (pseudotumores) e necrose extensa de tecidos (raro). Estudos não estabeleceram aumento na taxa da incidência de câncer associado a esse tipo de implante.

> Azar FM, Beaty JH, Canale ST. Campbell's operative orthopaedics. Philadelphia: Elsevier, 13 ed., 2017, cap. 3, pág. 186.

6. Resposta: D

Comentário: Durante a artroplastia total de quadril, antes da colocação definitiva da haste femoral, tanto nas hastes cimentadas quanto nas não cimentadas deve-se verificar a estabilidade do quadril. Isto é feito através de três posições: extensão total com 40 graus de rotação externa; flexão a 90 graus com pelo menos 45 graus de rotação interna; e com o quadril flexionado a 40 graus com adução e carga axial (a chamada posição de sono).

> Azar FM, Beaty JH. Campbell's operative orthopaedics. Philadelphia: Elsevier, 14 ed., 2021, cap. 3, pág. 216.

7. Resposta: C

Comentário: A protrusão acetabular pode ser primária ou secundária. A forma primária é conhecida como Otto pélvis ou artrocatadese, bilateral, frequente em mu-

Capítulo 6 ▪ QUADRIL

lheres jovens. A forma secundária pode ser devido a migração de uma prótese, artrite séptica ou uma fratura acetabular prévia. Pode ser bilateral devido a doença de Paget, síndrome de Marfan, artrite reumatoide, espondilite anquilosante e osteomalácia. O sinal radiográfico da protrusão é a migração medial da cabeça em relação a linha de Kohler (linha ilioisquiática).

> Azar FM, Beaty JH. Campbell's operative orthopaedics. Philadelphia: Elsevier, 14 ed., 2021, cap. 3, pág. 233.

8. Resposta: D

Comentário: As lesões nervosas pós-artroplastia de quadril, segundo a literatura são em torno de 0,5% nas artrites, 2,3% nas displasias do quadril e 3,5% nas cirurgias de revisão. No caso das lesões do nervo obturador, as lesões podem ocorrer quando há extravasamento do cimento no uso dos componentes acetabulares cimentados, lesões diretas causadas pelo uso de afastadores e da colocação de parafusos no quadrante anteroinferior de Wasielewski. A sintomatologia é variada, sendo que dores persistentes na região inguinal podem ser o único sintoma.

> Azar FM, Beaty JH. Campbell's operative orthopaedics. Philadelphia: Elsevier, 14 ed., 2021, cap. 3, pág. 256.

9. Resposta: B

Comentário: As lesões vasculares secundárias às artroplastias de quadril não são comuns. Os fatores de risco são as cirurgias de revisão e a migração intrapélvica dos componentes. O uso de componentes acetabulares com parafusos, cimento ósseo, anéis de reforço acetabular, rosqueados ou enxertos estruturais também pode causar lesões vasculares.

> Azar FM, Beaty JH. Campbell's operative orthopaedics. Philadelphia: Elsevier, 14 ed., 2021, cap. 3, pág. 256.

10. Resposta: A

Comentário: Os principais objetivos da artroplastia de quadril, em ordem de prioridade, são: o alívio da dor, a estabilidade, a mobilidade e a equalização do comprimento das pernas. O paciente deve ser orientado, antes da cirurgia, sobre a inexistência de garantias de que o comprimento dos membros será igual. Se o alongamento do membro resultar em maior estabilidade, a discrepância é preferível ao risco de luxação recorrente.

> Azar FM, Beaty JH. Campbell's operative orthopaedics. Philadelphia: Elsevier, 14 ed., 2021, cap. 3, pág. 258.

11. Resposta: A

Comentário: A taxa de luxação da prótese após artroplastia de quadril é de aproximadamente 3%. Está relacionada a fatores anatômicos (pseudoartrose trocantérica, fraqueza da musculatura abdutora, e aumento pré-operatório da ADM), fatores cirúrgicos (via de acesso posterior, posicionamento incorreto dos componentes, tensão inadequada das partes moles, cabeça de tamanhos menores) e fatores epidemiológicos (cirurgias de revisão, sexo feminino, idade avançada, fraturas prévias do quadril e diagnóstico pré-operatório de osteonecrose).

> Azar FM, Beaty JH. Campbell's operative orthopaedics. Philadelphia: Elsevier, 14 ed., 2021, cap. 3, pág. 259.

12. Resposta: C
Comentário: Alguns pacientes não são candidatos à revisão da artroplastia de quadril, devido à luxação; nesses casos a retirada dos componentes da prótese – sem reconstrução – é a melhor conduta. São eles: pacientes que não estão comprometidos com o tratamento; pacientes viciados em drogas e alcoólatras; pacientes idosos debilitados, e pacientes com histórico de falha de correção de luxações recidivantes.

> Azar FM, Beaty JH. Campbell's operative orthopaedics. Philadelphia: Elsevier, 14 ed., 2021, cap. 3, pág. 263.

13. Resposta: D
Comentário: A osteotomia trocantérica é um procedimento pouco utilizado nas artroplastias primárias de quadril e, em determinadas situações necessárias nas revisões. Deve-se ter cuidado na técnica, quando se realiza esse procedimento, para evitar a pseudoartrose, a qual pode ocorrer devido a: pequeno fragmento trocantérico; osso de baixa qualidade; fixação inadequada; tensão excessiva da musculatura abdutora; radioterapia prévia, e não adesão do paciente ao tratamento.

> Azar FM, Beaty JH. Campbell's operative orthopaedics. Philadelphia: Elsevier, 14 ed., 2021, cap. 3, pág. 267.

14. Resposta: A
Comentário: A taxa de infecção nas artroplastia de quadril, atualmente, é de 1% a 2%. Determinadas condições do paciente aumentam a incidência de sepse, são elas: pacientes diabéticos, pacientes com doença reumatológica, pacientes obesos, pacientes com alguma coagulopatia, pacientes com anemia pré-operatória ou doença falciforme.

> Azar FM, Beaty JH, Canale ST. Campbell's operative orthopaedics. Philadelphia: Elsevier, 13 ed., 2017, cap. 3, pág. 262.

15. Resposta: C
Comentário: Atualmente, cerca de 1% a 2% das artroplastias de quadril apresentam infecções. A incidência de sepse é maior em pacientes com várias comorbidades. Os fatores adicionais incluem tempo cirúrgico elevado e complicações na cicatrização da ferida operatória, tais como necrose da pele e hematoma pós-operatório.

> Azar FM, Beaty JH. Campbell's operative orthopaedics. Philadelphia: Elsevier, 14 ed., 2021, cap. 3, pág. 270.

Capítulo 6 ▪ QUADRIL

16. Resposta: A

Comentário: O tratamento cirúrgico de uma artroplastia de quadril infectada pode ser realizado em tempo único ou em dois tempos. De acordo com Consenso Internacional de Infecção Periprotética, são indicações para revisão em dois tempos: pacientes sépticos, bactérias não identificadas, bactérias multirresistentes, fístula ativa e comprometimento de partes moles adjacentes. A revisão em estágio único pode ser feita quando o paciente não apresenta sinais de sepse e/ou há disponibilidade de antibióticos eficazes.

> Azar FM, Beaty JH. Campbell's operative orthopaedics. Philadelphia: Elsevier, 14 ed., 2021, cap. 3, pág. 276.

17. Resposta: C

Comentário: São alterações radiográficas que sugerem o diagnóstico de soltura do componente femoral cimentado: radiotransparência entre o terço superolateral da haste (zona 1 de Gruen) e o manto de cimento adjacente, indicando descolamento da haste e do cimento e possível deformação prematura da haste; radiotransparência entre o manto de cimento e o osso circundante; abaixamento da haste de forma isolada ou em combinação com o manto de cimento circundante; mudança da haste femoral para uma posição mais em varo; fragmentação do cimento, especialmente entre o aspecto superomedial da haste e o colo do fêmur (zona 7 de Gruen); fratura do manto de cimento, mais comumente perto da ponta da haste (zona 4 de Gruen); deformação da haste; fratura da haste

> Azar FM, Beaty JH. Campbell's operative orthopaedics. Philadelphia: Elsevier, 14 ed., 2021, cap. 3, pág. 278.

18. Resposta: A

Comentário: É importante ressaltar que a cirurgia de revisão de uma artroplastia de quadril é uma operação complexa. A dor é a principal indicação para o procedimento de revisão. Porém em pacientes idosos, que não são fisicamente ativos, com uma condição geral debilitada, a artroplastia de Girdlestone é a opção mais indicada. Além da dor, existem outras indicações, de acordo com um banco de dados norte-americano: luxação, soltura mecânica, outros problemas mecânicos, infecção, osteólise, fratura periprotética, desgaste e falha ou quebra dos implantes.

> Azar FM, Beaty JH. Campbell's operative orthopaedics. Philadelphia: Elsevier, 14 ed., 2021, cap. 3, pág. 286.

19. Resposta: B

Comentário: As deficiências ósseas no acetábulo são um dos maiores problemas nas cirurgias de revisão das artroplastias de quadril. Elas podem ser de dois tipos: segmentares e cavitárias. É importante um planejamento cirúrgico pré-operatório adequado para um correto tratamento. São objetivos da cirurgia de revisão acetabular:

restaurar o centro de rotação do quadril; estabelecer a mecânica articular normal; restabelecer a integridade estrutural do acetábulo; obter uma fixação rígida do implante.

> Azar FM, Beaty JH. Campbell's operative orthopaedics. Philadelphia: Elsevier, 14 ed., 2021, cap. 3, pág. 302.

20. Resposta: C

Comentário: Nas artroplastias de revisão, quando da substituição da haste femoral, deve-se levar em conta os defeitos do estoque ósseo. Podem ser causados por: osteólise, osteoporose prévia, perfuração e reabsorção óssea. Os objetivos da cirurgia de revisão da haste femoral são: manutenção da integridade femoral e do estoque ósseo; obter uma fixação rígida do implante; restaurar a biomecânica do quadril para obter uma eficiente função da musculatura abdutora; equalizar o comprimento das pernas.

> Azar FM, Beaty JH. Campbell's operative orthopaedics. Philadelphia: Elsevier, 14 ed., 2021, cap. 3, pág. 312.

21. Resposta: D

Comentário: A cirurgia de recapeamento do quadril tem como paciente ideal homens abaixo dos 60 anos com osteoartrose ou artrose pós-traumática. É importante que a anatomia óssea do fêmur proximal esteja normal para fornecer um substrato ósseo satisfatório para a fixação do implante. Devido a registros de fratura do colo do fêmur pós-recapeamento, a qualidade óssea do paciente deve ser levada em conta para indicar ou não o procedimento. Dessa forma, pacientes com osteoporose não são candidatos e esse procedimento. Pacientes submetidos ao recapeamento, apresentam taxas insignificantes de luxação (0,3%).

> Azar FM, Beaty JH, Canale ST. Campbell's operative orthopaedics. Philadelphia: Elsevier, 13 ed., 2017, cap. 4, pág. 322.

22. Resposta: A

Comentário: A artrodese do quadril pode ser realizada de várias formas. Independentemente de qual for a técnica utilizada, é importante a remoção da cartilagem articular para a preparação do local da fusão. A posição ideal da fusão do quadril é: 20 a 30 graus de flexão; 0 a 5 graus de adução e 0 a 15 graus de rotação externa.

> Azar FM, Beaty JH. Campbell's operative orthopaedics. Philadelphia: Elsevier, 14 ed., 2021, cap. 5, pág. 349.

23. Resposta: B

Comentário: A artrodese do quadril está indicada em pacientes jovens, abaixo dos 40 anos, que apresentam artrose pós-traumática grave, e função normal da coluna lombar, quadril contralateral e joelho ipsilateral. Tem-se mostrado um bom procedimento para tratamento de adolescentes portadores de paralisia cerebral e que apresentam

Capítulo 6 ▪ QUADRIL

quadro de luxação ou subluxação espástica do quadril. Tem como contraindicação absoluta quadro de sepse ativa no quadril. Contraindicações relativas: alterações degenerativas graves na coluna lombossacra, quadril contralateral e joelho ipsilateral.

Azar FM, Beaty JH. Campbell's operative orthopaedics. Philadelphia: Elsevier, 14 ed., 2021, cap. 5, pág. 348.

24. Resposta: B

Comentário: O ângulo beta, originalmente descrito em ressonância magnética, foi aplicado nas radiografias simples. É formado por uma linha entre a transição colo-cabeça e o centro da cabeça femoral (medido a partir do momento em que o contorno da cabeça femoral diverge do contorno esférico) e outra entre o centro da cabeça femoral e a borda acetabular com o quadril a 90 graus de flexão. Um ângulo menor que 30 graus é indicativo de morfologia do impacto femoroacetabular.

Azar FM, Beaty JH. Campbell's operative orthopaedics. Philadelphia: Elsevier, 14 ed., 2021, cap. 6, pág. 362.

25. Resposta: D

Comentário: O impacto do quadril extra-articular acomete mulheres jovens em que quase a metade delas foi submetida a algum procedimento prévio no quadril, devido a outro diagnóstico. São fatores de suspeita clínica: história de dor lateral ou posterior no quadril; diminuição da rotação interna e externa; ausência de deformidade pélvica ou acetabular; resposta incompleta à injeção intra-articular de anestésico ou corticoide. É dividido em três tipos: anterior, posterior e complexo.

Azar FM, Beaty JH. Campbell's operative orthopaedics. Philadelphia: Elsevier, 14 ed., 2021, cap. 6, pág. 375.

26. Resposta: A

Comentário: Um quadril displásico, normalmente resultante de uma displasia do desenvolvimento do quadril na infância, apresenta as seguintes características radiográficas: ângulo centro-borda lateral menor que 20 graus; ângulo de Tonnis maior que 10 graus; lateralização do centro de rotação com alargamento da gota de lágrima; ângulo cervicodiafisário aumentado; anteversão do fêmur proximal, e a cabeça femoral pode ser pequena e ter um contorno lateral achatado.

Azar FM, Beaty JH. Campbell's operative orthopaedics. Philadelphia: Elsevier, 14 ed., 2021, cap. 6, pág. 376.

27. Resposta: D

Comentário: A protrusão acetabular é caracterizada por uma protrusão progressiva da cabeça femoral no acetábulo e pelve. É mais comum em mulheres jovens e de meia-idade, mas pode se desenvolver durante a infância e a adolescência. O tratamento preferencial para essa clínica é a artroplastia total de quadril, entretanto se o paciente for um adulto jovem, a osteotomia femoral proximal intertrocantérica em

ORTOPEDIA E TRAUMATOLOGIA | Respostas Comentadas

valgo pode ter um bom resultado; e se a doença for unilateral e o paciente for jovem e realizar serviço pesado, a artrodese pode ser considerada. Fatores infecciosos, neoplásicos, inflamatórios, metabólicos, traumáticos e genéticos têm sido relacionados com o desenvolvimento da protrusão acetabular.

Azar FM, Beaty JH. Campbell's operative orthopaedics. Philadelphia: Elsevier, 14 ed., 2021, cap. 6, pág. 398.

28. Resposta: A

Comentário: O teste de Craig avalia de forma indireta a anteversão do colo femoral. Com o paciente em decúbito ventral e joelho fletido a 90 graus palpa-se o trocânter maior. Realiza-se rotação interna até que o trocânter maior se encontre em sua posição o mais lateral possível. O ângulo é formado entre o eixo da tíbia e uma linha vertical (normalmente entre 10 e 20 graus). O teste de McCarthy avalia impacto femoroacetabular ou ruptura labral. Os testes de Pace e de Freiberg avaliam presença de dor ao estiramento do músculo piriforme, sendo o primeiro ativo e o segundo passivo.

Barros Filho TEP, Lech O. Exame físico em ortopedia. São Paulo: Sarvier, 2017. 3 ed., cap. 10, pág. 264.

29. Resposta: D

Comentário: O teste de Phelps avalia a contratura do músculo grácil. Paciente em decúbito ventral, quadril em abdução. Partindo-se da flexão do joelho para a extensão, na presença de contratura do músculo grácil, o paciente realizará involuntariamente um movimento de adução.

Barros Filho TEP, Lech O. Exame físico em ortopedia. São Paulo: Sarvier, 2017. 3 ed., cap. 10, pág. 265.

30. Resposta: D

Comentário: O teste da bicicleta é realizado com o paciente em decúbito lateral. Nessa posição é solicitado que realize o movimento de pedalar com o quadril que não está em contato com a maca. Caso o paciente apresente cansaço precoce deve-se pensar em fraqueza da musculatura glútea por algum tipo de lesão ou por displasia do quadril. Caso apresente um estalido deve-se pensar em ressalto do quadril.

Barros Filho TEP, Lech O. Exame físico em ortopedia. São Paulo: Sarvier, 2017. 3 ed., cap. 10, pág. 266.

31. Resposta: C

Comentário: O *straight leg raise* contrarresistência serve para avaliação da força de flexão do quadril. Caso o paciente relate dor, deve-se suspeitar de tendinite do iliopsoas ou algum acometimento intra-articular.

Barros Filho TEP, Lech O. Exame físico em ortopedia. São Paulo: Sarvier, 2017. 3 ed., cap. 10, pág. 259.

Capítulo 6 ▪ QUADRIL

32. Resposta: A

Comentário: O teste da rotação passiva (*log roll*) é realizado com o membro inferior em neutro para adução e abdução e em neutro para extensão e flexão. Realiza-se rotação externa e interna máxima. O teste deve ser realizado bilateralmente para comparação. Pode-se avaliar algum acometimento intra-articular ou frouxidão ligamentar.

> Barros Filho TEP, Lech O. Exame físico em ortopedia. São Paulo: Sarvier, 2017. 3 ed., cap. 10, pág. 255.

33. Resposta: D

Comentário: O ressalto externo do quadril ou ressalto do trocânter maior é uma condição em que a borda posterior do trato iliotibial atrita com o trocânter maior durante o movimento de flexoextensão do quadril, causando um ressalto. Essa condição é mais comum em bailarinas, corredores e jogadores de futebol. O tratamento consiste, num primeiro momento, em medidas conservadoras, como o alongamento do trato iliotibial e injeção de corticoide. Caso haja persistência dos sintomas, o tratamento cirúrgico passa a ser indicado. O alongamento do trato iliotibial é tratado com zetaplastia, que pode ser feita de forma aberta, minimamente invasiva e de forma artroscópica.

> Azar FM, Beaty JH. Campbell's operative orthopaedics. Philadelphia: Elsevier, 14 ed., 2021, cap. 6, pág. 388.

34. Resposta: D

Comentário: O índice de alinhamento de Garden pode ser usado para avaliar o padrão de redutibilidade da fratura do colo do fêmur, nas incidências em AP e perfil. No AP ele é obtido pelo ângulo traçado entre o córtex medial da diáfise e o eixo central das trabéculas de compressão. Esse ângulo deve ter um valor ente 160 e 180 graus.

> Torneta III P et al. Rockwood and Green's Fractures in adults. Philadelphia: Wolters Kluwer, 2020, 9 ed., cap. 52, pág. 2248.

35. Resposta: A

Comentário: O desvio em varo nas fraturas subtrocantéricas, quando tratado com haste intramedular, ocorre quando o ponto de entrada da haste é realizado mais lateralmente ao trocânter maior. Dessa forma, é importante preservar o estoque ósseo anterior e principalmente lateral no momento da fresagem do canal femoral

> Torneta III P et al. Rockwood and Green's Fractures in adults. Philadelphia: Wolters Kluwer, 2020, 9 ed., cap. 54, pág. 2331.

36. Resposta: B

Comentário: As lesões do anel pélvico são consideradas de alta energia, dessa forma é esperado a existência de lesões associadas. De acordo com a literatura mais recente, as lesões associadas mais frequentes são: lesões torácicas, 63%; fraturas de ossos

216 ORTOPEDIA E TRAUMATOLOGIA | Respostas Comentadas

longos, 50%; lesão craniana ou cerebral, 40%; lesão de órgão sólido, 40%, e fraturas da coluna, 25%.

> Torneta III P et al. Rockwood and Green's Fractures in adults. 9. ed. Philadelphia: Wolters Kluwer, 2020, 9 ed., cap. 49, pág. 1966.

37. Resposta: A

Comentário: As fraturas da pelve, sem desvio, podem ser tratadas de forma percutânea com a colocação de parafusos. É importante o posicionamento correto do fluoroscópio para a colocação com segurança do parafuso. No caso das fraturas do ramo púbico e da coluna anterior do acetábulo, as incidências que permitem a colocação precisa do parafuso são duas: uma combinação da oblíqua obturatória + bacia *outlet* e a incidência da bacia *inlet*.

> Torneta III P et al. Rockwood and Green's Fractures in adults. 9. ed. Philadelphia: Wolters Kluwer, 2020, 9 ed., cap. 49, pág. 2022.

38. Resposta: C

Comentário: No tratamento cirúrgico da luxação sacroilíaca, a projeção fluoroscópica em perfil é importante para determinar os marcos anatômicos para a colocação precisa do parafuso iliossacral. A densidade cortical do ilíaco corresponde a asa do sacro e a raiz nervosa de L5. Anteriormente ao córtex anterior do promontório estão os grandes vasos. A face posterior do corpo de S1 corresponde ao canal sacral. O espaço discal residual entre S1 e S2 corresponde ao forame de S1 e a raiz nervosa.

> Torneta III P et al. Rockwood and Green's Fractures in adults. 9. ed. Philadelphia: Wolters Kluwer, 2020, 9 ed., cap. 49, pág. 2042.

39. Resposta: A

Comentário: Estudos recentes mostraram que os fatores preditivos para a artroplastia total de quadril precoce após fratura do acetábulo são: idade maior que 40 anos, luxação anterior, lesão da cartilagem da cabeça femoral, acometimento da parede posterior, impacção marginal, diástase inicial maior que 20 mm, redução não anatômica, incongruência do teto acetabular pós-cirúrgica e utilização do acesso iliofemoral estendido.

> Torneta III P et al. Rockwood and Green's Fractures in adultsPhiladelphia: Wolters Kluwer, 2020, 9 ed., cap. 50, pág. 2117.

40. Resposta: D

Comentário: A fratura do acetábulo rotineiramente não é tratada como emergência. Porém, existem situações que exigem o seu tratamento de imediato, são elas: instabilidade persistente após redução e que não é mantida por tração, luxação do quadril não redutível, déficit progressivo do nervo ciático pós-fratura do acetábulo ou pós-redução. A impacção marginal é um sinal de mau prognóstico pós-fratura do acetábulo.

> Torneta III P et al. Rockwood and Green's Fractures in adults. Philadelphia: Wolters Kluwer, 2020, 9 ed., cap. 50, pág. 2121.

41. Resposta: C

Comentário: Nas fraturas da coluna posterior do acetábulo, quando da exposição da incisura isquiática maior, deve-se ter cuidado na exposição da linha de fratura, para não lesar o feixe neurovascular glúteo superior. A lesão da artéria glútea superior também pode ocorrer nas fraturas para coluna posterior com grandes desvios.

> Torneta III P et al. Rockwood and Green's Fractures in adults Philadelphia: Wolters Kluwer, 2020, 9 ed., cap. 50, pág. 2144.

42. Resposta: C

Comentário: O tratamento cirúrgico das fraturas acetabulares de forma percutânea, apesar de ainda não existirem indicações e contraindicações específicas, tem sido utilizado. Atualmente, está sendo usado nas seguintes situações: evitar possíveis desvios nas fraturas; em pacientes idosos com fraturas desviadas nas quais a redução não anatômica é aceita; em pacientes obesos mórbidos; como complemento às técnicas formais de redução aberta e fixação interna; em pacientes jovens com lesões graves que impedem a redução aberta formal e a fixação interna da fratura. No caso das fraturas da parede posterior desviadas ou instáveis, a fixação percutânea está contraindicada.

> Torneta III P et al. Rockwood and Green's Fractures in adults. Philadelphia: Wolters Kluwer, 2020, 9 ed., cap. 50, pág. 2162.

43. Resposta: D

Comentário: A posição do quadril no momento do trauma é fundamental para determinar o padrão de fratura/luxação. Quanto maior a flexão e adução do quadril maior a tendência para a luxação posterior pura. Menos adução e menos rotação interna favorecem uma fratura/luxação (fratura da parede posterior ou fratura da cabeça femoral com cisalhamento posterior do fragmento distal). No caso de adução/abdução neutra e rotação neutra, pode ocorrer o padrão de fratura do acetábulo bicolunar, onde se pode observar uma luxação central da cabeça femoral.

> Torneta III P et al. Rockwood and Green's Fractures in adults. Philadelphia: Wolters Kluwer, 2020, 9 ed., cap. 51, pág. 2182.

44. Resposta: A

Comentário: A articulação do quadril é do tipo esferoidal (bola e soquete). Apresenta o lábio acetabular que aumenta a cobertura da cabeça em 10%, dessa forma a cabeça estará coberta, durante todo o seu movimento, em mais de 50%. A força necessária para causar uma distração da articulação do quadril é maior 400 N.

Torneta III P et al. Rockwood and Green's Fractures in adults. Philadelphia: Wolters Kluwer, 2020, 9 ed., cap. 51, pág. 2192.

45. Resposta: A

Comentário: As luxações do quadril não redutíveis de forma fechada correspondem entre 2% e 15%. Necessitam, dessa forma, de procedimento aberto devido à interposição de estruturas. No caso das luxações anteriores, as estruturas interpostas são: evento em "casa de botão" através da cápsula, reto femoral, cápsula, *labrum* e tendão do psoas. Quanto à luxação posterior, as estruturas que se interpõem são: tendão do piriforme, glúteo máximo, cápsula, ligamento redondo, parede posterior, fragmento ósseo, ligamento iliofemoral e *labrum*.

Torneta III P et al. Rockwood and Green's Fractures in adults. 9. ed. Philadelphia: Wolters Kluwer, 2020, 9 ed., cap. 51, pág. 2203.

46. Resposta: D

Comentário: A complicação mais comum após a luxação do quadril é a atrite, sendo mais comum em luxações posteriores que anteriores. Outra complicação comum é a necrose avascular da cabeça femoral. Ela está mais associada à luxação posterior e se correlaciona com o tempo de redução. A disfunção tardia do nervo ciático pode ocorrer devido à ossificação heterotópica, que pode causar a sua compressão ou distensão. A consolidação viciosa da cabeça femoral foi relatada como complicação pós-fratura da cabeça femoral, como causa de dor e limitação de movimento.

Torneta III P et al. Rockwood and Green's Fractures in adults. Philadelphia: Wolters Kluwer, 2020, 9 ed., cap. 51, pág. 2225.

47. Resposta: A

Comentário: As fraturas do colo do fêmur são diagnósticas, na maioria dos casos, por radiografias simples nas incidências AP e perfil. Estudos recentes questionam o uso da radiografia em perfil, devido a dor na sua realização, porém ela pode ser útil nos casos em que há dúvida diagnóstica. Em 2% dos casos, as fraturas podem ser difíceis ou impossíveis de serem visualizadas em radiografias simples. Dessa forma, é necessário exame de imagem complementar. Tomografia computadorizada expõe o paciente a maior grau de radiação. Ressonância magnética é o estudo de imagem complementar mais útil, sendo mais preciso que a cintilografia óssea.

Bucholz RW et al. Rockwood and Green's Fractures in adults. Philadelphia: Lippincott, 8 ed., 2014, cap. 49, pág. 2034.

Capítulo 6 ■ QUADRIL

48. Resposta: B

Comentário: As fraturas do colo do fêmur apresentam mortalidade significativa. Estudos mostram que a taxa de mortalidade hospitalar é em torno de 15%, e de 30% no primeiro ano.

Torneta III P et al. Rockwood and Green's Fractures in adults. Philadelphia: Wolters Kluwer, 2020, 9 ed., cap. 52, pág. 2266.

49. Resposta: C

Comentário: As fraturas/luxações do quadril podem ser tratadas com artroplastia, quando ocorre uma destruição irreversível da cabeça femoral e do acetábulo, como por exemplo: cominuição intra-articular, impacção extensa na cabeça femoral com destruição da cartilagem em toda a sua espessura, cabeça femoral não reconstruível e impacção acetabular maior que 40% da superfície articular. Nos casos da luxação irredutível de forma incruenta, deve-se realizar redução cruenta devido à interposição de alguma estrutura.

Bentley G. European Surgical Orthopaedics and Traumatology. The EFORT Textbook. New Delhi: Springer-Verlag Berlin Heidelberg, 2014, Cap. Hip Dislocation and Femoral Head Fractures, pág. 2194.

50. Resposta: B

Comentário: A classificação de Jensen e Michaelsen (1975) é uma modificação da classificação de Evans (1949) e divide as fraturas transtrocantéricas em cinco tipos, que são: J-M1, fratura em dois fragmentos sem desvio; J-M2, fratura em dois fragmentos desviada; J-M3, fratura em três fragmentos sem suporte posterolateral; J-M4, fratura em três fragmentos sem suporte medial, e J-M5, fratura em quatro fragmentos sem suporte posterolateral e medial.

Bentley G. European Surgical Orthopaedics and Traumatology. The EFORT Textbook. New Delhi: Springer-Verlag Berlin Heidelberg, 2014, cap. Fractures of the Femoral Neck and Proximal Femur, pág. 2231.

51. Resposta: D

Comentário: A literatura mostra que as artroplastias do quadril pós-fratura do colo do fêmur apresentam falhas devido a: infecção, desgaste acetabular (protrusão), soltura da haste e luxação. A infecção pós-artroplastia nesses casos varia de 0% a 10%. A erosão acetabular pode ocorrer em torno de 20% dos pacientes submetidos à artroplastia unipolar pós-fratura do colo do fêmur. A soltura da haste femoral é evidenciada com área radiolucente ao redor do manto de cimento, sendo mais comum nas próteses bipolares.

Browner BD, Jupiter JB, Krettek C, Anderson PA. Skeletal trauma: basic science, management, and reconstruction. Philadelphia: Saunders, 6 ed., 2021, cap. 54, pág. 1850.

52. Resposta: A

Comentário: Muito se discute sobre as vantagens do uso das hastes intramedulares sobre o DHS no tratamento das fraturas transtrocantéricas. A técnica cirúrgica do uso das hastes tende a provocar menor agressão às partes moles. Além disso, elas são o implante de escolha para o tratamento das fraturas instáveis. Por fim, elas apresentam vantagem biomecânica em relação às placas, devido ao menor braço de alavanca.

> Browner BD, Jupiter JB, Krettek C, Anderson PA. Skeletal trauma: basic science, management, and reconstruction. Philadelphia: Saunders, 6 ed., 2021, cap. 55, pág. 1888.

53. Resposta: C

Comentário: A indicação de artroplastia como tratamento cirúrgico das fraturas transtrocantéricas pode ser justificada nos seguintes casos: fraturas patológicas, doenças osteoporóticas graves, pacientes em diálise renal, artrose preexistente em que se considerava a artroplastia como tratamento antes da ocorrência da fratura. Normalmente, as artroplastias são consideradas como cirurgia de salvamento, caso haja falha da osteossíntese.

> Bucholz RW et al. Rockwood and Green's Fractures in adults. Philadelphia: Lippincott, 8 ed., 2014, cap. 50, pág. 2117.

54. Resposta: A

Comentário: As fraturas transtrocantéricas apresentam baixo percentual de pseudoatrose relatado, independentemente do tipo de tratamento. Isto se deve, principalmente à localização da fratura, que apresenta abundância de osso esponjoso e maior vascularização. As taxas de pseudoartrose nas fraturas transtrocantéricas, entretanto, podem chegar a 10%, quando há uma alteração na nutrição óssea (tipos complexos de fixação em fraturas cominuídas).

> Browner BD, Jupiter JB, Krettek C, Anderson PA. Skeletal trauma: basic science, management, and reconstruction. Philadelphia: Saunders, 6 ed., 2021, cap. 55, pág. 1904.

55. Resposta: C

Comentário: A síndrome compartimental da pelve é uma rara complicação decorrente da fratura do anel pélvico, já que nos grandes traumas pélvicos as fáscias retroperitoneal e glútea estão rompidas. Entretanto, lesões extensas de partes moles e o hematoma podem causar um edema grave na região pélvica. Dessa forma, pode ocorrer uma lesão nervosa por compressão dos nervos ciático, femoral e obturatório. Além disso, pode ocorrer rabdomiólise secundária à lesão dos grandes músculos pélvicos, que pode levar à falência de órgãos secundários. O tratamento consiste em fasciotomia precoce com retirada do hematoma, hemostasia e desbridamento extenso dos músculos necróticos.

Capítulo 6 ▪ QUADRIL

> Bentley G. European Surgical Orthopaedics and Traumatology. The EFORT Textbook. New Delhi: Springer-Verlag Berlin Heidelberg, 2014, Cap. Fractures and Dislocations of the Pelvic Ring, pág. 2332.

56. Resposta: C

Comentário: O tratamento cirúrgico das lesões no anel pélvico está associado a complicações específicas do tipo de tratamento adotado. São elas: uso de placa na sínfise púbica, lesões genitourinárias, dos vasos ilíacos e obturatórios, do nervo obturatório e do cutâneo lateral da coxa e hérnia abdominal; uso do fixador tipo *clamp* em "C" e do parafuso sacroilíaco, lesão dos vasos glúteos, lesão das raízes nervosas sacrais, do tronco lombossacro e do nervo ciático; uso do fixador externo, lesão do nervo cutâneo lateral da coxa, perfuração do acetábulo e infecção no trajeto do pino.

> Bentley G. European Surgical Orthopaedics and Traumatology. The EFORT Textbook. New Delhi: Springer-Verlag Berlin Heidelberg, 2014, cap. Fractures and Dislocations of the Pelvic Ring, pág. 2332.

57. Resposta: B

Comentário: As falhas relacionadas aos implantes, no tratamento das fraturas transtrocantéricas, ocorrem em 5% dos casos. Estão relacionadas a: falha por fadiga do implante, falha da fixação diafisária com parafusos quebrados, penetração medial da cabeça femoral, *cut out* do parafuso e desmontagem dos componentes do dispositivo. Importante ressaltar que as combinações de mecanismos de falha são comuns.

> Bucholz RW et al. Rockwood and Green's Fractures in adults. Philadelphia: Lippincott, 8 ed., 2014, cap 50, pág. 2120.

58. Resposta: D

Comentário: Após a falha da fixação das fraturas do colo do fêmur do idoso, deve-se levar em conta determinadas características do paciente para a escolha entre artroplastia parcial ou artroplastia total do quadril. A artroplastia parcial do quadril, por si só, é um procedimento com tempo cirúrgico menor, leva a menor perda sanguínea e apresenta maior estabilidade. No caso do paciente com expectativa de vida maior que oito anos, sem déficits cognitivos nem distúrbios neuromusculares, e que são deambuladores comunitários, deve-se optar pela artroplastia total de quadril.

> Browner BD, Jupiter JB, Levine AM, Trafton PG. Skeletal trauma: basic science, management and reconstruction. Philadelphia: Saunders, 5 ed., cap. 56, pág. 1726.

59. Resposta: D

Comentário: As hastes intramedulares são usadas para o tratamento das fraturas do fêmur proximal. Elas podem ser de primeira, segunda e terceira geração, tendo as seguintes características: primeira geração (haste intramedular) apresenta ponto de entrada na fossa piriforme, bloqueio proximal múltiplo (transverso ou oblíquo) e bloqueio distal múltiplo; segunda geração (haste cefalomedular) apresenta ponto de entrada ligeiramente anterior à fossa piriforme, bloqueio proximal em direção a cabeça femoral (podendo ser um ou mais parafusos) e bloqueio distal múltiplo, e terceira geração (haste cefalomedular) apresenta ponto de entrada no ápice do grande trocânter, bloqueio proximal em direção a cabeça femoral (podendo ser um ou mais parafusos) e bloqueio distal múltiplo.

Browner BD, Jupiter JB, Krettek C, Anderson PA. Skeletal trauma: basic science, management, and reconstruction. Philadelphia: Saunders, 6 ed., 2021, cap. 57, pág. 1943.

60. Resposta: C

Comentário: As fraturas do colo do fêmur ocorrem com maior frequência em pacientes idosas do sexo feminino. Elas são incomuns em pacientes com menos de 60 anos. A incidência aumenta exponencialmente com a idade. Existe alguma variação racial na incidência, sendo menos comuns em raças negras. Atualmente, essas fraturas são mais comuns nas populações brancas da Europa e da América do Norte. O risco de uma segunda fratura do quadril em dois anos aproxima-se de 10% em mulheres e 5% em homens. Em pacientes que sofrem uma segunda fratura de quadril, é o mesmo tipo de fratura em mais de 70% dos casos. Estudos mostram numerosos fatores de risco que podem ser divididos em fatores modificáveis e não modificáveis.

Torneta III P et al. Rockwood and Green's Fractures in adults. Philadelphia: Wolters Kluwer, 9 ed., 2020, cap. 52, pág. 2232.

Joelho

7

Ângelo José Nascif de Faria
Leonardo Côrtes Antunes
Nascif Habib Tanus Nascif

1. Resposta: B

Comentário: Aproximadamente 5% a 10% das fraturas do fêmur distal são fraturas expostas e a ferida traumática se localiza na região anterior da coxa, proximalmente à patela. Essas fraturas devem ser tratadas com urgência e uma boa programação é essencial para seu desfecho, com administração de antibióticos, desbridamento e irrigação da fratura, a fim de prevenir a infecção.

> Torneta III P et al. Rockwood and Green's Fractures in adults. Philadelphia: Wolters Kluwer, 9 ed., 2020, cap. 57, pág. 2431.

2. Resposta: C

Comentário: As indicações para realização de angiografia com injeção intra-arterial ou arteriografia por tomografia computadorizada após uma fratura do fêmur distal, incluem: diminuição ou ausência de pulso, hematoma em expansão, diminuição do índice tornozelo-tornozelo, sons vasculares anormais (*bruit*), nervos anatomicamente relacionados, sangramento arterial persistente.

> Torneta III P et al. Rockwood and Green's Fractures in adults. Philadelphia: Wolters Kluwer, 9 ed., 2020, cap. 57, pág. 2432.

3. Resposta: A

Comentário: A fossa poplítea possui o formato losangular e é delimitada inferiormente pelas duas cabeças do gastrocnêmico, superiormente pelo semimembranoso, medialmente pelo semitendinoso e lateralmente pelo bíceps femoral. Nesse nível, os vasos são renomeados como artéria e veias poplítea e o nervo ciático se ramifica, dando origem aos nervos tibial e fibular.

> Torneta III P et al. Rockwood and Green's Fractures in adults. Philadelphia: Wolters Kluwer, 9 ed., 2020, cap. 57, págs. 2435-2436.

4. Resposta: A

Comentário: Pacientes idosos e de meia-idade sofrem mais fraturas do platô medial decorrente de uma queda simples. Em um estudo cadavérico, verificou-se que para ocorrer fraturas no platô lateral o ligamento colateral medial (LCM) deve estar intacto, funcionando como uma dobradiça. A combinação de forças axial e em valgo, acarretam uma fratura no platô lateral (depressão, depressão e cisalhamento e menos comumente cisalhamento isolado). As fraturas de padrão bicondilar são resultantes predominantemente de carga axial.

> Torneta III P et al. Rockwood and Green's Fractures in adults. Philadelphia: Wolters Kluwer, 9 ed., 2020, cap. 61, págs. 2624-2625.

5. Resposta: C

Comentário: Tipo 1 – cisalhamento lateral: ocorre mais comumente em pacientes jovens. Tipo 2 – cisalhamento com depressão lateral: tipo de fratura mais comum na maioria das séries, embora Schatzker *et al.* tenham observado o tipo 3 ligeiramente mais comum. Tipo 3 – depressão lateral isolada: mais comum em pacientes idosos. Tipo 4 – fraturas do platô medial: as grandes fraturas do platô medial, resultam em um padrão de fratura-luxação, aumentando o risco de lesões associadas como síndrome compartimental, lesão vascular ou do nervo fibular. Tipo 5 – fraturas bicondilares: Barei *et al.* observaram que um terço dessas fraturas apresentavam fragmento posteromedial, padrão que auxilia muito no planejamento cirúrgico. Tipo 6 – fraturas com dissociação entre metáfise e diáfise: fraturas graves, em que devido a um trauma de alta energia na sua maioria, ocorre descontinuidade entre a metáfise proximal da tíbia da diáfise.

> Torneta III P et al. Rockwood and Green's Fractures in adults. Philadelphia: Wolters Kluwer, 9 ed., 2020, cap. 61, págs. 2632-2637.

6. Resposta: C

Comentário: O aumento superior a 10 graus em rotação externa comparado com o lado contralateral em 30 graus de flexão do joelho, mas não a 90 graus de flexão, indica lesão isolada para o canto posterolateral. O aumento na rotação externa, superior a 10 graus em comparação com o lado contralateral tanto em 30 graus quanto em 90 graus de flexão do joelho indica lesão do canto posterolateral e do ligamento cruzado posterior respectivamente. Um estudo com cadáver indicou que quando há lesão do ligamento colateral medial, o resultado do dial test é semelhante ao das lesões isoladas do canto posterolateral, portanto, na presença concomitante dessa lesão não é recomendável realizar o *dial test*, pois ele não será confiável se houver instabilidade posteromedial.

> Azar FM, Beaty JH, Canale ST. Campbell's operative orthopaedics. Philadelphia: Elsevier, 13 ed., 2017, cap. 45, pág. 2238.

Capítulo 7 ▪ JOELHO

7. Resposta: B

Comentário: O ligamento colateral lateral (LCL) tem origem femoral proximalmente no epicôndilo femoral lateral e distalmente na cabeça da fíbula. Sua origem femoral é, em média, ligeiramente proximal (1,4 mm) e posterior (3,1 mm) ao epicôndilo lateral. Distalmente, é inserido 8,2 mm posterior ao aspecto anterior da cabeça da fíbula. Possui maior importância na estabilização do joelho no estresse em varo com joelho em extensão. Conforme o joelho fica em flexão, o LCL se torna menos influente na estabilização em varo.

> Azar FM, Beaty JH. Campbell's operative orthopaedics. Philadelphia: Elsevier, 14 ed., 2021, cap. 45, pág. 2204.

8. Resposta: D

Comentário: Segundo a classificação de Meyers e McKeever, para fraturas da eminência tibial:
- Tipo 1 – fragmento sem desvio ou mínimo desvio em relação a epífise proximal da tíbia.
- Tipo 2 – deslocamento de 1/3 a 1/2 do fragmento, com contato posterior com epífise proximal da tíbia.
- Tipo 3 – separação completa do fragmento avulsionado com deslocamento superior e componente rotacional.
- Tipo 4 – descrita por Zaricznyj, apresenta cominuição do fragmento.

> Beaty JH, Kasser JR. Rockwood and Wilkins' Fractures in Children. Philadelphia: Lippincott Williams & Wilkins, 8 ed., 2014, cap. 30, pág. 1080.

9. Resposta: D

Comentário: O tratamento das instabilidades patelofemorais, muitas vezes são procedimentos combinados, levando em conta as alterações encontradas nos exames de imagem. Nos casos de patela alta (índice de Caton-Deschamps > 1,2) deve-se proceder com distalização da TAT. Para índice TAGT > 20 mm deve-se realizar medicalização da TAT. Já nas displasias trocleares, está indicado a realização da trocleoplastia. O ponto descrito por Schottle fica localizado 10 mm anterior à linha da cortical posterior do fêmur e 2,5 mm distal à origem posterior do côndilo medial e proximal ao nível do ponto posterior na linha de Blumensaat. Além dessas combinações de procedimentos, pode-se acrescentar a reconstrução do LPFM e outros procedimentos partes moles.

> Sizínio H et al. Ortopedia e Traumatologia: Princípios e Prática. Porto Alegre: Artmed, 2017, 5 ed., cap. 16, págs. 464-465.

10. Resposta: B

Comentário: As fraturas intra-articulares da tíbia proximal representam aproximadamente 1% de todas as fraturas da população geral, 8% na população idosa, e o sexo masculino é mais acometido que o feminino. Acidentes de trânsito representam até 52% dos casos, queda 17% e atividades recreativas 5%. O platô tibial lateral é responsável por 55% a 70% das fraturas do platô tibial. As fraturas extra-articulares da tíbia proximal representam aproximadamente 5% a 10% de todas as fraturas tibiais.

> Bentley G. European Surgical Orthopaedics and Traumatology. The EFORT Textbook. New Delhi: Springer-Verlag Berlin Heidelberg, 2014, Cap. Management of Proximal Tibial Fractures, pág. 2826.

11. Resposta: A

Comentário: O reparo das rupturas agudas dos tendões do quadríceps e do patelar apresentam melhores resultados quando o procedimento cirúrgico é realizado até três semanas depois da lesão. Após reparo do tendão patelar o músculo do quadríceps evolui com atrofia, que não está relacionada com a perda de força. O tempo decorrido entre a lesão e o reparo do mecanismo extensor é fundamental para alcançar bons resultados. O reparo deve ser realizado até três semanas após a lesão. O tratamento cirúrgico das rupturas crônicas apresenta pior resultado funcional em comparação com o tratamento cirúrgico das rupturas agudas.

> Torneta III P et al. Rockwood and Green's Fractures in adults. Philadelphia: Wolters Kluwer, 9 ed., 2020, cap 59, pág. 2565.

12. Resposta: D

Comentário: Realizado com estresse em valgo e rotação interna tibial, o teste começa com o joelho próximo da extensão e o platô tibial lateral na posição de subluxação anterior (fase de deslocamento). Fletindo o joelho em torno de 30 graus e concomitantemente aplicando estresse em valgo, entra em ação o trato iliotibial, agindo como flexor, pois estará, nesse momento, posterior ao centro rotacional do joelho, puxando a tíbia para trás, reduzindo a subluxação da tíbia. Alguns autores consideram essa manobra, quando positiva, patognomônica de insuficiência de LCA.

> Leite NM, Faloppa F. Propedêutica Ortopédica e Traumatologia. Porto Alegre: Artmed, 2013, 1 ed., cap. 17, pág. 241.

13. Resposta: C

Comentário: Nas luxações do joelho, as paralisias do nervo fibular podem estar presentes em até 25% dos casos e a metade desses pacientes recupera a função do nervo fibular. Aproximadamente 50% das luxações do joelho com lesões multiligamentares apresentam lesão da artéria poplítea. As lesões contusas da artéria poplítea geralmente ocorrem nas luxações posteriores e as lesões por tração nas luxações anteriores.

> Torneta III P et al. Rockwood and Green's Fractures in adults. Philadelphia: Wolters Kluwer, 9 ed., 2020, cap. 60, págs. 2582-2583.

Capítulo 7 ▪ JOELHO

14. Resposta: C

Comentário: A lesão de Pellegrini-Stieda é uma calcificação em topografia da origem do ligamento colateral medial do joelho, no epicôndilo medial do fêmur, após história de entorse ou distensão no passado.

> Azar FM, Beaty JH. Campbell's operative orthopaedics. Philadelphia: Elsevier, 14 ed., 2021, cap. 9, pág. 497.

15. Resposta: B

Comentário: O sinal, ou lesão, do arqueado é uma radiolucência linear na topografia da cabeça da fíbula, visualizado na radiografia em AP, sendo indício de fratura por avulsão da cabeça da fíbula (avulsão óssea do ligamento colateral lateral), e patognomônico de lesão do canto posterolateral. Lesão de Pellegrini-Stieda é uma calcificação em topografia da origem do ligamento colateral medial do joelho, no epicôndilo medial do fêmur, após história de entorse ou distensão no passado. Lesão de Segond é uma fratura avulsão marginal do platô tibial lateral, indicando lesão do ligamento cruzado anterior. Lesão de Segond reversa é uma fratura avulsão marginal do platô tibial medial, ocasionada pelo ligamento colateral medial profundo.

> Bucholz RW et al. Rockwood and Green's Fractures in adults. Philadelphia: Lippincott, 8 ed., 2014, cap. 56, págs. 2372-2373.

16. Resposta: D

Comentário: Teste de Appley: teste para lesões meniscais. Paciente em decúbito ventral, quadril em extensão e joelho a 90 graus de flexão. Aplica-se uma força em compressão axial sobre o joelho com rotação externa da perna (testando menisco medial) e rotação interna (testando menisco lateral). Em caso de lesão, dor ou estalido irá se manifestar. A contraprova da positividade é feita com distração com as rotações, e o paciente irá apresentar melhora ou alívio da dor.

> Barros Filho TEP, Lech O. Exame físico em ortopedia. São Paulo: Sarvier, 2017, 3 ed., cap. 12, pág. 313.

17. Resposta: A

Comentário: O teste da gaveta anterior do joelho é realizado com o paciente em decúbito dorsal, quadril com flexão de 45 graus e joelho a 80-90 graus. Apoia-se sobre o pé do paciente e faz-se uma força de anteriorização no terço superior da tíbia. A instabilidade rotatória anteromedial é pesquisada quando a tíbia está em rotação externa, determinando maior anteriorização do lado medial. A pesquisa da gaveta anterior com rotação interna máxima será sempre negativa para lesão do LCA, positivando somente quando há lesão do LCP concomitante. A presença de lesão em "alça de balde" do menisco pode levar a um resultado falso negativo do exame. Quando há lesão do LCP, deve-se atentar para a posição de posteriorização da tíbia e a redução dessa posteriorização pode confundir com o sinal da gaveta anterior positivo.

> Barros Filho TEP, Lech O. Exame físico em ortopedia. São Paulo: Sarvier, 2017, 3 ed., cap. 12, págs. 316-318.

18. Resposta: B
Comentário:

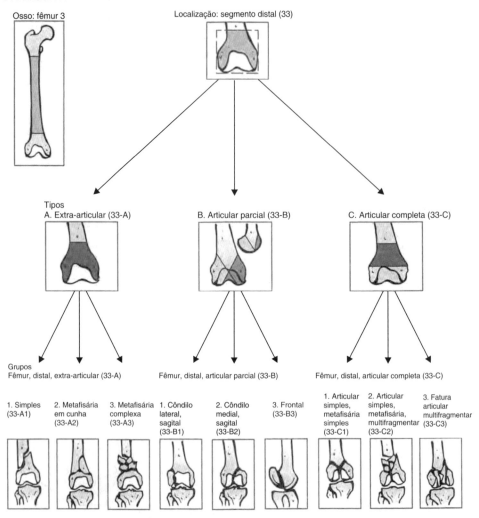

Bucholz RW et al. Rockwood and Green's Fractures in adults. Philadelphia: Lippincott, 8 ed., 2014, cap. 53, pág. 2183.

19. Resposta: B
Comentário: 1: trato iliotibial; 2: músculo *gracilis*; 3: bursa do músculo semimembranoso.

Netter FH. Atlas de Anatomia Humana. Rio de Janeiro: Elsevier, 2019, 7 ed., cap., pág. 501.

20. Resposta: C
Comentário: A chance de ocorrer a síndrome do ressalto patelar, acontece nos casos que sacrificam o LCP pela hipertrofia da sinóvia que ocorre na superfície inferior

Capítulo 7 ▪ JOELHO

do tendão patelar. O aumento da tensão interface-osso também ocorre mais comumente nos casos em que o LCP é liberado, pelo aumento da tensão do poste com o batente femoral transferida para interface superfície-osso na flexão do joelho. A preservação do LCP dificulta o balanço ligamentar com os ligamentos colaterais para se obter um espaço de flexão e extensão simétrico durante o procedimento.

Azar FM, Beaty JH. Campbell's operative orthopaedics. Philadelphia: Elsevier, 14 ed., 2021, cap. 7, págs. 414-415.

21. Resposta: A

Comentário: As contraindicações absolutas à artroplastia total do joelho são: sepse recente ou atual, foco de infecção remota, recurvato do joelho devido a fraqueza muscular, mecanismo extensor não funcionante, artrodese sem dor e com boa funcionalidade. Condições clínicas dos pacientes, tanto para resistir a anestesia quanto para a demanda metabólica durante o procedimento, capacidade de cura da ferida e reabilitação estão classificadas nas contraindicações relativas, assim como outras numerosas situações.

Azar FM, Beaty JH. Campbell's operative orthopaedics. Philadelphia: Elsevier, 14 ed., 2021, cap. 7, págs. 425-426.

22. Resposta: B

Comentário: Os benefícios da artroplastia unicompartimental do joelho em relação a artroplastia total do joelho são: menor tempo de reabilitação, menor tempo de internação, menos perda sanguínea, maior arco de movimento médio no pós-operatório, preservação da função proprioceptiva dos cruzados e maior preservação do estoque ósseo.

Azar FM, Beaty JH. Campbell's operative orthopaedics. Philadelphia: Elsevier, 14 ed., 2021, cap. 7, págs. 425-426.

23. Resposta: B

Comentário: Apesar de as indicações da artroplastia unicompartimental do joelho serem temas de debate, as contraindicações são bem definidas. São elas: presença de artrite inflamatória, deformidade em flexo igual ou maior que 15 graus, amplitude de movimento menor que 90 graus no pré-operatório, deformidade angular em varo maior que 10 graus e valgo maior que 5 graus, deficiência do ligamento cruzado anterior, erosões de cartilagem significativa na área de carga no compartimento oposto, osso subcondral exposto na patela. A obesidade é citada como contraindicação relativa.

Azar FM, Beaty JH. Campbell's operative orthopaedics. Philadelphia: Elsevier, 14 ed., 2021, cap. 7, págs. 425-426.

24. Resposta: C

Comentário: Sobre o *resurfacing* da patela na artroplastia total do joelho, as indicações que sugerem deixar a patela sem *resurfacing* são: diagnóstico primário de osteoartrose, cartilagem patelar satisfatória sem exposição óssea, posicionamento patelofemoral congruente, formato patelar anatômico normal, falta de evidência de artropatia cristalina ou inflamatória. Pacientes magros tendem a se adaptar melhor sem o *resurfacing*. Presença de artropatia cristalina ou inflamatória é indicativa para a realização do *resurfacing* patelar.

> Azar FM, Beaty JH. Campbell's operative orthopaedics. Philadelphia: Elsevier, 14 ed., 2021, cap. 7, pág. 430.

25. Resposta: C

Comentário: A classificação de Rorabeck, Angliss e Lewis para fraturas periprotéticas supracondilares do fêmur: Tipo 1 – prótese estável e fratura sem desvio; Tipo 2 – prótese estável e fratura desviada; Tipo 3 – prótese instável e fratura sem desvio; Tipo 4 – prótese instável e fratura desviada.

> Azar FM, Beaty JH. Campbell's operative orthopaedics. Philadelphia: Elsevier, 14 ed., 2021, cap. 7, págs. 468-469.

26. Resposta: C

Comentário: Classificação de Felix, Stuart e Hanssen para fraturas periprotéticas da tíbia após artroplastia total do joelho: Tipo 1 – fratura sem desvio, prótese estável; Tipo 2 – fratura desviada, prótese estável; Tipo 3 – prótese instável, fratura com ou sem desvio.

> Azar FM, Beaty JH. Campbell's operative orthopaedics. Philadelphia: Elsevier, 14 ed., 2021, cap. 7, págs. 469-470.

27. Resposta: A

Comentário: A soltura asséptica da artroplastia total do joelho pode ser causada por diversos fatores, como desgaste do polietileno com osteólise, frouxidão dos componentes, fratura periprotética, frouxidão ligamentar, artrofibrose, complicações patelofemorais. A soltura do componente tibial tem ocorrido mais comumente do que do componente femoral.

> Azar FM, Beaty JH. Campbell's operative orthopaedics. Philadelphia: Elsevier, 14 ed., 2021, cap. 7, pág. 470.

28. Resposta: C

Comentário: Nas revisões de artroplastia total do joelho, deve-se realizar a via de acesso profunda com objetivo de exposição adequada da articulação; para isso, muitas vezes, são necessárias abordagens estendidas. Uma delas é o *snip* do reto femoral, na qual é realizada uma incisão direcionada proximalmente e lateralmente com inclinação de 45 graus. Existem outras opções como quadríceps *turndown* (rebatimento anterior da patela) e a osteotomia da tuberosidade anterior da tíbia.

> Sizínio H et al. Ortopedia e Traumatologia: Princípios e Prática. Porto Alegre: Artmed, 2017, 5 ed., cap. 17, pág. 478.

Capítulo 7 ■ JOELHO

29. Resposta: D
Comentário: O maior aumento de sobrecarga corporal sobre a superfície patelar, entre as alternativas, ocorre durante o agachamento (sete vezes o peso corporal). Caminhar aumenta em 0,3 vez, subir escadas em 2,5 vezes e descer escadas 3,5 vezes o peso corporal.

> Sizínio H et al. Ortopedia e Traumatologia: Princípios e Prática. Porto Alegre: Artmed, 2017, 5 ed., cap. 18, pág. 485.

30. Resposta: D
Comentário: Em 1968, Ahlbach descreveu a classificação radiológica para gonartrose, que depois foi modificada por Keyes e col.:
Grau 1 – redução do espaço articular.
Grau 2 – obliteração do espaço articular.
Grau 3 – anteroposterior: desgaste do platô tibial menor que 5 mm. Posterior: parte posterior do platô intacta.
Grau 4 – anteroposterior: desgaste do platô tibial entre 5 mm e 10 mm. Posterior: desgaste da margem posterior.
Grau 5 – anteroposterior: grave luxação tibial. Posterior: subluxação da tíbia.

> Sizínio H et al. Ortopedia e Traumatologia: Princípios e Prática. Porto Alegre: Artmed, 2017, 5 ed., cap. 16, pág. 451.

31. Resposta: A
Comentário: A incidência de Rosemberg é realizada com joelho a 45 graus de flexão (com carga), face anterior apoiada no chassi, raios com incidência posteroanterior com 10 graus de inclinação podal. Além de visualizar os espaços femorotibiais, avalia a fossa intercondilar.

> Sizínio H et al. Ortopedia e Traumatologia: Princípios e Prática. Porto Alegre: Artmed, 2017, 5 ed., cap. 16, pág. 451.

32. Resposta: A
Comentário: Principal irrigação é pela artéria geniculada média, a parte distal recebe suprimento de ramos da artéria geniculada medial e lateral inferior, e a inervação é pelo ramo posterior do nervo tibial e rico em mecanorreceptores com papel fundamental na propriocepção.

> Bentley G. European Surgical Orthopaedics and Traumatology. The EFORT Textbook. New Delhi: Springer-Verlag Berlin Heidelberg, 2014, Cap. Anterior Cruciate Ligament Reconstruction with Bone – Patellar Tendon – Bone Autograft, pág. 2993.

33. Resposta: C
Comentário: O LCA é restritor primário ao deslocamento anterior da tíbia, responsável por 85% da resistência do teste da gaveta anterior com joelho a 90 graus de flexão e em rotação neutra. Possui duas bandas. A banda anteromedial fica tensa em flexão e

a banda posterolateral tensa em extensão. A tensão do ligamento cruzado anterior é menor em 30 a 40 graus de flexão do joelho. Funciona como restritor secundário na rotação tibial e ao estresse em varo-valgo com o joelho em extensão.

> Azar FM, Beaty JH. Campbell's operative orthopaedics. Philadelphia: Elsevier, 14 ed., 2021, cap. 45, pág. 2283.

34. Resposta: C

Comentário: As lesões de menisco estão presentes em 50% a 70% dos casos de lesões agudas do LCA. O menisco lateral é o mais acometido no episódio inicial e o menisco medial é o mais acometido nas rupturas crônicas do LCA, devido à sobrecarga e ao aumento de tensão e cisalhamento nos joelhos instáveis, e à sua fixação firme à cápsula. As lesões osteocondrais estão presentes em 21% a 31% dos casos de ruptura do LCA.

> Azar FM, Beaty JH. Campbell's operative orthopaedics. Philadelphia: Elsevier, 14 ed., 2021, cap. 45, págs. 2284-2285.

35. Resposta: B

Comentário: As lesões isoladas do LCP são relativamente raras. As lesões dos compartimentos medial e lateral são muito associadas a essa ruptura, em especial o lateral.

> Azar FM, Beaty JH. Campbell's operative orthopaedics. Philadelphia: Elsevier, 14 ed., 2021, cap. 45, págs. 2313-2314.

36. Resposta: B

Comentário: Trabalhos recentes sugerem uma taxa de falha nas reconstruções do LCA entre 10% e 25%.

> Azar FM, Beaty JH. Campbell's operative orthopaedics. Philadelphia: Elsevier, 14 ed., 2021, cap. 45, págs. 2307-2308.

37. Resposta: C

Comentário: Os estágios I e II apenas são tratados com órteses. As órteses promovem bons resultados se utilizadas precocemente e nos casos de unilateralidade. O eixo mecânico neutro aos 4 anos é um sinal de não progressão da doença.

> Herring JA. Tachdjian's pediatric orthopaedics. Philadelphia: Saunders, 5 ed., 2013, cap. 22, págs. 720-721.

38. Resposta: A

Comentário: Karachalios descreveu um teste para detecção precoce de lesões meniscais (teste de Thessaly), para as quais relatou taxas de precisão de 94% na detecção de lesão do menisco medial e 96% na detecção de rupturas do menisco lateral. O examinador apoia o paciente segurando suas mãos enquanto o paciente está de pé no chão. O paciente então gira seu joelho e corpo, internamente e externamente, três vezes com o joelho em ligeira flexão (5 graus). O mesmo procedimento é realizado com o joelho flexionado em 20 graus. Pacientes com suspeita de lesões meniscais experimentam desconforto articular medial ou lateral e pode ter uma sensação de bloqueio.

> Azar FM, Beaty JH. Campbell's operative orthopaedics. Philadelphia: Elsevier, 14 ed., 2021, cap. 45, pág. 2218.

39. Resposta: B

Comentário: O manejo não cirúrgico consiste em uma imobilização removível inguinomaleolar em extensão do joelho por quatro a seis semanas. Marcha com auxílio de muletas e carga parcial é permitida quando o paciente ganha controle ativo da extremidade. O paciente é orientado a praticar exercícios isométricos durante esse período, para fortalecer quadríceps, isquiotibiais, gastrocnêmios e sóleo, além de flexores, abdutores, e extensores ao redor do quadril. De quatro a seis semanas, a imobilização é descontinuada e um programa de exercícios de reabilitação para os músculos ao redor do quadril e joelho é intensificado.

> Azar FM, Beaty JH. Campbell's operative orthopaedics. Philadelphia: Elsevier, 14 ed., 2021, cap. 45, págs. 2218-2219.

40. Resposta: A

Comentário: Quando o reparo é concomitante com a reconstrução do LCA, o tempo de retorno pode ser conseguido com três meses. Nos casos isolados, quatro meses.

> Azar FM, Beaty JH. Campbell's operative orthopaedics. Philadelphia: Elsevier, 14 ed., 2021, cap. 45, págs. 2220-2221.

41. Resposta: B

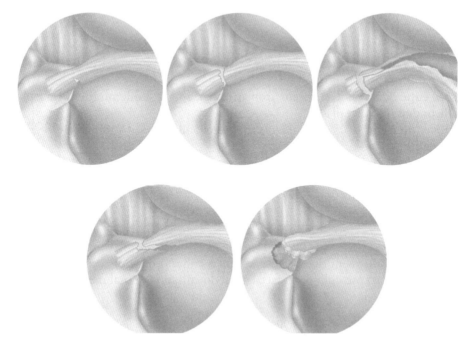

Fonte: Campbell's operative orthopaedics. 13 ed., Chapter 51, pg. 2507, Fig. 51-31.

Comentário: Classificação das lesões da raiz do menisco com base na morfologia da lesão: ruptura parcial da raiz estável (Tipo 1); ruptura radial completa dentro de 9 mm do anexo da raiz óssea (Tipo 2); lesão em alça de balde com descolamento de raiz completo (Tipo 3); lesão oblíqua ou ruptura longitudinal com descolamento completo da raiz (Tipo 4), e fratura com avulsão óssea da raiz (Tipo 5).

> Azar FM, Beaty JH, Canale ST. Campbell's operative orthopaedics. Philadelphia: Elsevier, 13 ed., 2017, cap. 51, pág. 2507.

42. Resposta: C

Comentário: Matsen e Staheli descreveram o tratamento apropriado para cada uma das seguintes complicações:

1. Para tração no nervo peroneal (mais comum com correção de varo), remova o molde e retorne a perna para a posição pré-operatória. Remova toda a pressão no nervo peroneal, solte todos os curativos da coxa até os dedos do pé, e observe de perto.

2. Para síndrome do compartimento anterior, remova a imobilização e retorne a perna para a posição pré-operatória. Afrouxe todos os curativos da coxa aos dedos dos pés. Se a melhora não ocorrer imediatamente, a fasciotomia sem demora é obrigatória.

3. Para a oclusão da artéria tibial anterior, remova o gesso e retorne a perna para a posição pré-operatória. Solte todos os curativos da coxa até os dedos, e observe atentamente. Se a melhora imediata não for evidente, considere a arteriografia seguida de cirurgia apropriada.

> Azar FM, Beaty JH. Campbell's operative orthopaedics. Philadelphia: Elsevier, 14 ed., 2021, cap. 32, pág. 1289.

43. Resposta: C

Comentário:
Lesões ≤ 1 cm²: observação; condroplastia por abrasão; microfratura; transferência de autoenxerto osteocondral.

Lesões entre 1 cm² e 2 cm²: condroplastia por abrasão; microfratura; transplante osteocondral (mosaicoplastia).

Lesões entre 2 cm² e 3,5 cm²: aloenxerto osteocondral fresco e implantação de condrócitos autólogos.

Lesões entre 3,5 cm² e 10 cm²: implantação de condrócitos autólogos.

Lesões múltiplas (duas ou três): implantes autólogos de condrócitos.

> Azar FM, Beaty JH. Campbell's operative orthopaedics. Philadelphia: Elsevier, 14 ed., 2021, cap. 45, págs. 2338-2339.

44. Resposta: C

Comentário: A osteocondrite dissecante é mais comum na adolescência, entre os 12 e 19 anos, no sexo masculino, na face lateral do côndilo femoral medial (80%) e em até 30% é bilateral.

> Azar FM, Beaty JH. Campbell's operative orthopaedics. Philadelphia: Elsevier, 14 ed., 2021, cap. 45, págs. 2343-2344.

45. Resposta: A

Comentário: O ligamento cruzado posterior tem origem femoral na parte posterior da superfície lateral do côndilo femoral medial, também em forma de semicírculo.

Capítulo 7 ▪ JOELHO

Apresenta comprimento de 38 mm, largura de 13 mm e insere-se na tíbia, aproximadamente 1 cm distal à superfície articular. Possui dois fascículos inseparáveis. A banda anterior (anterolateral) é mais espessa e está tensa em flexão; a banda posterior (posteromedial), menor, está tensa em extensão.

> Leite NM, Faloppa F. Propedêutica Ortopédica e Traumatologia. Porto Alegre: Artmed, 2013, 1 ed., cap. 14, pág. 212.

46. Resposta: C

Comentário: Classificação ICRS:
• Grau 0 – cartilagem normal.
• Grau 1 – fissura superficial. Sinal T2 aumentado na cartilagem.
• Grau 2 – lesão menor que metade da espessura da cartilagem.
• Grau 3 – lesão maior que metade da espessura da cartilagem.
• Grau 4 – lesão se estende até o osso subcondral.

> Azar FM, Beaty JH. Campbell's operative orthopaedics. Philadelphia: Elsevier, 14 ed., 2021, cap. 45, págs. 2337-2338.

47. Resposta: C

Comentário: A forma como ocorre a nutrição da cartilagem articular, a partir do líquido sinovial, por embebição com a difusão de líquido com nutrientes, foi proposta em 1920, por Strangeways, após observar que a cartilagem dos fragmentos articulares encontrados como corpos livres permanecia vital e com aspecto normal. Naquela época, discutia-se como era nutrida a cartilagem, sendo cogitada até mesmo a presença de microvasos linfáticos entremeados em seu tecido. Nos indivíduos adultos, a cartilagem articular é nutrida pelo líquido sinovial; entretanto, na fase de crescimento, há a contribuição adicional pela rota dos vasos que penetram pelo osso subcondral. Os seres em crescimento apresentam vasos em abundância nessa interface na qual ocorre de forma mais intensa o fenômeno do crescimento. A partir desse local, os nutrientes se difundem por toda a cartilagem articular, como rota adicional de nutrientes à via da sinovial. Isso explica a gravidade de lesões isquêmicas da placa fisária. Na fase madura, o osso subcondral é espesso e regular como se fosse um osso cortical, e os vasos que aí chegam não atravessam esse osso para interagir com a cartilagem.

> Leite NM, Faloppa F. Propedêutica Ortopédica e Traumatologia. Porto Alegre: Artmed, 2013, 1 ed., cap. 2, pág. 25.

48. Resposta: B

Comentário: Fraturas da patela devem ser avaliadas radiograficamente com vistas anteroposterior, lateral e axial (Merchant). Fraturas transversas geralmente são mais bem visualizadas em vista lateral. Fraturas verticais, fraturas osteocondrais e articulares à incongruência são mais bem avaliadas em vistas axiais. Radiografias contralaterais podem ser úteis.

> Azar FM, Beaty JH. Campbell's operative orthopaedics. Philadelphia: Elsevier, 14 ed., 2021, cap. 54, págs. 2873-2874.

49. Resposta: C

Comentário: O teste da rotação externa tibial ou *dial test* é realizado em posição prona, na qual é avaliado comparativamente o aumento da rotação externa da tíbia a 30 e a 90 graus. O teste é positivo quando há uma diferença superior a 10 graus entre eles. Quando existe aumento da rotação externa a 30 graus e não se evidencia aumento a 90 graus, deve-se suspeitar de lesão do canto posterolateral isolado. Da mesma forma, quando houver aumento da rotação externa a 30 e 90 graus, deve-se suspeitar de lesão do LCP e do canto posterolateral.

> Leite NM, Faloppa F. Propedêutica Ortopédica e Traumatologia. Porto Alegre: Artmed, 2013, 1 ed., cap. 17, pág. 243.

50. Resposta: B

Comentário: A radiografia de estresse deve ser realizada com o joelho em $70°$ de flexão, com uma força posterior na tíbia proximal de 89N; quando o aumento da translação for maior que 8 mm, o diagnóstico de lesão é confirmado.

> Azar FM, Beaty JH. Campbell's operative orthopaedics. Philadelphia: Elsevier, 14 ed., 2021, cap. 45, pág. 2313

51. Resposta: C

Comentário: Os polimorfonucleares também estão presentes em processos inflamatórios, porém abaixo de 95%. Os mononucleares predominam no líquido sinovial normal. A viscosidade também é alterada nos processos inflamatórios, com formação de filamento menor que 3 cm a partir da pipeta.

> Leite NM, Faloppa F. Propedêutica Ortopédica e Traumatologia. Porto Alegre: Artmed, 2013. 1 ed., cap. 6, tabela 66.1, pag. 77.

52. Resposta: C

Comentário:
- *Neisseria gonorrhoeae*: 50%.
- *Staphylococcus aureus*: 34%.
- *Streptococcus*: 10%.
- Gram-negativos: 5%.
- *Haemophilus influenzae*:1%.

> Leite NM, Faloppa F. Propedêutica Ortopédica e Traumatologia. Porto Alegre: Artmed, 2013, 1 ed., cap. 6, pág. 80.

53. Resposta: C

Comentário: Atualmente, acredita-se que sua gênese está no comprometimento da microcirculação, devido ao aumento da pressão intracompartimental. A elevação da pressão intracompartimental causa isquemia, que aumenta a permeabilidade vascular.

Capítulo 7 ▪ JOELHO

Como consequência, ocorre aumento do edema intersticial, que, por sua vez, agrava a isquemia. Rabdomiólise pode ocorrer e causar necrose tubular após reperfusão.

> Leite NM, Faloppa F. Propedêutica Ortopédica e Traumatologia. Porto Alegre: Artmed, 2013, 1 ed., cap. 26, págs. 352-353.

54. Resposta: B

Comentário: Compressões de nervos periféricos podem levar a danos irreversíveis com 12 a 40 horas de instalação da síndrome do compartimento. A musculatura inicia processo de necrose, com seis horas de obstrução do fluxo sanguíneo.

> Leite NM, Faloppa F. Propedêutica Ortopédica e Traumatologia. Porto Alegre: Artmed, 2013, 1 ed., cap. 26, pág. 354.

55. Resposta: D

Comentário: As alterações radiográficas no menisco discoide são:
• Aumento do espaço articular lateral / Achatamento do côndilo femoral lateral.
• Platô tibial lateral escavado / Elevação da cabeça da fíbula.

> Herring JA. Tachdjian's pediatric orthopaedics. Philadelphia: Saunders, 5 ed., 2013, cap. 21, pág. 692.

56. Resposta: B

Comentário: O joelho pode ser classificado funcionalmente como articulação do tipo gínglimo complexo ou combinada, pois a flexo-extensão não se faz segundo um único eixo. Ocorre um movimento rotacional associado, com participação importante da arquitetura óssea, em especial da superfície articular do côndilo femoral medial, cujo traçado em "S" trilhado pela superfície correspondente da tíbia determina o movimento helicoidal.

> Leite NM, Faloppa F. Propedêutica Ortopédica e Traumatologia. Porto Alegre: Artmed, 2013, 1 ed., cap. 14, pág. 205.

57. Resposta: B

Comentário: O movimento de flexo-extensão envolve rolamento e deslizamento entre as superfícies articulares e demonstra que o compartimento medial apresenta um contato 1,6 vez maior do que o lateral. A assimetria do raio de curvatura dos côndilos (o do lateral é maior do que o medial) determina a rotação interna da tíbia em relação ao fêmur e apenas além de 20 graus de flexão ocorre o deslizamento dos dois côndilos femorais sobre os tíbias. A extensão determina a rotação externa da tíbia até o encaixe em extensão, movimento conhecido como *screw home*.

> Leite NM, Faloppa F. Propedêutica Ortopédica e Traumatologia. Porto Alegre: Artmed, 2013, 1 ed., cap. 14, pág. 214.

58. Resposta: D

Comentário: O músculo vasto medial origina-se na região da linha intertrocanteriana do fêmur. As fibras mais inferiores originam-se no tendão do músculo adutor magno

ORTOPEDIA E TRAUMATOLOGIA | Respostas Comentadas

e seguem quase horizontalmente – músculo vasto medial oblíquo – para se inserirem na margem medial da patela

> Leite NM, Faloppa F. Propedêutica Ortopédica e Traumatologia. Porto Alegre: Artmed, 2013, 1 ed., cap. 14, pág. 206.

59. Resposta: C

Comentário: A área de lesão pode variar em volume e localização, mas em geral atinge a zona de carga e afunda com o peso do paciente. Nessa doença, a cartilagem é atingida de modo indireto (osteonecrose espontânea do joelho); ela afunda de modo irregular e adquire uma forma ondulada. A maioria dos estudos histopatológicos não evidencia presença de necrose óssea. O tipo secundário é mais frequente e o uso de corticoide aumenta a chance de ocorrer osteonecrose nos pacientes com lúpus.

> Leite NM, Faloppa F. Propedêutica Ortopédica e Traumatologia. Porto Alegre: Artmed, 2013, 1 ed., cap. 2, pág. 31.

60. Resposta: B

Comentário: Na região posterior, a cavidade sinovial comunica-se com a bolsa poplítea, presente em 50% das dissecções e situada entre tendão do músculo semimembranáceo e a origem da cabeça medial do gastrocnêmio.

> Leite NM, Faloppa F. Propedêutica Ortopédica e Traumatologia. Porto Alegre: Artmed, 2013, 1 ed., cap. 14, pág. 205.

Pé e tornozelo

8

Rodrigo Rocha Ribeiro Vitor
Romero Vitor Silva Junior
Ana Luiza de Sousa Lima Cerqueira de Araújo
Lucas Duarte Faria

1. Resposta: D
Comentário: Os termos supinação e pronação do pé referem-se a movimentações complexas que envolvem três planos: transverso, sagital e frontal. A supinação consiste na combinação de adução (sagital), inversão (frontal) e flexão (transverso), enquanto a pronação resulta da abdução (sagital), eversão (frontal) e extensão (transverso) do pé. No complexo subtalar ocorrem os movimentos de inversão e eversão (supinação e pronação) na amplitude de 20 graus de inversão e 10 graus de eversão.

> Barros Filho TEP, Lech O. Exame físico em ortopedia. São Paulo: Sarvier, 2017. 3 ed., cap. 13, págs. 328 e 334.

2. Resposta: A
Comentário: No teste de Hoffa o paciente é posicionado em decúbito ventral com os pés pendentes para fora da mesa. O examinador palpa os tendões calcâneos bilateralmente, enquanto o paciente realiza flexão plantar e dorsal. O tendão do lado lesado encontra-se menos retesado do que o do lado normal. Pode haver também dorsiflexão aumentada no lado lesado. O teste é positivo para fratura de calcâneo. Os demais testes são descritos para avaliação do tendão calcâneo.

> Barros Filho TEP, Lech O. Exame físico em ortopedia. São Paulo: Sarvier, 2017, 3 ed., cap. 13, pág. 355.

3. Resposta: C
Comentário: A sensibilidade cutânea do pé provém, principalmente, das raízes L4, L5 e S1. A região plantar é principalmente inervada pelo nervo tibial, com seus ramos calcâneo medial, plantar medial e plantar lateral; e nervo safeno. O nervo fibular superficial é responsável pela inervação principalmente da região dorsal do pé, sendo a região da primeira comissura, inervada pelo fibular profundo.

> Leite NM, Faloppa F. Propedêutica Ortopédica e Traumatologia. Porto Alegre: Artmed, 2013, 1 ed., cap. 19, págs. 262-263.

4. Resposta: C

Comentário: Na avaliação da amplitude de movimento, a presença de dor na região talocrural anterior ao se realizar extensão passiva máxima é sugestiva de impacto anterior do tornozelo. O diagnóstico clínico pode ser definido com a presença de pelo menos cinco dos seguintes sinais: dor anterolateral no tornozelo; edema anterolateral; dor à extensão e à eversão passiva; dor à ortostase com o pé afetado; dor com atividades; e ausência de instabilidade do tornozelo.

> Leite NM, Faloppa F. Propedêutica Ortopédica e Traumatologia. Porto Alegre: Artmed, 2013, 1 ed., cap. 19, pág. 281.

5. Resposta: A

Comentário: O músculo tibial anterior, inervado pelo nervo fibular profundo (raízes de L4, L5 e S1) faz movimentos de extensão e inversão. O músculo tibial posterior, inervado pelo nervo tibial (raízes de L5 e S1), é responsável pelos movimentos de flexão e inversão. O músculo fibular terceiro, inervado pelo fibular superficial (raízes de L4, L5 e S1) faz movimentos de extensão e eversão. Os músculos fibulares curto e longo, inervados pelo fibular superficial, são responsáveis pelos movimentos de flexão e eversão.

> Barros Filho TEP, Lech O. Exame físico em ortopedia. São Paulo: Sarvier, 2017, 3 ed., cap. 13, pág. 337.

6. Resposta: C

Comentário: Conforme observa Hawkins, "o momento da identificação da necrose avascular situa-se entre a sexta e oitava semanas após a ocorrência da fratura-luxação. A essa altura, se o paciente não vinha sustentando o seu peso, fica radiograficamente evidente uma atrofia difusa nos ossos do pé na parte distal da tíbia. A obtenção de uma radiografia anteroposterior do tornozelo, obtida com o pé fora do aparelho gessado, revelará a presença ou ausência de atrofia subcondral no *domus* talar. A presença de atrofia subcondral exclui o diagnóstico de necrose avascular"

> Bucholz RW et al. Rockwood and Green's Fractures in adults. Philadelphia: Lippincott, 8 ed., 2014, cap. 60, pág. 2622.

7. Resposta: C

Comentário: A RM é a modalidade preferida para a avaliação da osteonecrose. A cintilografia óssea pode ser efetiva, mas essa opção foi amplamente substituída pela RM, que pode ser empregada em até três semanas após a lesão. Essa modalidade define não apenas a presença, mas também a extensão da osteonecrose e o estado da cartilagem articular. A incidência de Canale e Kelly é particularmente utilizada no intra-operatório para visualização da redução do colo do tálus.

> Torneta III P et al. Rockwood and Green's Fractures in adults. Philadelphia: Wolters Kluwer, 9 ed., 2020, cap. 65, pág. 2913.

Capítulo 8 ■ PÉ E TORNOZELO

8. Resposta: B

Comentário: No tratamento conservador das fraturas diafisárias da tíbia, a imobilização deve ser realizada após adequada redução dos fragmentos, e deve ser realizada em duas etapas. Inicialmente, confecciona-se a imobilização da perna com ela suspensa (ação gravitacional) e flexão do joelho. Com a imobilização firme, o joelho do paciente é fletido em torno de 10-15 graus para correção da rotação, e imobilização da parte superior é terminada.

> Browner BD, Jupiter JB, Krettek C, Anderson PA. Skeletal trauma: basic science, management, and reconstruction. Philadelphia: Saunders, 6 ed., 2021, cap. 64, pág. 2317.

9. Resposta: A

Comentário: O ponto de entrada do guia é imediatamente medial à espinha tibial lateral na imagem em AP e imediatamente adjacente e anterior à superfície articular na imagem em perfil.

> Browner BD, Jupiter JB, Krettek C, Anderson PA. Skeletal trauma: basic science, management, and reconstruction. Philadelphia: Saunders, 6 ed., 2021, cap. 64, pág. 2322.

10. Resposta: D

Comentário: A complicação mais comum do reparo aberto da ruptura do tendão calcâneo parece ser a ruptura recorrente. Taxas de rupturas relatadas após o tratamento cirúrgico são de 3%, com as mais altas relatadas após tratamentos feitos sem cirurgia. Lesões no nervo sural foram relatadas em 3% a 40% de reparações percutâneas e de 0% a 20% de reparações abertas. Problemas de cicatrização da ferida operatória podem ocorrer após a cirurgia para rupturas do tendão de Aquiles, variando de aderências a infecções profundas associadas à deiscência de sutura e necrose do tendão. Os pacientes com infecção profunda geralmente são mais velhos, com história de uso crônico de corticosteroides, que mantêm as atividades diárias mesmo com a lesão no tendão, e tiveram um atraso prolongado do tratamento. Deiscências graves de sutura, perda de pele e necrose do tendão podem exigir procedimentos reconstrutivos complexos, incluindo retalhos do pedículo local e retalhos livres.

> Azar FM, Beaty JH. Campbell's operative orthopaedics. Philadelphia: Elsevier, 14 ed., 2021, cap. 48, pág. 2505.

11. Resposta: D

Comentário: Johnson e Strom propuseram um sistema de classificação da insuficiência do tendão tibial posterior que auxilia na orientação do tratamento conservador. No estágio I, a tenossinovite é tratada com repouso, anti-inflamatórios não esteroides e botas imobilizadoras. Ocasionalmente, uma injeção de corticoide pode ser aplicada na bainha do tendão, proximal ao retináculo flexor, e o tornozelo é imobilizado por quatro a seis semanas. O estágio II da doença, no qual o retropé permanece flexível e pode ser corrigido passivamente, a reconstrução cirúrgica (como a transferência do flexor longo dos dedos para o navicular) é indicada para pacientes nos quais não se tenha obtido sucesso com o tratamento conservador. Além da reconstrução da parte tendínea recomenda-se também a correção das deformidades. No estágio III, caracterizado por uma deformidade fixa do retropé com algum grau de artrose e alterações degenerativas do complexo articular, indica-se a artrodese, caso não se tenha obtido sucesso no tratamento conservador. No estágio IV, caracterizado pelas deformidades crônicas, a artrodese está indicada no grupo de pacientes nos quais não houve melhora com o uso de órteses.

> Azar FM, Beaty JH. Campbell's operative orthopaedics. Philadelphia: Elsevier, 14 ed., 2021, cap. 83, pág. 4176.

12. Resposta: D

Comentário: Diversas causas podem levar ao pé cavo, sendo que todas elas levam a alterações musculares que resultam na deformidade. Tais alterações musculares podem ser estáticas ou progressivas. Doenças neuromusculares, doenças da medula espinhal e até mesmo lesões traumáticas podem levar ao pé cavo. A doença de Charcot-Marie--Tooth é a causa mais comum de doença neuromuscular que leva ao pé cavo.

> Azar FM, Beaty JH. Campbell's operative orthopaedics. Philadelphia: Elsevier, 14 ed., 2021, cap. 87, pág. 4357.

13. Resposta: D

Comentário: O ângulo talocalcaneo (Kite ou Giannestras) é formado pelas linhas retas longitudinais traçadas entre o maior eixo do tálus e do calcâneo. Os valores normais estão entre 20 e 40 graus na incidência anteroposterior e 35 e 50 graus na incidência em perfil. No pé plano valgo, o ângulo está aumentado em ambas as incidências.

> Sizínio H et al. Ortopedia e Traumatologia: Princípios e Prática. Porto Alegre: Artmed, 2017, 5 ed., cap. 20, pág. 539.

14. Resposta: A

Comentário: As deformidades dos pés na paralisia infantil podem ser em equino, valgo, varo, cavo ou calcâneo, sendo que, durante o crescimento, alguns pés podem mudar de um tipo de condição para outro. A deformidade em equino é mais frequente nos portadores de paralisia cerebral espástica, em deambuladores e nos indivíduos que não caminham. A deformidade em varo é mais frequente nos pacientes com hemiplegia, podendo também estar presente em quem apresenta diplegia e tetraplegia, embora seja raro. A deformidade em valgo é mais comum na diplegia espástica; é uma condição complexa, pois ocorre em diferentes planos e níveis do pé.

> Sizínio H et al. Ortopedia e Traumatologia: Princípios e Prática. Porto Alegre: Artmed, 2017, 5 ed., cap. 20, pág. 559.

Capítulo 8 ■ PÉ E TORNOZELO

15. Resposta: B

Comentário: A projeção de Broden é uma forma reprodutível de demonstração da superfície articular da faceta posterior em radiografias simples. Essa incidência, conhecida como Projeção I de Broden, é obtida com o paciente na posição supina e com o cassete radiográfico por baixo da perna e do tornozelo. O pé deve ficar em flexão neutra e a perna em rotação medial de 30-40 graus. O feixe de raios x deve ficar centrado sobre o maléolo lateral, e são obtidas quatro radiografias com o tubo nas angulações de 40, 30, 20 e 10 graus na direção da cabeça do paciente. Essas radiografias demonstram a faceta posterior, conforme ela se move na direção posteroanterior; a projeção de 10 graus demonstra a parte posterior da faceta, e a de 40 graus mostra a parte anterior.

Torneta III P et al. Rockwood and Green's Fractures in adults. Philadelphia: Wolters Kluwer, 9 ed., 2020, cap. 66, pág. 2937.

16. Resposta: C

Comentário: Na avaliação radiográfica dos traumas do calcâneo, radiografia de perfil deve confirmar o diagnóstico de fratura do calcâneo. Em geral, as radiografias de fraturas intra-articulares exibem perda da altura da faceta posterior, com diminuição no ângulo de Bohler e aumento no ângulo ele Gissane, mas apenas se a faceta inteira estiver separada do sustentáculo e deprimida. Se apenas a metade lateral da faceta posterior estiver fraturada e desviada, uma divisão na superfície articular será visualizada como uma "dupla densidade", e os ângulos de Bohler e de Gissane podem ter aspecto normal.

Torneta III P et al. Rockwood and Green's Fractures in adults. Philadelphia: Wolters Kluwer, 9 ed., 2020, cap. 66, pág. 2936.

17. Resposta: A

Comentário: Tipicamente, as fraturas intra-articulares desviadas do calcâneo são resultado de um trauma de alta energia, por exemplo, uma queda de local elevado, ou um acidente automobilístico. O padrão das linhas de fratura e a extensão da cominuição sao determinados pela posição do pé, quantidade de força, e pela porosidade do osso no momento do impacto. Essex-Lopresti acreditava que a linha de fratura primária era inicialmente produzida pelo processo lateral do tálus e pela borda lateral do tálus, com subsequente extensão medial. Esse autor acreditava que, no momento do impacto, a articulação subtalar era forçada em eversão e, com isso, ocorria a divisão da parede lateral e do corpo do calcâneo no ângulo crucial de Gissane. Em seguida, a força restante se dissipava até o sustentáculo, medialmente. Com a continuação da aplicação da força, a linha de fratura poderia se exteriorizar através do processo anterior ou da articulação calcaneocuboide, o que resultaria em um fragmento anterolateral. Uma linha de fratura secundária, ainda segundo esse autor, seria criada com o aumento da força. Se a força tivesse direção posterior, a fratura

244 ORTOPEDIA E TRAUMATOLOGIA | Respostas Comentadas

teria continuidade posteriormente à faceta posterior e também até essa parte do osso, com a produção de uma fratura do tipo depressão articular. Se a força tivesse uma direção axial, ocorreria uma fratura do tipo língua.

> Torneta III P et al. Rockwood and Green's Fractures in adults. Philadelphia: Wolters Kluwer, 9 ed., 2020, cap. 66, pág. 2932.

18. Resposta: D

Comentário: A maioria dos autores considera a existência de nove compartimentos do pé: quatro plantares (medial, lateral, superficial, calcâneo), quatro interósseos dorsais e o compartimento adutor intermediário. Manoli popularizou uma técnica de três incisões para descompressão operatória do pé. A primeira incisão medial serve para liberar os compartimentos plantares (medial, lateral, superficial e calcaneal) e o adutor do hálux. Duas incisões longitudinais dorsais localizadas entre o primeiro e o segundo metatarso e o quarto e o quinto metatarso, respectivamente, são feitas com uma ponte cutânea adequada; são utilizadas para liberação dos quatro compartimentos interósseos. O flexor superficial dos dedos encontra-se no compartimento plantar superficial.

> Browner BD, Jupiter JB, Krettek C, Anderson PA. Skeletal trauma: basic science, management, and reconstruction. Philadelphia: Saunders, 6 ed., 2021, cap. 67, pág. 2611.

19. Resposta: A

Comentário: Para as incisões anteromediais e posterolaterais clássicas, alguns pesquisadores recomendaram uma ponte de pele de até 12 cm, embora historicamente se tenha aconselhado um mínimo de 7 cm para evitar necrose da pele.

> Browner BD, Jupiter JB, Krettek C, Anderson PA. Skeletal trauma: basic science, management, and reconstruction. Philadelphia: Saunders, 6 ed., 2021, cap. 65, pág. 2389.

20. Resposta: B

Comentário: O hálux valgo é a manifestação clínica predominante da artrite reumatoide e não pode ser relacionado com a destruição significativa da articulação. Erosões articulares marginais são notadas nas primeiras radiografias, seguidas pela deformidade progressiva da articulação. A sinovite leva à liberação de enzimas inflamatórias, causando enfraquecimento dos ligamentos e cápsulas. Isso leva não só ao valgismo da primeira articulação metatarsofalangeana, como também ao enfraquecimento dos músculos intrínsecos dos dedos menores, causando hiperextensão da articulação metatarsofalangeana. O dedo em malho é uma manifestação comum da artrite psoriática.

> Azar FM, Beaty JH. Campbell's operative orthopaedics. Philadelphia: Elsevier, 14 ed., 2021, cap. 85, pág. 4286.

21. Resposta: A

Comentário: O local mais comum da sinovite, da instabilidade e do desenvolvimento da deformidade rígida do dedo está na segunda articulação metatarsofalangeana.

Capítulo 8 ▪ PÉ E TORNOZELO

A posição normal do dedo depende dos estabilizadores dinâmicos e estáticos. A força de extensão mais poderosa sobre a articulação é exercida pelo tendão extensor longo dos dedos, que faz a extensão da articulação metatarsofalangeana através de uma banda elástica fibroaponeurótica que se insere plantarmente à placa e à cápsula plantar e suspende a falange. A função primária dos músculos intrínsecos é a flexão da articulação metatarsofalangeana. O segundo dedo é o único que possui dois interósseos dorsais e nenhum plantar. Normalmente, o eixo de tração dessa musculatura situa-se plantarmente ao centro de rotação da articulação metatarsofalangeana. Porém, à medida que a articulação metatarsofalangeana vai se enrijecendo em extensão, a linha de ação se move dorsalmente ao centro de rotação da articulação metatarsofalangeana e assim esses tendões transformam-se numa força deformante levando a uma subluxação dorsal.

Os estabilizadores articulares estáticos incluem os ligamentos colaterais e a placa plantar. A irritação crônica e a subsequente sinovite e efusão articular causam degeneração pelo atrito, alongamento e eventual ruptura dessas estruturas, especialmente do ligamento colateral lateral e da placa plantar, com instabilidade subsequente.

> Azar FM, Beaty JH. Campbell's operative orthopaedics. Philadelphia: Elsevier, 14 ed., 2021, cap. 84, pág. 4227.

22. Resposta: B

Comentário: As seguintes recomendações não são exclusivas nem são tidas como absolutas ou universais no tratamento cirúrgico de dedo em martelo. Apenas um dedo do pé sintomático deve passar por cirurgia. Uma deformidade pouco evidente não é uma indicação forte o suficiente para a correção cirúrgica.

A deformidade grave é caracterizada por uma contratura fixa em flexão da articulação interfalangeana proximal, com uma contratura fixa em extensão da articulação metatarsofalangeana. Na deformidade grave sem subluxação ou luxação da articulação metatarsofalangeana, é necessária a ressecção da cabeça e do colo da falange proximal através de uma incisão na pele dorsal elíptica (realizar dermodese), alongamento do extensor longo dos dedos, tenotomia do extensor curto dos dedos, e uma capsulotomia dorsal na articulação metatarsofalangeana. Se a postura de extensão da articulação metatarsofalangeana não é corrigida após tenotomia extensora e capsulotomia dorsal, ambos os ligamentos colaterais devem ser seccionados, a articulação deve ser levada à posição neutra e o extensor longo dos dedos deve ser reparado na sua posição alongada.

> Azar FM, Beaty JH. Campbell's operative orthopaedics. Philadelphia: Elsevier, 14 ed., 2021, cap. 84, pág. 4243.

23. Resposta: D

Comentário: O pé cavo é uma deformidade complexa, caracterizada pela elevação exagerada do arco longitudinal devido à flexão plantar rígida do primeiro raio, associada a graus diversos de varismo do retropé, adução do antepé e dedos em garra. Essa pronação acentuada do antepé não cede durante a fase de apoio da marcha, mantendo, assim, o pé encurtado e mais folgado no interior do calçado. A ampla variedade de doenças neurológicas associadas a pé cavo sugere a possibilidade de que mais de um padrão de desequilíbrio muscular possa estar presente na etiologia da deformidade. A fraqueza do músculo tibial anterior está presente em alguns tipos de pé cavo e é característica da síndrome de Charcot-Marie-Tooth. Com a fraqueza do músculo tibial anterior e a retração das estruturas posteriores, a tentativa de dorsiflexionar o tornozelo produz hiperextensão das articulações metatarsofalangeanas, causada pela hiperfunção dos tendões extensores dos dedos (dorsiflexores acessórios do tornozelo).

> Sizínio H et al. Ortopedia e Traumatologia: Princípios e Prática. Porto Alegre: Artmed, 2017, 5 ed., cap. 21, pág. 622.

24. Resposta: A

Comentário: As indicações cirúrgicas básicas para a correção do pé cavo-varo são as mesmas, seja qual for a etiologia: evidência de deformidade progressiva, calosidades dolorosas sob as cabeças dos metatarsais ou na base do quinto metatarsal e instabilidade do tornozelo. A complexidade da reconstrução aumenta com a gravidade e a rigidez das deformidades. A correção das deformidades começa sempre com a liberação das partes moles, por meio de fasciotomias, capsulotomias, entre outras técnicas, e com os alongamentos musculares e/ou tendíneos, com o objetivo de realinhar as articulações. No caso do pé cavo-varo, a fasciotomia plantar, a liberação proximal do músculo abdutor do hálux e as capsulotomias plantares naviculocuneiformes e cuneometatarsais são obrigatórias. O procedimento de Steindler consiste na liberação da fáscia plantar, do flexor curto dos dedos e do quadrado plantar. O procedimento de Dwyer consiste na osteotomia do calcâneo e os procedimentos de Jones e Duvries são procedimentos para correção do hálux e dos dedos em garra, respectivamente.

> Sizínio H et al. Ortopedia e Traumatologia: Princípios e Prática. Porto Alegre: Artmed, 2017, 5 ed., cap. 21, pág. 626.

25. Resposta: C

Comentário: A artrodese primária é uma opção, se não for viável a reconstrução das superfícies articulares em casos de intensa cominuição e destruição. No caso de perda superior a 40% de material ósseo, foi recomendada a realização de artrodese talonavicular primária, para que seja obtida uma estabilidade adequada do primeiro raio.

> Torneta III P et al. Rockwood and Green's Fractures in adults. Philadelphia: Wolters Kluwer, 9 ed., 2020, cap. 67, pág. 2980.

26. Resposta: A

Comentário: Von Knoch descreveu o sinal do "V" como uma indicação radiográfica de fratura do processo lateral: se o contorno V normal do processo é interrompido,

Capítulo 8 ▪ PÉ E TORNOZELO

o sinal é positivo. No tratamento de fraturas e fraturas-luxação do colo do tálus, o tratamento primário satisfatório deve ser enfatizado, mas o reconhecimento e o tratamento precoces de osteonecrose que possam acontecer também devem ser considerados. É razoavelmente previsível que, com fraturas do colo do tálus, uma porcentagem muito pequena de fraturas não deslocadas e uma porcentagem muito grande de fraturas com deslocamento completo do corpo serão complicadas por osteonecrose. Entre seis e oito semanas após a lesão, uma linha fina de atrofia subcondral ao longo da cúpula do tálus (sinal de Hawkins) vista em urna radiografia anteroposterior indica a presença de vascularização e exclui o diagnóstico de osteonecrose. Se o sinal de Hawkins não estiver presente, no entanto, a osteonecrose pode ou não ocorrer; o sinal é sensível, mas não específico.

> Azar FM, Beaty JH. Campbell's operative orthopaedics. Philadelphia: Elsevier, 14 ed., 2021, cap. 89, pág. 4447.

27. Resposta: B
Comentário: As recomendações para tratamento cirúrgico dos metatarsos são: angulação maior que 10 graus; desvio maior que 3 mm a 4 mm; desalinhamento no plano sagital; fratura do primeiro metatarso com qualquer grau de desvio; fraturas metatarsais múltiplas; fraturas expostas; anormalidade rotacional dos dedos; encurtamento que altera as relações distais das cabeças dos metatarsos.

> Browner BD, Jupiter JB, Krettek C, Anderson PA. Skeletal trauma: basic science, management, and reconstruction. Philadelphia: Saunders, 6 ed., 2021, cap. 67, pág. 2589.

28. Resposta: C
Comentário: De Lee dividiu as fraturas próximais do quinto metatarso como: IA, agudas, sem desvio e metadiafisárias; IB, aguda, cominuição metadiafisária; II, fraturas metadiafisárias crônicas; IIIA, avulsão da tuberosidade extra-articular; IIIB, avulsão da tuberosidade intra-articular.

> Browner BD, Jupiter JB, Krettek C, Anderson PA. Skeletal trauma: basic science, management, and reconstruction. Philadelphia: Saunders, 6 ed., 2021, cap. 67, páq. 2595.

29. Resposta: B
Comentário: A classificação de Lawrence e Botte divide as fraturas proximais do quinto metatarso em três zonas distintas: zona I, fraturas por avulsão da tuberosidade; zona II, fraturas da região metadiafisária, correspondendo a fratura de Jones; e zona III, são as fraturas por estresse na região diafisária proximal.

> Browner BD, Jupiter JB, Krettek C, Anderson PA. Skeletal trauma: basic science, management, and reconstruction. Philadelphia: Saunders, 6 ed., 2021, cap. 67, pág. 2595.

30. Resposta: A
Comentário: O tratamento cirúrgico primário das fraturas por estresse do quinto metatarso está recomendado quando associado a alargamento parcial ou completo

com esclerose medular, ou pacientes com história prévia de fratura por estresse, especialmente trabalhadores que atuam com carga ou atletas de alto rendimento.

Browner BD, Jupiter JB, Krettek C, Anderson PA. Skeletal trauma: basic science, management, and reconstruction. Philadelphia: Saunders, 6 ed., 2021, cap. 67, pág. 2599.

31. Resposta: C

Comentário: O sinal de *too many toes* indica a presença de uma deformidade em abdução do antepé. Teste da hipermobilidade do primeiro raio é utilizado para avaliar o grau de movimentação da primeira articulação tarso-metatarso nas síndromes de insuficiência do primeiro raio e no hálux valgo juvenil. No teste de Matles observa-se redução da flexão plantar no lado lesado.

Barros Filho TEP, Lech O. Exame físico em ortopedia. São Paulo: Sarvier, 2017, 3 ed., cap. 13, pág. 351.

32. Resposta: C

Comentário: O músculo fibular curto é inervado pelo nervo fibular superficial, enquanto os demais músculos citados são inervados pelo nervo fibular profundo.

Barros Filho TEP, Lech O. Exame físico em ortopedia. São Paulo: Sarvier, 2017, 3 ed., cap. 13, pág. 337.

33. Resposta: C

Comentário: Os critérios de Ottawa auxiliam na necessidade de solicitação de radiografias e são um método altamente sensível e econômico. Fazem parte dos critérios de Ottawa: dor perimaleolar, idade > 55 anos, incapacidade de sustentar o próprio peso e sensibilidade óssea sobre a borda posterior ou na extremidade de qualquer um dos maléolos.

Torneta III P et al. Rockwood and Green's Fractures in adults.Philadelphia: Wolters Kluwer, 9 ed., 2020, cap. 64, págs. 2838-2839.

34. Resposta: A

Comentário: A presença do sinal da bola constitui uma medida visual que demonstra a manutenção do comprimento da fíbula, a quebra deste sinal indica encurtamento dela. O espaço claro medial < 5 mm é considerado um valor normal. A sobreposição tibiofibular no AP deve ser maior que 5 mm.

Torneta III P et al. Rockwood and Green's Fractures in adults.Philadelphia: Wolters Kluwer, 9 ed., 2020, cap. 64, págs. 2839-2840.

35. Resposta: D

Comentário: A artéria do túnel do tarso tem sua origem na artéria tibial posterior; as demais afirmativas apresentam informações corretas. Os ramos deltoides se originam da artéria do túnel do tarso e irrigam o terço medial do corpo do tálus. No interior

Capítulo 8 ▪ PÉ E TORNOZELO

do túnel e no seio do tarso, os vasos anastomosantes perfuram a face inferior do colo para a formação da fonte principal de irrigação sanguínea ao corpo do tálus.

Torneta III P et al. Rockwood and Green's Fractures in adults. Philadelphia: Wolters Kluwer, 9 ed., 2020, cap. 65, págs. 2889-2890.

36. Resposta: C
Comentário: A classificação de Thordarson e colaboradores é utilizada para avaliação da área de necrose do tálus pós-trauma. Esta classificação consiste em tipo A, osso homogêneo; tipo B, alteração de até 25%; tipo C, alteração entre 25% e 50%, e tipo D mais de 50% de acometimento.

Sizínio H et al. Ortopedia e Traumatologia: Princípios e Prática. Porto Alegre: Artmed, 2017, 5 ed., cap. 70, pág. 1510.

37. Resposta: C
Comentário: O sinal do *too many toes*, quando positivo, poderemos ver, além do quinto dedo, também o quarto e o terceiro em casos graves de pé plano. O teste de Jack consiste na elevação passiva do hálux. Pacientes com quadro de pé plano poderão apresentar quadros de instabilidade ligamentar lateral, devendo o exame ser realizado de forma completa, não sendo irrelevante a avaliação do complexo ligamentar lateral em paciente com pé plano valgo.

Barros Filho TEP, Lech O. Exame físico em ortopedia. São Paulo: Sarvier, 2017, 3 ed., cap. 13, págs. 351-358.

38. Resposta: D
Comentário: Paciente com quadro de lesões ligamentares de Lisfranc podem ser tratados de forma conservadora, quando há incongruência articular menor do que 2 mm, ou consolidação viciosa menor que 1 mm. Alguns fatores como não cooperação do paciente e vasculopatia periférica grave são critérios utilizados para contraindicar o tratamento cirúrgico. A presença de lesão exposta e de múltiplas lesões associadas indicam tratamento cirúrgico.

Torneta III P et al. Rockwood and Green's Fractures in adults.Philadelphia: Wolters Kluwer, 9 ed., 2020, cap. 67, pág. 3001.

39. Resposta: C
Comentário: Nunley e Vertullo descreveram um sistema de classificação de lesões tarsometatársicas que consiste em: Estágio I: ausência de deslocamento do complexo de Lisfranc; Estágio II: diástase entre 2 mm e 5 mm entre o primeiro e o segundo espaço intermetatarsal, sem queda da coluna medial, e Estágio III: diástase > 5 mm com desabamento do arco medial / coluna medial.

Torneta III P et al. Rockwood and Green's Fractures in adults. Philadelphia: Wolters Kluwer, 9 ed., 2020, cap. 67, pág. 3000.

40. Resposta: C

Comentário: As fraturas do osso navicular são mais comuns em atletas e são consideradas local de fratura de alto risco, assim como as fraturas do quinto metatarso e fraturas do maléolo medial. Já as fraturas do segundo metatarso são pouco comuns e consideradas fraturas de baixo risco. Também são considerados locais de alto risco: colo do fêmur (lado de tensão), patela, córtex tibial anterior, colo do tálus e sesamoides do hálux.

> Torneta III P et al. Rockwood and Green's Fractures in adults. Philadelphia: Wolters Kluwer, 9 ed., 2020, cap. 23, pág. 716.

41. Reposta: D

Comentário: Segundo a classificação de Myerson, as lesões do tipo A consistem em incongruência completa da linha da articular tarsometatársica em qualquer plano ou direção. Já as lesões do tipo B1 são determinadas por uma incongruência parcial que envolve o primeiro raio (incongruência medial-parcial). A luxação de um ou mais dos quatro ossos metatarsos laterais caracteriza um padrão de lesão do tipo B2, também denominado incongruência lateral-parcial. Já as lesões do tipo C1 (*divergente*) consistem em um padrão lesional divergente que compreende a medialização do primeiro raio em associação com luxação e incongruência parcial dos metatarsos laterais e a lesão do tipo C2 consiste em um padrão lesional divergente com incongruência completa.

> Torneta III P et al. Rockwood and Green's Fractures in adults. Philadelphia: Wolters Kluwer, 9 ed., 2020, cap. 67, págs. 3000-3001.

42. Resposta: C

Comentário: Pacientes com quadro de pé plano rígido apresentam como principal causa a presença de barras ósseas. A idade do surgimento dos sintomas nos guiará para o diagnóstico mais provável. A barra óssea calcaneonavicular tem seus sintomas mais precoces em crianças de aproximadamente 8-12 anos, enquanto a barra talocalcaneana tem seus sintomas iniciados por volta dos 12-14 anos.

> Azar FM, Beaty JH. Campbell's operative orthopaedics. Philadelphia: Elsevier, 14 ed., 2021, cap. 83, pág. 4185.

43. Resposta: D

Comentário: No tratamento de pé torto congênito pela técnica de Ponseti é realizada a troca seriada (semanal) dos gessos, utilizando-se como fulcro a borda lateral do tálus. A correção é iniciada pelo cavo, seguida pelo aduto, varo e, finalmente, a correção do equino; quando necessário, deve-se também realizar o alongamento do tendão de Aquiles.

> Morrissy RT, Weinstein SL. Lovell and Winter's pediatric orthopaedics. Philadelphia: Lippincott Williams & Wilkins, 7 ed., 2015, cap. 29, pág. 1419.

Capítulo 8 ▪ PÉ E TORNOZELO

44. Resposta: B
Comentário: Em lesões fechadas, a classificação de Tscherne inicia-se em grau zero, uma lesão mínima sem comprometimento de partes moles; no grau I, normalmente observa-se uma laceração superficial em um trauma indireto; no grau II, existe a presença de síndrome compartimental iminente e de flictenas, e no grau III pode haver esmagamento, lesão vascular ou síndrome compartimental já presente.

> Sizínio H et al. Ortopedia e Traumatologia: Princípios e Prática. Porto Alegre: Artmed, 2017, 5 ed., cap. 71, pág. 1523.

45. Resposta: B
Comentário: A incidência axial de Harris, difere da incidência de Saltzman, pois esta permite uma avaliação estendida do membro inferior, consistindo na realização de um axial longo do calcâneo. A incidência de Canalle e Kelly é utilizada na avaliação das fraturas do tálus.

> Azar FM, Beaty JH. Campbell's operative orthopaedics. Philadelphia: Elsevier, 14 ed., 2021, cap. 83, pág. 4157.

46. Resposta: A
Comentário: O teste de Matles consiste em colocar o paciente em decúbito ventral, realizar flexão ativa dos joelhos até 90 graus e observar a posição dos pés, a presença de uma flexão plantar aumentada em relação ao lado contralateral é indicativo de lesão do tendão calcâneo.

> Barros Filho TEP, Lech O. Exame físico em ortopedia. São Paulo: Sarvier, 2017, 3 ed., cap. 13, pág. 343.

47. Resposta: D
Comentário: A incidência relatada de osteonecrose após uma fratura de colo do tálus pode variar de acordo com a literatura, mas, em geral, é baixa em fraturas do tipo 1, o risco aumenta para 20%-50% nas fraturas do tipo II e para mais de 80% nas fraturas do tipo III. A incidência de osteonecrose, em geral, tem correlação com a classificação de Hawkins. A incidência geral da osteonecrose fica entre 21% e 58%; isso faz com que esta seja uma complicação comum em pacientes com fraturas do colo do tálus.

> Torneta III P et al. Rockwood and Green's Fractures in adults. Philadelphia: Wolters Kluwer, 9 ed., 2020, cap. 65, pág. 2913.

48. Resposta: A
Comentário: Todas as técnicas de artrodese de tornozelo buscam manter o tornozelo em posição correta. Essa posição seria flexão/extensão neutra, rotação externa de aproximadamente 5 graus, 5 graus de valgo e translação posterior do tálus sob a tíbia.

> Azar FM, Beaty JH. Campbell's operative orthopaedics. Philadelphia: Elsevier, 14 ed., 2021, cap. 11, pág. 572.

49. Resposta: A

Comentário: A osteotomia de Moberg consiste em uma técnica utilizada no tratamento de hálux rígido, caracterizada pela realização de uma cunha de subtração dorsal na falange proximal do hálux. Enquanto as demais são utilizadas para o tratamento de hálux valgo.

> Sizínio H et al. Ortopedia e Traumatologia: Princípios e Prática. Porto Alegre: Artmed, 2017, 5 ed., cap. 21, pág 616.

50. Resposta: A

Comentário: A presença de *os trigonum*, osso acessório localizado na região posterior do tálus é considerada, juntamente com a hipertrofia do processo posterior do tálus, as principais causas de impacto posterior do tornozelo.

> Azar FM, Beaty JH. Campbell's operative orthopaedics. Philadelphia: Elsevier, 14 ed., 2021, cap. 50, pág. 2557.

51. Resposta: C

Comentário: A proeminência óssea na face lateral da cabeça do quinto metatarso é chamada de joanete do alfaiate ou joanete de Sastre; comumente é associada ao hálux valgo em pacientes portadores de pé plano. Em casos de dor local ou incômodo importante o tratamento cirúrgico deve ser realizado.

> Azar FM, Beaty JH. Campbell's operative orthopaedics. Philadelphia: Elsevier, 14 ed., 2021, cap. 84, pág. 4261.

52. Resposta: C

Comentário: A cirurgia de Jones, utilizada no tratamento do pé cavo, consiste na transferência do extensor longo do hálux para o primeiro metatarso; a cirurgia de Duvries consiste em uma artroplastia utilizada para tratamento de deformidade dos pequenos dedos, e a cirurgia de Strayer consiste em uma técnica de alongamento do tendão calcâneo. A técnica de Steindler consiste na liberação da fáscia plantar, procedimento quase que obrigatório no tratamento do pé cavo.

> Sizínio H et al. Ortopedia e Traumatologia: Princípios e Prática. Porto Alegre: Artmed, 2017, 5 ed., cap. 21, pág. 626.

53. Resposta: B

Comentário: O ângulo de Hibbs é definido pela medida entre o eixo longo do primeiro raio e o eixo longo do calcâneo, estando a afirmativa em questão incorreta e as demais corretas.

> Sizínio H et al. Ortopedia e Traumatologia: Princípios e Prática. Porto Alegre: Artmed, 2017, 5 ed., cap. 20, pág. 539.

54. Resposta: A

Comentário: A incidência de Broden, realizada no perioperatório, é utilizada para avaliação da faceta posterior e deve ser realizada nas angulações de 10, 20, 30 e 40 graus

Capítulo 8 ▪ PÉ E TORNOZELO

Azar FM, Beaty JH. Campbell's operative orthopaedics. Philadelphia: Elsevier, 14 ed., 2021, cap. 89, pág. 4408.

55. Resposta: C

Comentário: O acesso posterolateral do tornozelo é utilizado para tratamento de fraturas do maléolo posterior. Para sua realização tomam-se como referência a borda mais lateral do tendão calcâneo e a região posterior do maléolo lateral, realizando um acesso entre ambos. A identificação do músculo flexor longo do hálux e seu afastamento para medial são etapas fundamentais nesse acesso para proteção do nervo tibial.

Azar FM, Beaty JH. Campbell's operative orthopaedics. Philadelphia: Elsevier, 14 ed., 2021, cap. 1, pág. 35.

56. Resposta: D

Comentário: Sangeorzan e Swiontkowski descreveram quatro padrões diferentes de fratura em pacientes com fraturas isoladas do cuboide: lesão por esmagamento e padrões de fratura articular proximal, articular distal e de fratura combinada.

Torneta III P et al. Rockwood and Green's Fractures in adults. Philadelphia: Wolters Kluwer, 9 ed., 2020, cap. 67, pág. 2983.

57. Resposta: D

Comentário: A fratura da fíbula proximal por mecanismo torcional, mais conhecida como fratura de Maisonneuve, ocorre mais comumente através do mecanismo de pronação rotação externa, Estágio 3.

Torneta III P et al. Rockwood and Green's Fractures in adults.Philadelphia: Wolters Kluwer, 9 ed., 2020, cap. 64, pág. 2837.

58. Resposta: D

Comentário: Apesar de serem mais comuns na zona 2, fraturas por estresse do quinto metatarso também podem ocorrer na região de junção metafisária-diafisária, conhecida como área avascular do quinto metatarso. Fraturas que ocorrem nessa região apresentam maior risco de retardo de consolidação em virtude da baixa vascularização dessa região. Assim, atletas de alta demanda quando apresentam fraturas de estresse do quinto metatarso têm indicação de tratamento cirúrgico.

Torneta III P et al. Rockwood and Green's Fractures in adults. Philadelphia: Wolters Kluwer, 9 ed., 2020, cap. 23, pág. 724.

59. Resposta: A

Comentário: As fraturas por estresse dos sesamoides do hálux ocorrem com mais frequência nos sesamoides mediais, por estes receberem a maior parte do peso corporal durante a realização da marcha. Os pacientes com esse tipo de lesão queixam-se de dores na região plantar sob o primeiro metatarso. Exames como ressonância e cintilografia podem ser necessários para realizar o diagnóstico. Entre os diagnósticos diferenciais estão sesamoidite, hálux rígido e sesamoides bipartido e tripartido. A excisão cirúrgica dos sesamoides é indicada em casos de dor crônica ou retardo de consolidação.

> Torneta III P et al. Rockwood and Green's Fractures in adults. Philadelphia: Wolters Kluwer, 9 ed., 2020, cap. 23, pág. 725.

60. Resposta: C

Comentário: As fraturas da cortical posterior da tíbia não são consideradas fraturas de locais de alto risco, ao contrário das fraturas da cortical anterior da tíbia. São considerados locais de alto risco: colo do fêmur (lado de tensão), patela, córtex tibial anterior, colo do tálus, sesamoides do hálux e osso navicular.

> Torneta III P et al. Rockwood and Green's Fractures in adults. Philadelphia: Wolters Kluwer, 9 ed., 2020, cap. 23, pág. 716.

Pediatria-ortopedia

9

Cesar Luiz Ferreira de Andrade Lima
Lucas Henrique Araújo de Oliveira
Lucas da Silveira Guerra Lages

1. Resposta: D

Comentário: A distrofia muscular de Duchenne é caracterizada por ser exclusiva do sexo masculino. É clinicamente evidente quando a criança está com idade entre 3 e 6 anos. A distrofia muscular de Becker é uma forma similar, mas menos comum e menos grave e costuma se manifestar a partir dos 7 anos de idade. A fraqueza é proximal e descendente e o glúteo máximo é o primeiro grupo muscular a ser acometido.

Morrissy RT, Weinstein SL. Lovell and Winter's pediatric orthopaedics. Philadelphia: Lippincott Williams & Wilkins, 7 ed., 2015, cap 16, pág. 590.

2. Resposta: B

Comentário: A incidência de paralisia cerebral varia de um a sete por 1.000 nascidos vivos e está estática ou aumentando na maioria dos países. Os meninos têm risco maior de ter paralisia cerebral, talvez devido a vulnerabilidades neuronais específicas do sexo masculino. O risco de PC aumenta com a diminuição da idade gestacional. Entretanto, como os nascimentos antes de 32 semanas contribuem com menos de 2% do total de nascidos vivos, eles correspondem com a minoria (20% a 25%) do total de casos de PC nos países desenvolvidos. Os casos de PC, em maioria, são de nascidos a termo. O risco de PC aumenta em quatro vezes nos gêmeos e 18 vezes nos trigêmeos.

Morrissy RT, Weinstein SL. Lovell and Winter's pediatric orthopaedics. Philadelphia: Lippincott Williams & Wilkins, 7 ed., 2015, cap, 14, pág. 486.

3. Resposta: C

Comentário: A desordem do movimento na paralisia cerebral é dividida em piramidal (espástica) e extrapiramidal (distonia e ataxia). A maioria das crianças com PC demonstra características de acometimento tanto piramidal como extrapiramidal. A espasticidade é o subtipo mais comum. Ela resulta de uma lesão no sistema piramidal, aumentando o tônus muscular velocidade-dependente e os reflexos de

256 ORTOPEDIA E TRAUMATOLOGIA | Respostas Comentadas

estiramento. Frequentemente, é relacionada à prematuridade e à leucomalacia periventricular. Distonia é a segunda forma mais comum, a lesão cerebral é nos gânglios da base e costuma ser associada ao parto a termo.

Morrissy RT, Weinstein SL. Lovell and Winter's pediatric orthopaedics. Philadelphia: Lippincott Williams & Wilkins, 7 ed., 2015, cap. 14, págs. 488 e 489.

4. Resposta: C

Comentário: Classificação de Winters, Gage e Hicks na hemiplegia espástica: no tipo I, os pacientes têm o pé "caído" ou equino somente na fase de balanço. Não há contratura do gastrocnêmio/sóleo e o segundo rolamento é relativamente normal. Não é necessário controle de espasticidade e nem cirurgia ortopédica. O emprego de uma órtese do tipo tutor curto (AFO) articulado pode ser empregado para melhorar a marcha e a função. No tipo II há espasticidade do gastrossóleo que, com o tempo, pode tornar-se uma contratura fixa em equino. Órtese e cirurgia podem ser necessárias. O tipo III tem contratura do gastrocnêmio/sóleo e envolvimento do joelho com contração concomitante do reto femoral e isquiotibiais, caracterizando o padrão de marcha do "salteador". Pode ser indicada transferência do reto femoral e alongamento dos isquiotibiais, além do alongamento do gastrossóleo. No tipo IV, além do equino e do joelho rígido, a extensão do quadril é incompleta e pode haver rotação interna do membro. Além do tratamento proposto para o tipo III, pode ser necessário o alongamento do adutor na coxa e do psoas na pelve.

Morrissy RT, Weinstein SL. Lovell and Winter's pediatric orthopaedics. Philadelphia: Lippincott Williams & Wilkins, 7 ed., 2015, cap. 14, págs. 500 e 501.

5. Resposta: A

Comentário: Pela classificação de Rodda e Graham, o tipo IV representa a marcha em agachamento, caracterizada pelo excesso de flexão dos joelhos na fase de apoio da marcha, dorsiflexão excessiva dos tornozelos e extensão incompleta dos quadris. O sóleo está alongado e fraco. Pode ser resultado da história natural da doença, acelerado por cirurgias, como o alongamento percutâneo do tendão de Aquiles para correção do equino. O único músculo consistentemente em contratura nesse padrão de marcha é o ileopsoas. Os isquiotibiais estão encurtados apenas naqueles pacientes com inclinação pélvica posterior. Quando a pelve está neutra, os isquiotibiais estão com o seu comprimento normal e, quando ela está inclinada para anterior, estão alongados. Muitos sofrem o alongamento dos isquiotibiais para melhorar a extensão dos joelhos quando, na verdade, os isquiotibiais não estão encurtados. Isso pode levar à piora da inclinação pélvica anterior e a problemas na coluna lombar, como dor e espodilolistese.

Morrissy RT, Weinstein SL. Lovell and Winter's pediatric orthopaedics. Philadelphia: Lippincott Williams & Wilkins, 7 ed., 2015, cap. 14, págs. 501 e 502.

6. Resposta: D

Comentário: O ângulo costovertebral descrito por Mehta ajuda a predizer a probabilidade de progressão da deformidade na escoliose idiopática infantil e uma diferença maior que 20 graus sugere alta probabilidade de piora. Na escoliose idiopática juvenil, quando a curva atinge 30 graus, a grande maioria progride com piora da deformidade. O sinal de Risser é uma das formas de avaliar a maturidade esquelética, que é um importante fator para progressão da deformidade na escoliose idiopática do adolescente. No paciente Risser 3 esse risco é menor do que 10%. Curvas com ápice acima de T12 têm mais chances de progredir do que as curvas lombares isoladas.

> Morrissy RT, Weinstein SL. Lovell and Winter's pediatric orthopaedics. Philadelphia: Lippincott Williams & Wilkins, 7 ed., 2015, cap. 17, págs. 645 e 647.

7. Resposta: A

Comentário: As malformações do corpo vertebral não acontecem de forma isolada. Como elas se desenvolvem num estágio crítico da organogênese entre a quinta e a oitava semanas de gestação, pelo menos 61% têm outras malformações associadas e a progressão da deformidade pode levar ao acometimento secundário de órgãos. As malformações vistas em geral são neurológicas e viscerais com a maioria delas relacionada ao nível da vértebra malformada. O esquema de classificação proposto por Winter, Moe, Nasca e colaboradores permanece o mais utilizado. Ele divide as malformações em defeitos de segmentação, defeitos de formação e uma combinação destes dois. O maior risco de progressão mostrado por McMaster está na situação em que há uma combinação de barra unilateral não segmentada de um lado com uma hemivértebra do outro. A média anual de progressão variou de 5 graus a mais de 10 graus por ano. A segunda pior situação é aquela em que há uma barra unilateral não segmentada e a terceira é quando há uma dupla hemivértebra. Os períodos de progressão mais rápida acontecem nos primeiros cinco anos de vida e entre 10 e 14 anos de idade.

> Morrissy RT, Weinstein SL. Lovell and Winter's pediatric orthopaedics. Philadelphia: Lippincott Williams & Wilkins, 7 ed., 2015, cap. 18, págs. 700 a 702.

8. Resposta: C

Comentário: A cifose postural é uma deformidade flexível. Ao serem observados de lado, pacientes com cifose postural têm um dorso curvo gradual, quando inclinados para a frente. Não há alterações radiográficas e é completamente corrigível com alterações posturais. Não há indicação para o uso de órteses e o tratamento é sugerido através de exercícios, atividade física, prática de esportes e orientações posturais. Cifose congênita e doença de Scheuermann apresentam deformidade abrupta e com um ângulo agudo ou giba. Três ou mais vértebras consecutivas com inclinação anterior de cinco graus cada uma constituem os critérios de Sorensen para a definição de doença de Scheuermann.

> Morrissy RT, Weinstein SL. Lovell and Winter's pediatric orthopaedics. Philadelphia: Lippincott Williams & Wilkins, 7 ed., 2015, cap. 19, pág. 741.

258 ORTOPEDIA E TRAUMATOLOGIA | Respostas Comentadas

9. Resposta: A

Comentário: Muitos ortopedistas referem-se à manobra de Ortolani como o *"click de entrada"* em que o quadril é abduzido, o grande trocânter é elevado e a cabeça femoral desliza para dentro do acetábulo. O achado de exame físico mais sensível no diagnóstico tardio da displasia do desenvolvimento do quadril é a limitação da abdução. O aparente encurtamento do fêmur é conhecido como sinal de Galeazzi. Nos pacientes com luxação bilateral, os achados incluem marcha bamboleante e hiperlordose na coluna lombar.

Morrissy RT, Weinstein SL. Lovell and Winter's pediatric orthopaedics. Philadelphia: Lippincott Williams & Wilkins, 7 ed., 2015, cap. 23, págs. 990 e 991.

10. Resposta: B

Comentário: A eficácia do suspensório de Pavlik é maior, se utilizado até os 6 meses de idade e chega a resolver até 95% dos casos de instabilidade. Após os 6 meses de idade, a taxa de insucesso do Pavlik é maior do que 50%. É contraindicado em pacientes com significativo desequilíbrio muscular, como paralisia cerebral e mielomeningocele; rigidez articular, como artrogripose; ou hiperfrouxidão ligamentar, como síndrome de Ehlers-Danlos. O uso inadequado pode levar a problemas, como a doença de Pavlik, com danos à cabeça femoral e ao acetábulo. Outras complicações incluem a luxação inferior. A hiperflexão também pode causar a neuropatia compressiva do nervo femoral.

Morrissy RT, Weinstein SL. Lovell and Winter's pediatric orthopaedics. Philadelphia: Lippincott Williams & Wilkins, 7 ed., 2015, cap. 23, págs. 1003 e 1004.

11. Resposta: C

Comentário: Os fatores de risco para osteonecrose femoral na displasia do desenvolvimento do quadril incluem luxações mais altas com a cabeça femoral mais distante do acetábulo, inversão do *labrum*, estreitamento do introito entre o *labrum* superior e o ligamento transverso na posição de redução, distância entre a cabeça femoral e o assoalho do acetábulo aumentada (maior do que 3 mm), a idade do paciente (acima de 12 meses de idade), imobilização com 60 graus ou mais de abdução e a tenotomia do adutor.

Morrissy RT, Weinstein SL. Lovell and Winter's pediatric orthopaedics. Philadelphia: Lippincott Williams & Wilkins, 7 ed., 2015, cap. 23, pág. 1092.

12. Resposta: D

Comentário: São fatores de risco: indivíduos de pele branca, filhos de mulheres numa primeira gestação, limitação da mobilidade fetal como oligoidrâmnio, outras malformações associadas ao posicionamento ou mobilidade fetal inadequados, como torcicolo congênito e metatarso aduto (e não pé calcâneo valgo). Além disso, é mais

Capítulo 9 ■ PEDIATRIA-ORTOPEDIA

comum no sexo feminino (chega a 80% dos casos), na apresentação pélvica e no quadril esquerdo.

> Morrissy RT, Weinstein SL. Lovell and Winter's pediatric orthopaedics. Philadelphia: Lippincott Williams & Wilkins, 7 ed., 2015, cap. 23, pág. 990.

13. Resposta: D

Comentário: A epifisiólise femoral proximal tem incidência anual variando entre 2 e 13 por 100.000 e é 1.4 a 2.0 vezes mais comum na população masculina. Em 80% dos casos o acometimento é unilateral e é mais frequente no quadril esquerdo. Entre os fatores de risco associados estão a obesidade (IMC > 35), idade cronológica (< 12 anos em meninas e < 14 anos em meninos) e imaturidade esquelética (cartilagem trirradiada aberta).

> Morrissy RT, Weinstein SL. Lovell and Winter's pediatric orthopaedics. Philadelphia: Lippincott Williams & Wilkins, 7 ed., 2015, cap. 25, págs. 1165 e 1166.

14. Resposta: A

Comentário: Na maioria das crianças, a etiologia da epifisiólise femoral proximal permanece indeterminada. Condições que enfraquecem a fise incluem anormalidades endócrinas (as mais comuns são hipotireoidismo, pan-hipopituitarismo, deficiência do GH e hipogonadismo), doenças sistêmicas (osteodistrofia renal), radioterapia prévia na região proximal do fêmur e fatores mecânicos como obesidade.

> Morrissy RT, Weinstein SL. Lovell and Winter's pediatric orthopaedics. Philadelphia: Lippincott Williams & Wilkins, 7 ed., 2015, cap. 25, pág. 1166.

15. Resposta: B

Comentário: A dor no quadril pode estar ausente em até 50% dos casos de epifisiólise do quadril. Segundo Loder, a epifisiólise instável é aquela em que a dor é tão intensa que a criança não consegue deambular nem mesmo com muletas. Loder também reportou 47% de osteonecrose nas epifisiólises instáveis enquanto as estáveis tinham 0% de ON. Nos pacientes que toleram marcha, o membro acometido está em rotação externa.

> Morrissy RT, Weinstein SL. Lovell and Winter's pediatric orthopaedics. Philadelphia: Lippincott Williams & Wilkins, 7 ed., 2015, cap. 25, pág. 1168.

16. Resposta: D

Comentário: Diferentemente da congênita, a discrepância de comprimento na coxa vara do desenvolvimento é leve e menor do que 3 cm. É marcada por diminuição da anteversão femoral, da abdução e da rotação interna do quadril. Ângulos Hilgenreiner-epifisário (H-E) menores que 45 graus são estáveis e não progressivos e os acima de 60 graus tendem a progredir e necessitar de tratamento cirúrgico.

> Morrissy RT, Weinstein SL. Lovell and Winter's pediatric orthopaedics. Philadelphia: Lippincott Williams & Wilkins, 7 ed., 2015, cap. 26, págs. 1223 e 1224.

260 ORTOPEDIA E TRAUMATOLOGIA | Respostas Comentadas

17. Resposta: D
Comentário: A sinovite transitória do quadril acomete crianças geralmente na faixa etária entre 3 e 12 anos. Os meninos são duas vezes mais acometidos do que as meninas; ela costuma ser unilateral em 95% dos casos, sem preferência por lado, mais frequente no outono e inverno; mais rara em afro-americanos, e a diminuição da amplitude de movimento do quadril é, principalmente, na abdução e rotação interna.

> Morrissy RT, Weinstein SL. Lovell and Winter's pediatric orthopaedics. Philadelphia: Lippincott Williams & Wilkins, 7 ed., 2015, cap. 26, págs. 1249 e 1250.

18. Resposta: B
Comentário: A força de extensão do quadríceps consiste em 35% do reto femoral e vasto intermédio, 40% do vasto lateral e 25% do vasto medial. O vasto medial é mais ativo entre 0 graus e 30 graus de flexão do joelho. O ligamento patelofemoral medial vai do tubérculo adutor até o a transição do terço médio para o terço superior da borda medial da patela. Ele é responsável por 40% a 80% da força de restrição à translação lateral da patela.

> Herring JA, Tachdjian's pediatric orthopaedics. 5ª edição. Philadelphia: Saunders/Elsevier, 2014, cap. 21, pág. 704.

19. Resposta: C
Comentário: A classificação de Boyd para pseudartrose congênita da tíbia prevê seis tipos: tipo I, fratura ao nascimento; tipo II, constrição em ampulheta da tíbia. É o tipo em que a consolidação é a mais difícil; tipo III, cistos ósseos; tipo IV, segmento esclerótico da tíbia, sem constrição; tipo V, fíbula displásica, e tipo VI associado a neurofibroma intraósseo.

> Morrissy RT, Weinstein SL. Lovell and Winter's pediatric orthopaedics. Philadelphia: Lippincott Williams & Wilkins, 7 ed., 2015, cap. 27, pág.1314.

20. Resposta: D
Comentário: A luxação congênita do joelho pode ser vista em associação com a luxação congênita do quadril, pé torto congênito e talo vertical. Estudos mostraram 41% de associação com apresentação pélvica. Formas graves ocorrem na presença de desequilíbrios musculares e síndromes como da artrogripose e de Larsen, e são de tratamento mais difícil. Nessas formas, a patela é difícil de ser palpada e pode estar luxada lateralmente.

> Morrissy RT, Weinstein SL. Lovell and Winter's pediatric orthopaedics. Philadelphia: Lippincott Williams & Wilkins, 7 ed., 2015, cap. 27, págs. 1329 e 1330.

21. Resposta: A
Comentário: Crianças que não recuperam força antigravitacional até os 6 meses de idade tendem a ficar com déficit funcional. A paralisia alta de Erb (C5-C6) é a forma

Capítulo 9 ▪ PEDIATRIA-ORTOPEDIA **261**

comum e a de Klumpke (C8-T1) a mais rara. Um dos fatores de risco é a criança grande para a idade gestacional. A microcirurgia para reconstrução do plexo está indicada naqueles que não mostraram recuperação do bíceps entre 3 e 6 meses de idade.

Morrissy RT, Weinstein SL. Lovell and Winter's pediatric orthopaedics. Philadelphia: Lippincott Williams & Wilkins, 7 ed., 2015, cap. 22, pág. 906.

22. Resposta: B

Comentário: A cirurgia é recomendada, mais frequentemente, entre 3 e 8 anos de idade. Cirurgia em crianças mais velhas, após os 8 anos de idade, aumenta o risco de lesão neurológica. A cirurgia de Green libera os músculos paraespinhais na escápula e a cirurgia de Woodward libera a origem do trapézio e dos romboides nos processos espinhosos.

Morrissy RT, Weinstein SL. Lovell and Winter's pediatric orthopaedics. Philadelphia: Lippincott Williams & Wilkins, 7 ed., 2015, cap. 22, pág. 914.

23. Resposta: C

Comentário: A síndrome de Marfan é herdada de maneira autossômica dominante e causada por mutações no gene da fibrilina. Cirurgia para escoliose nesses pacientes tem maiores índices de complicações, como infecção entre outras, do que na escoliose idiopática, ocorrendo em 10% a 20% dos casos. A escoliose nesses pacientes costuma ser mais curta e com uma alteração vertebral tida como vértebra displásica. Um terço dos pacientes tem alterações no quadril do tipo acetábulo protruso.

Morrissy RT, Weinstein SL. Lovell and Winter's pediatric orthopaedics. Philadelphia: Lippincott Williams & Wilkins, 7 ed., 2015, cap. 8, págs. 220 a 224.

24. Resposta: C

Comentário: O diagnóstico clínico da NF I prevê pelo menos dois de vários critérios, entre eles: presença de seis manchas *café-au-lait* de 5 mm de diâmetro em crianças e 15 mm em adultos. Dois neurofibromas ou um neurofibroma plexiforme, dois nódulos de Lisch (hamartoma da íris). Manifestações ortopédicas são comuns na NF I, também conhecida como doença de von Recklinghausen, e mais raras na NF II.

Morrissy RT, Weinstein SL. Lovell and Winter's pediatric orthopaedics. Philadelphia: Lippincott Williams & Wilkins, 7 ed., 2015, cap. 8, pág. 227.

25. Resposta: B

Comentário: O crânio é osso mais acometido na histiocitose de células de Langerhans, seguido pelo fêmur. A manifestação clássica na coluna é a vértebra plana. O corpo vertebral está achatado, mas os elementos posteriores são poupados e o disco intervertebral, diferentemente da osteomielite, também é preservado. As vértebras torácicas são acometidas em mais da metade dos pacientes.

Morrissy RT, Weinstein SL. Lovell and Winter's pediatric orthopaedics. Philadelphia: Lippincott Williams & Wilkins, 7 ed., 2015, cap. 10, págs. 330 e 331.

26. Resposta: D

Comentário: Oligoartrite é o subtipo mais comum da artrite idiopática juvenil (AIJ). Definida pelo acometimento de quatro ou menos articulações em seis de curso da doença. Mais comum em meninas do que meninos numa relação 4:1. A complicação extra-articular mais comum nessa forma de AIJ é a uveíte crônica e chega a acometer 20% das crianças.

> Morrissy RT, Weinstein SL. Lovell and Winter's pediatric orthopaedics. Philadelphia: Lippincott Williams & Wilkins, 7 ed., 2015, cap 11., pág. 350.

27. Resposta: B

Comentário: São critérios maiores de Jones para febre reumática aguda: cardite, poliartrite, nódulos subcutâneos, eritema marginado e coreia de Sydenham. São critérios menores: febre, artralgia, elevação do VHS e PCR, intervalo PR prolongado no ECG. O diagnóstico requer dois critérios maiores ou um maior e dois menores com evidência de infecção prévia de infecção por estreptococo.

> Morrissy RT, Weinstein SL. Lovell and Winter's pediatric orthopaedics. Philadelphia: Lippincott Williams & Wilkins, 7 ed., 2015, cap. 11, pág. 355.

28. Resposta: A

Comentário: Tipicamente, o pé é caracterizado por um valgo rígido do tornozelo com um ou dois raios laterais ausentes. Deficiência femoral focal proximal é comum e chega a ser relatado em até dois terços dos pacientes. Outra ocorrência comum é a instabilidade anteroposterior do joelho e não a instabilidade em varo/valgo. A deformidade equinovalgo do pé é comum e a equinovaro apenas ocasional.

> Morrissy RT, Weinstein SL. Lovell and Winter's pediatric orthopaedics. Philadelphia: Lippincott Williams & Wilkins, 7 ed., 2015, cap. 30, pág. 1540.

29. Resposta: A

Comentário: A classificação de Jones para hemimelia tibial prevê a existência de quatro tipos, sendo o primeiro subdividido em Ia e Ib. No tipo I a ossificação da tíbia é ausente, mas, no subtipo Ia, ainda há a hipoplasia do côndilo femoral distal, implicando ausência total da tíbia. Nestes pacientes o mecanismo extensor do joelho é o mais gravemente acometido. Nos demais tipos, pela classificação de Jones, o mecanismo extensor geralmente está presente.

> Morrissy RT, Weinstein SL. Lovell and Winter's pediatric orthopaedics. Philadelphia: Lippincott Williams & Wilkins, 7 ed., 2015, cap. 30, pág. 1553.

30. Resposta: D

Comentário: A maioria dos autores sugere o alongamento para discrepâncias previstas de até 20 cm, quando o quadril é estável ou já foi estabilizado e com joelho e tornozelo funcionais. A maioria dos casos requer múltiplos alongamentos e a epifi-

Capítulo 9 ▪ PEDIATRIA-ORTOPEDIA **263**

siodese contralateral pode ser considerada. O alongamento geralmente não começa antes dos 3 anos de idade.

> Morrissy RT, Weinstein SL. Lovell and Winter's pediatric orthopaedics. Philadelphia: Lippincott Williams & Wilkins, 7 ed., 2015, cap. 30, pág. 1563.

31. Resposta: B

Comentário: Ao nascimento, a cabeça do recém-nascido é desproporcionalmente grande, compreendendo cerca de um quarto do comprimento total do corpo. Durante o primeiro ano da infância, a cabeça continua a crescer rapidamente e sua circunferência é geralmente maior que a circunferência do tórax da criança.

> Herring JA. Tachdjian's pediatric orthopaedics. Philadelphia: Elsevier, 6 ed., 2022, cap. 1, pág. 5.

32. Resposta: C

Comentário: A criança deve ser capaz de engatinhar de 7 a 9 meses de idade, caminhar com assistência aos 12 meses, caminhar sem apoio com 12 a 16 meses e correr aos 18 meses de idade. As crianças devem poder subir escadas com apoio aos 18 meses de idade e sem apoio aos 2 anos de idade. Devem poder descer escadas com apoio a aproximadamente 3 anos de idade e sem apoio aos 4 anos.

> Herring JA. Tachdjian's pediatric orthopaedics. Philadelphia: Elsevier, 6 ed., 2022, cap. 1, pág. 20.

33. Resposta: C

Comentário: O ciclo da marcha é dividido em duas fases: apoio e balanço. A fase de apoio ocupa 60% do ciclo da marcha e a fase de balanço ocupa 40%. Ambas as fases podem ser subdivididas.

> Herring JA. Tachdjian's pediatric orthopaedics. Philadelphia: Elsevier, 6 ed., 2022, cap. 5, pág. 61.

34. Resposta: D

Comentário: Para conservar energia, os movimentos coordenados das articulações das extremidades inferiores minimizam a ascensão e a queda do centro de gravidade, localizado anteriormente a S2.

> Herring JA. Tachdjian's pediatric orthopaedics. Philadelphia: Elsevier, 6 ed., 2022, cap. 5, pág. 62.

35. Resposta: A

Comentário: Uma contração concêntrica ocorre quando o músculo encurta, gerando energia. Uma contração excêntrica ocorre quando o músculo se alonga, apesar da contração elétrica. Contrações concêntricas geram energia e aceleram o corpo para a frente. Contrações excêntricas retardam e estabilizam os movimentos articulares durante a

ORTOPEDIA E TRAUMATOLOGIA | Respostas Comentadas

marcha, minimizando assim as necessidades de energia. Músculos submetidos a contrações excêntricas superam aqueles com contrações concêntricas durante a marcha.

Herring JA. Tachdjian's pediatric orthopaedics. Philadelphia: Elsevier, 6 ed., 2022, cap. 5, pág. 65.

36. Resposta: C

Comentário: A correção do equino deve ser iniciada quando o retropé estiver em neutro a um leve valgo e o pé for abduzido em 70 graus em relação à perna. O pé é dorsifletido aplicando-se pressão sob o mediopé e não muito abaixo das cabeças dos metatarsos, para evitar uma deformidade em mata-borrão. A tenotomia bem-sucedida é anunciada por um "pop" palpável e pela capacidade imediata do paciente para posterior dorsiflexão de aproximadamente 15-20 graus.

Herring JA. Tachdjian's pediatric orthopaedics. Philadelphia: Elsevier, 6 ed., 2022, cap. 19, pág. 716.

37. Resposta: B

Comentário: A órtese consiste em duas sapatilhas de couro, conectadas por uma barra que permite que os sapatos sejam colocados na largura dos ombros. A barra deve segurar os sapatos a 70 graus de rotação externa e 5 a 10 graus de dorsiflexão. Nos casos unilaterais, o pé normal deve estar em 40 graus de rotação externa. A órtese é usada em período integral por pelo menos 3 a 4 meses, e depois é usada à noite por 2 a 4 anos.

Herring JA. Tachdjian's pediatric orthopaedics. Philadelphia: Elsevier, 6 ed., 2022, cap. 19, pág. 718.

38. Resposta: C

Comentário: A doença de Perthes é de gravidade variável e o envolvimento bilateral ocorre em aproximadamente 10% a 13% dos pacientes. O distúrbio é mais prevalente em crianças de 4 a 8 anos de idade, mas pode ser observado em crianças a partir dos 18 meses de idade até a maturidade esquelética. É mais comum em meninos do que em meninas por uma proporção de 4: 1 ou 5: 1.

Herring JA. Tachdjian's pediatric orthopaedics. Philadelphia: Elsevier, 6 ed., 2022, cap. 12, pág 527.

39. Resposta: A

Comentário: Resultados melhores foram associados ao diagnóstico antes de 8 anos de idade. O primeiro sinal radiológico é uma diminuição do tamanho da epífise femoral. O sinal do crescente é o terceiro a aparecer. Os sinais de cabeça em risco são: subluxação lateral, calcificação lateral, cistos metafisários, horizontalização da fise e o sinal de Gage. Abdução e rotação interna são os primeiros movimentos perdidos.

Morrissy RT, Weinstein SL. Lovell and Winter's pediatric orthopaedics. Philadelphia: Lippincott Williams & Wilkins, 7 ed., 2015, cap. 24, pág. 1134.

40. Resposta: C

Comentário: Em um estudo comparativo, a RM mostrou-se mais acurada no diagnóstico precoce do que outras modalidades de imagem, com acurácia diagnóstica de 97% a 99%, comparada com 88% a 93% para radiografia e 88% a 91% para cintilografia.

> Herring JA. Tachdjian's pediatric orthopaedics. Philadelphia: Elsevier, 6 ed., 2022, cap. 14, pag. 550.

41. Resposta: A

Comentário: O varo fisiológico pode ser esperado entre o nascimento e os 18 a 24 meses de idade. Ao nascimento o varo é em torno de 18 graus. O eixo anatômico normal (ângulo femoral-tibial) é de 5 a 7 graus valgo; é ligeiramente maior em mulheres esqueleticamente maduras que em homens. Assim, os eixos mecânico e anatômico no fêmur diferem de 5 a 7 graus.

> Herring JA. Tachdjian's pediatric orthopaedics. Philadelphia: Elsevier, 6 ed., 2022, cap. 20, pág. 850.

42. Resposta: D

Comentário: Meninas da raça negra apresentam maior progressão do varo na doença de Blount, tendo assim um pior prognóstico.

> Herring JA. Tachdjian's pediatric orthopaedics. Philadelphia: Saunders/Elsevier, 4 ed., 2008, pág. 978.

43. Resposta: D

Comentário: Lesões em estágio III de Langenskiöld podem responder à osteotomia corretiva isolada em pacientes com mais de 4 anos. No entanto, quanto maior o atraso na cirurgia após os 4 anos, maior o risco de recorrência, o que não é incomum nas lesões do estádio III. Assim, devido à piora do prognóstico, nem a observação nem o tratamento ortótico são recomendados para além dessa idade, principalmente se a deformidade exceder 10 graus do varo femorotibial.

> Herring JA. Tachdjian's pediatric orthopaedics. Philadelphia: Elsevier, 6 ed., 2022, cap. 18, pág. 644.

44. Resposta: A

Comentário: Pacientes com lesões no nível do tórax têm essencialmente extremidades inferiores lisas e, com base unicamente na paralisia flácida total dos membros, não se espera que desenvolvam deformidades nos membros inferiores induzidas por desequilíbrio muscular. De fato, no entanto, uma deformidade da perna de rã está frequentemente presente nesses pacientes ao nascimento, caracterizada por contraturas de flexão, abdução e rotação externa do quadril. Além disso, pode haver contraturas de flexão do joelho e equino do tornozelo.

> Herring JA. Tachdjian's pediatric orthopaedics. Philadelphia: Elsevier, 6ed, 2022, cap. 32, pág.1536.

45. Resposta: B

Comentário: O comprometimento do quadril é frequente no nível lombar baixo. As meninas, em particular, correm risco de desenvolver puberdade precoce, provavelmente devido ao aumento da pressão intracraniana. Arnold Chiari tipo II é a má formação mais comum. Em 70% a 90% dos lactentes, há necessidade de derivação ventriculoperitoneal.

> Herring JA. Tachdjian's pediatric orthopaedics. Philadelphia: Elsevier, 6 ed., 2022, cap. 32, pág. 1535.

46. Resposta: A

Comentário: A maior incidência de medula presa ocorre na região lombossacra. A mielomeningocele é um defeito de fechamento do tubo neural que ocorre entre 26 e 28 dias de gestação. A função neurológica pode mudar ao longo do tempo, sobretudo em decorrência de uma hidrocefalia. A ingesta diária de ácido fólico deve ser realizada precocemente, já quando se planeja engravidar.

> Morrissy RT, Weinstein SL. Lovell and Winter's pediatric orthopaedics. Philadelphia: Lippincott Williams & Wilkins, 6 ed., 2005, pág. 607.

47. Resposta: D

Comentário: Como compensação da discrepância, o paciente apresentará flexão do joelho do membro mais longo, assim como circundação. O membro mais curto poderá apresentar equinismo. Esta discrepância poderá aumentar a obliquidade pélvica.

> Herring JA. Tachdjian's pediatric orthopaedics. Philadelphia: Elsevier, 6 ed., 2022, cap. 20, pág. 808.

48. Resposta: C

Comentário: As epífises de pressão são articulares, localizadas nas extremidades de ossos longos, contribuindo para a formação de uma articulação. As epífises de tração não são articulares, e servem como locais de origem ou inserção para os músculos, como os trocânteres maior e menor, as tuberosidades do úmero proximal, os epicôndilos do úmero distal e o tubérculo tibial.

> Herring JA. Tachdjian's pediatric orthopaedics. Philadelphia: Elsevier, 6 ed., 2022, cap. 20, pág. 812.

49. Resposta: B

Comentário: As coalisões mais comuns são a talocalcânea e a talonavicular, mas muitas combinações diferentes entre os ossos do tarso foram relatadas; 50% a 60% das coalisões são bilaterais. Inversão passiva e eversão do calcâneo estão limitadas ou ausentes. Pacientes com hemimelia fibular geralmente têm coalisões tarsais assintomáticas.

> Herring JA. Tachdjian's pediatric orthopaedics. Philadelphia: Elsevier, 6 ed., 2022, cap. 19, pág. 749.

Capítulo 9 ▪ PEDIATRIA-ORTOPEDIA

50. Resposta: C
Comentário: A coalisão talocalcânea acomete a faceta média e sua ressecção é realizada através de uma via de acesso medial.

> Herring JA. Tachdjian's pediatric orthopaedics. Philadelphia: Elsevier, 6 ed., 2022, cap. 19, pág. 753.

51. Resposta: D
Comentário: No pé plano valgo flexível, o retropé está pronado e o antepé supinado em relação do retropé. A porção anterior do calcâneo está deslocada nos sentidos lateral e plantar. A cabeça do tálus está deslocada no sentido medial.

> Herring JA. Tachdjian's pediatric orthopaedics. Philadelphia: Elsevier, 6 ed., 2022, cap. 19, pág. 696.

52. Resposta: C
Comentário: O varo do retropé é a deformidade mais frequente associada com o cavismo. No adolescente esta associação é flexível, podendo ser confirmada com o teste de Colleman.

> Morrissy RT, Weinstein SL. Lovell and Winter's pediatric orthopaedics. Philadelphia: Lippincott Williams & Wilkins, 6 ed., 2005, pág. 1315.

53. Resposta: D
Comentário: A escoliose é a anomalia associada mais comum, estando presente em 60% dos casos. A surdez está presente em 30% dos casos. Há falha de segmentação de mais de duas vértebras cervicais.

> Azar FM, Beaty JH. Campbell's operative orthopaedics. Philadelphia: Elsevier, 14 ed., 2021, cap. 43, pág. 1984.

54. Resposta: B
Comentário: A maior parte das subluxações rotatórias se resolve espontaneamente. O tratamento é conservador, necessitando, em alguns casos, de tração cervical leve no nível do leito.

> Sizínio H et al. Ortopedia e Traumatologia: Princípios e Prática. Porto Alegre: Artmed, 2017, 5 ed., cap. 2, pág. 22.

55. Resposta: B
Comentário: A pressão exercida pelo pus permite o deslocamento periosteal na criança, espalhando o processo infeccioso. Nos estágios iniciais, a dor é produzida pela pressão intraóssea, e a cintilografia pode ser negativa nos estágios mais precoces, não sendo o exame de eleição para o diagnóstico.

> Herring JA. Tachdjian's pediatric orthopaedics. Philadelphia: Elsevier, 6 ed., 2022, cap. 23, pág. 963.

56. Resposta: A
Comentário: Tanto a VHS quanto o PCR têm pouca especificidade. Com o tratamento adequado, os níveis de PCR normalizam-se precocemente, servindo de controle para a eficácia do tratamento. Após a invasão bacteriana, ocorre progressivo infiltrado leucocitário polimorfonuclear, principalmente neutrófilos. A fagocitose bacteriana parece ser inibida pelos fibroblastos da sinovial.

> Azar FM, Beaty JH. Campbell's operative orthopaedics. Philadelphia: Elsevier, 14 ed., 2021, cap. 20, pág. 799.

57. Resposta: D
Comentário: S. aureus é o organismo mais comumente identificado em osteomielite neonatal. Outros organismos comuns incluem aqueles encontrados durante o processo de parto, tais como *Streptococcus agalactiae* (estreptococos do grupo B), enterococos e Enterobacteriaceae (*Escherichia coli*, espécies de Proteus, espécies de *Klebsiella*).

> Herring JA. Tachdjian's pediatric orthopaedics. Philadelphia: Elsevier, 6 ed., 2022, cap. 23, pág. 965.

58. Resposta: A
Comentário: Kocher e colegas identificaram quatro preditores independentes para ajudar a diferenciar artrite séptica e sinovite transitória: história de febre (temperatura oral > 38,5 ° C), história de não carregar peso, VHS maior que 40 mm / h e contagem leucocitária maior que 12.000 células / mL.

> Herring JA. Tachdjian's pediatric orthopaedics. Philadelphia: Elsevier, 6 ed., 2022, cap. 23, pág. 976.

59. Resposta: D
Comentário: As características radiográficas da síndrome de Morquio são distintas. Os corpos vertebrais na coluna torácica e na lombar são ovoides na infância, mas com o tempo tornam-se achatados (denominados platispondilia). Uma língua central ou bico anterior se torna evidente nas vértebras torácicas inferiores e lombares superiores. Os discos são mais estreitos que o normal. Cifose é comum. Hipoplasia ou ausência do processo odontoide é uma característica da síndrome de Morquio.

> Herring JA. Tachdjian's pediatric orthopaedics. Philadelphia: Elsevier, 6 ed., 2022, cap. 36, pág. 1832.

60. Resposta: C
Comentário: A distrofia muscular de Duchenne e a polimiosite têm algumas semelhanças, mas certas características das duas doenças podem ajudar a estabelecer o diagnóstico correto. Entre algumas características temos que Duchenne é mais comum no sexo masculino e, geralmente, a morte ocorre dentro de 20 anos. A fraqueza dos extensores de pescoço e costas é rara, exceto em casos avançados.

> Herring JA. Tachdjian's pediatric orthopaedics. Philadelphia: Elsevier, 6 ed., 2022, cap. 35, pág. 1709.

Pediatria-trauma

10

Lucas da Silveira Guerra Lages
Lucas Henrique Araújo de Oliveira
Pedro Poggiali

1. Resposta: B

Comentário: As fraturas transversas são mais bem visualizadas nas radiografias laterais. O grau de deslocamento varia. Numa criança, os principais fragmentos podem inclinar-se e afastar-se uns dos outros, com intervalo máximo anteriormente e mínimo posteriormente.

Bucholz RW et al. Rockwood and Green's Fractures in adults. Philadelphia: Lippincott, 7 ed., 2009, cap. 23, pág. 877.

2. Resposta: C

Comentário: A fratura tipo III de Watson-Jones propaga-se superiormente através do centro de ossificação primário da epífise proximal da tíbia até a articulação do joelho. Essa fratura é uma variante de separação tipo III de Salter-Harris, sendo análoga à fratura de Tillaux no tornozelo.

Waters PM, Skaggs DL, Flynn JM. Rockwood and Wilkins' Fractures in Children. Philadelphia: Wolters Kluwer, 9 ed., 2020, cap. 26, pág. 997.

3. Resposta: B

Comentário: Cerca de 30% das fraturas dos ossos longos nas crianças envolvem as fises. Os membros superiores são mais acometidos por lesões fisárias do que os membros inferiores. O rádio distal é o local mais acometido, correspondendo a 44% das lesões fisárias, conforme Neer e Horowitz. A seguir, na ordem de frequência, há o úmero distal, a fíbula distal, a tíbia distal, a ulna distal, o úmero proximal, o fêmur distal, a tíbia proximal e a fíbula proximal.

Sizínio H et al. Ortopedia e Traumatologia: Princípios e Prática. Porto Alegre: Artmed, 2017, 5 ed., cap. 37, pág. 924.

4. Resposta: D

Comentário: O compartimento posterior profundo contém os músculos flexor longo dos dedos, flexor longo do hálux e tibial posterior. A artéria fibular e o nervo tibial também correm nesse compartimento.

> Waters PM, Skaggs DL, Flynn JM. Rockwood and Wilkins' Fractures in Children. Philadelphia: Wolters Kluwer, 9 ed., 2020, cap. 28, pág. 1080.

5. Resposta: B

Comentário: A sequela mais comum nas fraturas da metáfise proximal da tíbia é a deformidade em valgo. A angulação em valgo pode ser causada por redução deficiente, sobretudo se o joelho for imobilizado em flexão.

> Waters PM, Skaggs DL, Flynn JM. Rockwood and Wilkins' Fractures in Children. Philadelphia: Wolters Kluwer, 9 ed., 2020, cap. 28, pág. 1084.

6. Resposta: A

Comentário: Cerca de 60% das fraturas isoladas da diáfise da tíbia costumam angular em varo nas primeiras duas semanas após a lesão, porque a força de contração dos músculos flexores longos da perna é convertida em um momento de força angular pela fíbula intacta.

> Waters PM, Skaggs DL, Flynn JM. Rockwood and Wilkins' Fractures in Children. Philadelphia: Wolters Kluwer, 9 ed., 2020, cap. 28, pág. 1087.

7. Resposta: D

Comentário: A fratura tipo supinação rotação externa, classificada por Dias-Tachdjian modificada por Lauge-Hansen, ocorre com o pé fixo em supinação completa, enquanto uma força de rotação lateral é exercida no tornozelo.

> Herring JA. Tachdjian's pediatric orthopaedics. Philadelphia: Elsevier, 6 ed., 2022, cap. 30, pág. 1380.

8. Resposta: D

Comentário: O exame radiográfico das fraturas triplanares deve incluir as incidências AP e perfil do tornozelo, pois uma fratura de Salter-Harris tipo III é demonstrada na radiografia AP e uma fratura de Salter-Harris tipo II é demonstrada na radiografia lateral.

> Herring JA. Tachdjian's pediatric orthopaedics. Philadelphia: Elsevier, 6 ed., 2022, cap. 30, pág. 1397.

9. Resposta: C

Comentário: Normalmente, a fise distal da tíbia se fecha por volta dos 15 anos nas meninas e dos 17 anos nos meninos. Esse processo leva aproximadamente 18 meses

Capítulo 10 ▪ PEDIATRIA-TRAUMA

e ocorre primeiro na parte central da fise, estendendo-se até as proximidades do lado medial e terminando lateralmente.

> Waters PM, Skaggs DL, Flynn JM. Rockwood and Wilkins' Fractures in Children. Philadelphia: Wolters Kluwer, 9 ed., 2020, cap. 29, pág. 1135.

10. Resposta: D

Comentário: A fratura de Tillaux ocorre quando o ligamento tibiofibular anterior, por meio de suas inserções na região anterolateral da tíbia, avulsiona o fragmento ósseo da porção da fise distal da tíbia.

> Waters PM, Skaggs DL, Flynn JM. Rockwood and Wilkins' Fractures in Children. Philadelphia: Wolters Kluwer, 9 ed., 2020, cap. 29, pág. 1150.

11. Resposta: B

Comentário: As fraturas do colo do tálus são mais comuns e geralmente têm um prognóstico melhor do que as fraturas do corpo do tálus. O tratamento de uma criança pequena, em geral, não é cirúrgico e os resultados do tratamento conservador são, geralmente, bons. O mau alinhamento em varo é a deformidade pós-traumática mais comum.

> Herring JA. Tachdjian's pediatric orthopaedics. Philadelphia: Elsevier, 6 ed., 2022, cap. 30, pág. 1400.

12. Resposta: C

Comentário: A complicação mais comum das fraturas de calcâneo é dor residual e artrose precoce na articulação subtalar, sobretudo em pacientes com fraturas intra--articulares deslocadas. A síndrome compartimental não foi relatada na população pediátrica, mas deve ser avaliada em todas as crianças, especialmente adolescentes com fraturas intra-articulares deslocadas.

> Herring JA. Tachdjian's pediatric orthopaedics. Philadelphia: Elsevier, 6 ed., 2022, cap. 30, pág. 1408.

13. Resposta: B

Comentário: O local mais comum das lesões tipo II de Salter Harris são as falanges dos dedos das mãos, com incidência de 47,3%. A interrupção prematura do crescimento é comum em fraturas tipo IV de Salter Harris, mas raramente causam lesões angulares. O tipo I de Peterson representa uma fratura transversal da metáfise. O tipo VI de Peterson descreve uma fratura em que parte da fise foi removida e ocorre apenas em fraturas expostas.

> Bucholz RW et al. Rockwood and Green's Fractures in adults. Philadelphia: Lippincott, 8 ed., 2014, cap. 7, pág. 147.

14. Resposta: A

Comentário: A chamada fratura patognomônica de maus-tratos infantis é a fratura de "canto" ou fratura de alça de balde da metáfise.

Waters PM, Skaggs DL, Flynn JM. Rockwood and Wilkins' Fractures in Children. Philadelphia: Wolters Kluwer, 9 ed., 2020, cap. 6, pág. 142.

15. Resposta: D

Comentário: Na fise, os condrócitos estão dispostos em camadas ou "zonas", com diferentes estágios de maturação. Pode-se identificar as seguintes zonas: de reserva ou repouso, de proliferação e zona hipertrófica. A zona hipertrófica é dividida em camadas (de maturação, de degeneração e de calcificação), estando adjacente à metáfise. As fraturas fisárias costumam acontecer através da camada de calcificação da zona hipertrófica, que é a região mais suscetível ao trauma, tendo menor resistência devido às características das células com volume aumentado. Já a zona de reserva ou de repouso – também conhecida como camada germinativa – fica adjacente à epífise, e a lesão das células dessa camada acarreta a parada de crescimento na fise.

Sizínio H et al. Ortopedia e Traumatologia: Princípios e Prática. Porto Alegre: Artmed, 2017, 5 ed., cap. 37, pág. 925.

16. Resposta: D

Comentário: A zona de Ranvier é um grupo de células germinativas em forma de cunha, que é contínuo com a fise e contribui para o crescimento latitudinal ou circunferencial da fise. Consiste em três tipos de células: osteoblastos, condrócitos e fibroblastos. A zona hipertrófica contém escassa matriz extracelular e é a camada mais fraca da fise.

Herring JA. Tachdjian's pediatric orthopaedics. Philadelphia: Elsevier, 6 ed., 2022, cap. 27, pág. 1133.

17. Resposta: A

Comentário: As fraturas da metáfise do terço distal da tíbia são semelhantes às fraturas metafisárias proximais. Geralmente, são fraturas do tronco ou fratura em galho verde. O padrão de fratura mais comum é uma fratura em galho verde na qual o córtex posterior é fraturado enquanto o córtex anterior sofre compressão, resultando em um tipo de fratura por impactação.

Herring JA. Tachdjian's pediatric orthopaedics. Philadelphia: Elsevier, 6 ed., 2022, cap. 30, pág. 1376.

18. Resposta: D

Comentário: A tíbia é o local mais comum de fraturas por estresse na população pediátrica. Fraturas por estresse tibial são mais comuns em meninos do que em meninas e ocorrem mais frequentemente em adolescentes ativos em esportes.

Herring JA. Tachdjian's pediatric orthopaedics. Philadelphia: Elsevier, 6 ed., 2022, cap. 30, pág. 1376.

Capítulo 10 ▪ PEDIATRIA-TRAUMA

19. Resposta: C

Comentário: O fêmur é o osso mais acometido em pacientes com osteogênese imperfeita, sendo o úmero o osso mais fraturado dos membros superiores. A fratura tende a ocorrer em locais de maior estresse, tais como a parte mais convexa do osso longo, mas sem prejuízo do processo de consolidação.

Waters PM, Skaggs DL, Flynn JM. Rockwood and Wilkins' Fractures in Children. Philadelphia: Wolters Kluwer, 9 ed., 2020, cap. 6, pág 119.

20. Resposta: B

Comentário: Embora os ossos em crianças possam remodelar após uma deformidade plástica, a maioria dos autores recomenda a redução, se houver mais de 20 graus de angulação ou se a criança tiver mais de 4 anos e apresentar deformidade clínica evidente ou limitação da pronação e supinação.

Herring JA. Tachdjian's pediatric orthopaedics. Philadelphia: Elsevier, 6 ed., 2022, cap. 27, pág. 1131.

21. Resposta: D

Comentário: Davis e Green relataram 1% de lesão neurológica nos pacientes pediátricos com fratura do antebraço, sendo o nervo mediano o mais comumente acometido. Dados combinados de três grandes séries de fraturas expostas do antebraço em crianças revelaram que cerca de 10% tinham lesão neurológica na apresentação inicial, sendo o nervo mediano o mais acometido novamente.

Waters PM, Skaggs DL, Flynn JM. Rockwood and Wilkins' Fractures in Children. Philadelphia: Wolters Kluwer, 9 ed., 2020, cap. 9, pág. 305.

22. Resposta: C

Comentário: As refraturas da diáfise do antebraço acontecem em torno de seis meses após a lesão primária e são mais comuns no sexo masculino e em crianças mais velhas (aproximadamente 12 anos de idade). As fraturas diafisárias dos terços médio e proximal têm risco maior de refratura nos pacientes pediátricos. Foram relatadas taxas de 4% a 8% de refratura na população pediátrica com fratura da diáfise do antebraço.

Waters PM, Skaggs DL, Flynn JM. Rockwood and Wilkins' Fractures in Children. Philadelphia: Wolters Kluwer, 9 ed., 2020, cap. 9, pág. 341.

23. Resposta: D

Comentário: O potencial de crescimento depende da quantidade de crescimento esquelético remanescente, proximidade da fratura com a fise, e da relação da deformidade com o plano de movimento da articulação adjacente. Fraturas em crianças muito jovens, próximas à fise distal do rádio, predominantemente angulada no plano sagital têm ótimo potencial de remodelação. Aposição em baioneta na criança jovem com potencial de crescimento remanescente irá remodelar de forma satisfatória.

Waters PM, Skaggs DL, Flynn JM. Rockwood and Wilkins' Fractures in Children. Philadelphia: Wolters Kluwer, 9 ed., 2020, cap. 8, pág. 257.

24. Resposta: B

Comentário: Entre todas as fraturas do antebraço, a região distal do rádio e da ulna são os locais mais comumente afetados. As fraturas distais do rádio e da ulna têm pico de incidência ocorrendo no estirão do crescimento na pré-adolescência. A frequência é maior no lado não dominante dos indivíduos do sexo masculino. Vários estudos recentes sugerem que a frequência dessas fraturas está aumentando.

Waters PM, Skaggs DL, Flynn JM. Rockwood and Wilkins' Fractures in Children. Philadelphia: Wolters Kluwer, 9 ed., 2020, cap. 8, pág. 243.

25. Resposta: A

Comentário: As duas lesões na mão da criança mais comuns são a lesão por esmagamento da falange distal e a fratura do tipo Salter-Harris II na falange proximal. Luxações são raras nas crianças. As fraturas da falange proximal do tipo Salter-Harris II correspondem a 33% aproximadamente de todas as fraturas na mão da criança.

Waters PM, Skaggs DL, Flynn JM. Rockwood and Wilkins' Fractures in Children. Philadelphia: Wolters Kluwer, 9 ed., 2020, cap. 7, pág. 155.

26. Resposta: B

Comentário: As fraturas e luxações do carpo na criança são raras, quando comparadas com as lesões fisárias adjacentes ao rádio distal. O escafoide é o osso mais frequentemente lesado nas fraturas dos ossos do carpo na criança. O pico de incidência das fraturas do escafoide ocorre entre 12 e 15 anos de idade e elas são extremamente raras na primeira década de vida. Dissociação carpal e rupturas do complexo da fibrocartilagem são raras na criança.

Waters PM, Skaggs DL, Flynn JM. Rockwood and Wilkins' Fractures in Children. Philadelphia: Wolters Kluwer, 9 ed., 2020, cap. 7, pág. 155.

27. Resposta: D

Comentário: Lesões da coluna cervical em crianças com menos de 8 anos de idade acontecem na coluna cervical alta. As alterações do tipo SCIWORA são mais comuns na criança abaixo dos 8 anos de idade. Cinco a dez por cento das crianças com lesão medular não apresentam alterações na radiografia. A distância entre os côndilos occipitais e as facetas articulares do atlas deve ser menor do que 5 mm; qualquer distância maior do que esta sugere uma lesão atlanto-occipital.

Waters PM, Skaggs DL, Flynn JM. Rockwood and Wilkins' Fractures in Children. Philadelphia: Wolters Kluwer, 9 ed., 2020, cap. 20, pág. 763.

28. Resposta: C

Comentário: A classificação de Denis para as fraturas toracolombares leva em consideração as fraturas do tipo A, compressão; tipo B, explosão; tipo C, flexão-distração, e tipo D, fratura-luxação. Nas fraturas de compressão, as indicações para o tratamento não cirúrgico são a constatação de que os elementos e complexo ligamentar posteriores estão intactos e que não há cifose maior do que 40 graus. Translação de fragmento ou corpo vertebral maior do que 3,5 mm nas fraturas-explosão demonstrou ser um preditor de lesão do complexo ligamentar posterior e, portanto, instabilidade.

> Waters PM, Skaggs DL, Flynn JM. Rockwood and Wilkins' Fractures in Children. Philadelphia: Wolters Kluwer, 9 ed., 2020, cap. 21, pág. 831.

29. Resposta: D

Comentário: A classificação de Torode e Zieg para as fraturas da pelve na criança é composta dos tipos I (fraturas-avulsão), II (fraturas da asa do ilíaco), III (fraturas simples e estáveis do anel pélvico) e IV (fraturas com rompimento do anel pélvico, que criam um segmento instável). O esquema modificado é idêntico ao anterior, mas divide o tipo III (fraturas estáveis simples do anel pélvico) em III-A (fraturas anteriores do anel pélvico) e III-B (fraturas anterior e posterior do anel pélvico estáveis).

> Waters PM, Skaggs DL, Flynn JM. Rockwood and Wilkins' Fractures in Children. Philadelphia: Wolters Kluwer, 9 ed., 2020, cap. 22, pág. 851.

30. Resposta: B

Comentário: As incidências de necrose avascular da cabeça femoral e distúrbio de crescimento são maiores nas fraturas tipos I e II e menores nos tipos III e IV. A ocorrência de osteonecrose chega a 28% nas fraturas do tipo II. As fraturas cervicotrocantéricas correspondem às do tipo III e representam cerca de 34%, com incidência de osteonecrose um pouco menor do que as do tipo II, sendo estimada em 18%. As do tipo IV são as fraturas intertrocantéricas e acontecem em cerca de 12% das fraturas do colo e cabeça do fêmur na criança. A taxa de osteonecrose documentada é de cerca de 5%.

> Waters PM, Skaggs DL, Flynn JM. Rockwood and Wilkins' Fractures in Children. Philadelphia: Wolters Kluwer, 9 ed., 2020, cap. 23, pág. 886.

31. Resposta: D

Comentário: As fraturas diafisárias do fêmur correspondem a 1,6% de todas as fraturas nas crianças. São mais comuns nos meninos e têm distribuição bimodal com picos de incidência em crianças mais novas no início da marcha e mais velhas no começo da adolescência. Antes do início da marcha, até 80% das fraturas femorais podem estar associadas a abuso. Apesar de pouco comuns (4% de todas as fraturas por estresse na criança), elas vem sendo cada vez mais encontradas nos adolescentes que praticam corrida, futebol e basquete.

> Waters PM, Skaggs DL, Flynn JM. Rockwood and Wilkins' Fractures in Children. Philadelphia: Wolters Kluwer, 9 ed., 2020, cap. 24, pág. 920.

32. Resposta: A

Comentário: Na fratura da diáfise do fêmur em recém-nascidos e até os 6 meses de idade, o suspensório de Pavlik (GPP) pode ser utilizado. De 6 meses até 5 anos de idade, o GPP é o tratamento de escolha para as fraturas com até 2 cm de encurtamento. As hastes intramedulares flexíveis tornaram-se o método de tratamento predominante na faixa etária entre 5 e 11 anos de idade. As hastes intramedulares bloqueadas de entrada troncantérica são a primeira opção de tratamento nos pré-adolescentes e adolescentes.

> Waters PM, Skaggs DL, Flynn JM. Rockwood and Wilkins' Fractures in Children. Philadelphia: Wolters Kluwer, 9 ed., 2020, cap. 24, pág. 922.

33. Resposta: B

Comentário: Para a maioria das fraturas fisárias em outros sítios, o risco de distúrbios do crescimento é raro nas fraturas dos tipos I e II de Salter-Harris e elevado nos tipos III e IV. Entretanto, as fraturas da fise distal do fêmur têm risco elevado de distúrbio do crescimento, independentemente do tipo. As fraturas do tipo II de Salter-Harris são as mais comuns e respondem por um pouco mais da metade (57%) de todas as fraturas fisárias distais do fêmur na criança. As lesões ligamentares são mais comuns em Salter-Harris III do côndilo femoral medial. A complicação mais comum é o distúrbio do crescimento e são vistas em até 36% das fraturas do tipo I, 58% das fraturas do tipo II, 49% das fraturas do tipo III e 64% das fraturas do tipo IV.

> Waters PM, Skaggs DL, Flynn JM. Rockwood and Wilkins' Fractures in Children. Philadelphia: Wolters Kluwer, 9 ed., 2020, cap. 25, pág. 966.

34. Resposta: C

Comentário: A lesão na artéria poplítea pode ser causada pelo trauma da extremidade distal do fragmento metafisário. A estrutura ligamentar mais lesada foi o ligamento cruzado anterior. O nervo fibular é o nervo mais frequentemente lesado após fraturas fisárias distais do fêmur. A complicação mais comum entre todas as outras, na fratura da fise distal do fêmur, é o distúrbio do crescimento e independe do tipo.

> Waters PM, Skaggs DL, Flynn JM. Rockwood and Wilkins' Fractures in Children. Philadelphia: Wolters Kluwer, 9 ed., 2020, cap. 25, pág. 984.

35. Resposta: D

Comentário: A classificação de Meyers e McKeever é baseada no grau de desvio do fragmento da espinha da tíbia. O tipo I tem desvio mínimo do fragmento a partir da epífise tibial. O tipo II tem desvio do terço anterior ou metade do fragmento avulsionado, que está levantado, mas mantém uma dobradiça posterior intacta em contato com a epífise tibial proximal. O tipo III tem separação completa do fragmento da espinha tibial que está levantado e rodado. E o tipo IV, que foi acrescido posteriormente por Zaricznyj para descrever a cominuição do fragmento da espinha tibial.

Waters PM, Skaggs DL, Flynn JM. Rockwood and Wilkins' Fractures in Children. Philadelphia: Wolters Kluwer, 9 ed., 2020, cap. 27, pág. 1014.

36. Resposta: B

Comentário: As fraturas do tipo I e as fraturas do tipo II com redução anatômica podem ser tratadas conservadoramente. Já as fraturas do tipo II em que não se conseguiu a redução e as fraturas do tipo III (completas e desviadas) têm indicação de tratamento cirúrgico. A técnica de redução fechada para as fraturas da espinha da tíbia prevê a colocação do joelho em extensão completa ou 20 a 30 graus de flexão. Para as fraturas do tipo III é recomendada a redução aberta ou artroscópica do fragmento. Estudos biomecânicos para testar a força da fixação interna mostraram que ela é similar entre materiais bioabsorvíveis e metálicos e é maior nas suturas, comparadas com a fixação interna.

Waters PM, Skaggs DL, Flynn JM. Rockwood and Wilkins' Fractures in Children. Philadelphia: Wolters Kluwer, 9 ed., 2020, cap. 27, pág. 1017.

37. Resposta: B

Comentário: Nas crianças e adolescentes, as lesões meniscais menores do que 1 cm, sem desvio e localizadas na zona periférica vermelha podem cicatrizar e ser tratadas de forma conservadora. Em crianças e adolescentes, tanto as lesões do terço periférico como as do terço médio podem ser reparadas, sendo a sutura possível tratamento das lesões verticais nas zonas vermelha-vermelha e vermelha-branca. As rupturas horizontais, radiais e transversais do terço central devem ser tratadas com meniscectomia parcial. O menisco discoide assintomático e estável que foi achado de forma incidental numa ressonância magnética ou artroscopia não requer tratamento.

Waters PM, Skaggs DL, Flynn JM. Rockwood and Wilkins' Fractures in Children. Philadelphia: Wolters Kluwer, 9 ed., 2020, cap. 27, pág. 1017.

38. Resposta: C

Comentário: As lesões ligamentares no joelho do esqueleto imaturo são mais comuns nos adolescentes. As fraturas da epífise ou da fise na região do joelho são mais comuns do que as rupturas ligamentares isoladas. A incidência de fratura da espinha da tíbia aumentou em 1% enquanto a ruptura do ligamento cruzado anterior aumentou em 11%. As técnicas convencionais de reconstrução do LCA no adulto têm risco aumentado de lesão iatrogênica e distúrbio do crescimento quando aplicadas no esqueleto imaturo.

Waters PM, Skaggs DL, Flynn JM. Rockwood and Wilkins' Fractures in Children. Philadelphia: Wolters Kluwer, 9 ed., 2020, cap. 27, pág. 1052.

39. Resposta: B

Comentário: As fraturas do tipo A de San Diego acontecem nas crianças mais novas (média de idade 12,7 anos). As fraturas do tipo B são encontradas numa população um pouco mais velha, mas com fises da apófise e da tíbia proximal ainda abertas. O tipo C são fraturas que sempre envolvem a superfície articular e exigem exames de imagem tridimensionais pré-operatórios ou avaliação intra-articular durante a cirurgia. As fraturas do tipo D de San Diego são encontradas na população pediátrica mais velha em que a maior parte das fises da tíbia proximal e apófise encontra-se fechada.

> Bucholz RW et al. Rockwood and Green's Fractures in adults. Philadelphia: Lippincott, 8 ed., 2014, cap. 29, pág. 1062.

40. Resposta: B

Comentário: A classificação de Stewart-Milford é baseada em fraturas associadas. Grau I é definida como a luxação sem fraturas associadas ou apenas com um pequeno fragmento ósseo avulsionado da borda do acetábulo. Grau II é a luxação com fratura da borda posterior do acetábulo e quadril estável após a redução. Grau III é fratura associada da borda posterior do acetábulo e instabilidade coxofemoral após a redução. Grau IV é luxação associada à fratura do colo ou da cabeça femoral.

> Waters PM, Skaggs DL, Flynn JM. Rockwood and Wilkins' Fractures in Children. Philadelphia: Wolters Kluwer, 9 ed., 2020, cap. 23, pag. 908.

41. Resposta: D

Comentário: As fraturas de clavícula são frequentes em crianças de todas as idades, do parto à adolescência, e o mecanismo de trauma varia com a idade. Cerca de 80% das fraturas ocorrem do terço médio; o terço lateral é o segundo local mais acometido. Encurtamento maior que 2 cm não é indicação absoluta de tratamento cirúrgico.

> Waters PM, Skaggs DL, Flynn JM. Rockwood and Wilkins' Fractures in Children. Philadelphia: Wolters Kluwer, 9 ed., 2020, cap. 19, pág. 721.

42. Resposta: B

Comentário: As fraturas fisárias do úmero proximal são quase exclusivamente lesões tipo I ou II de Salter-Harris e são conhecidas pelo grande potencial de remodelação. Podem ocorrer em crianças de qualquer idade, mas são mais comuns em adolescentes. Aproximadamente 80% do crescimento do úmero vem de sua fise proximal. Quase todas as fraturas proximais da fise do úmero podem ser tratadas de forma não cirúrgica, independentemente da idade do paciente ou do grau de deslocamento.

> Herring JA. Tachdjian's pediatric orthopaedics. Philadelphia: Elsevier, 6 ed., 2022, cap. 29, pág. 1183.

43. Resposta: A

Comentário: No úmero proximal, as fraturas metafisárias são mais comuns em crianças, enquanto as fisárias são mais comuns em adolescentes. Fraturas metafisárias são

Capítulo 10 ▪ PEDIATRIA-TRAUMA

geralmente causadas por trauma de maior energia. Assim como as fraturas fisárias, as fraturas metafisárias apresentam grande potencial de remodelação e o tratamento sintomático é suficiente na maioria dos casos.

> Herring JA. Tachdjian's pediatric orthopaedics. Philadelphia: Elsevier, 6 ed., 2022, cap. 29, pág. 1183.

44. Resposta: C

Comentário: Trauma durante o parto é uma causa frequente de fratura diafisária do úmero. O potencial de recuperação espontânea em lesões do nervo radial é alto (78% a 100%). A exploração cirúrgica é indicada na ausência de recuperação após oito semanas ou até seis meses de observação. Fraturas por estresse podem ocorrer, sendo o repouso e a modificação da atividade suficientes para consolidação adequada. Aposição em baioneta com encurtamento de até 2 cm pode ser aceita.

> Waters PM, Skaggs DL, Flynn JM. Rockwood and Wilkins' Fractures in Children. Philadelphia: Wolters Kluwer, 9 ed., 2020, cap. 18, pág. 695

45. Resposta: D

Comentário: O pico de incidência ocorre entre 5 e 6 anos. O tramento das fraturas sem desvio ou minimamente desviadas (< 2 mm) deve ser feito com tala gessada posterior e flexão do cotovelo entre 60 e 90 graus por três a quatro semanas. Embora algumas fraturas tipo II com pequeno desvio possam ser tratadas de forma conservadora, a recomendação atual é que sejam reduzidas e fixadas.

> Waters PM, Skaggs DL, Flynn JM. Rockwood and Wilkins' Fractures in Children. Philadelphia: Wolters Kluwer, 9 ed., 2020, cap. 13, pág. 489.

46. Resposta: C

Comentário: O nervo radial é o mais propenso a ser lesado nas fraturas com desvio posteromedial. A neuropraxia do nervo interósseo anterior é atualmente considerada a mais frequente. O nervo interósseo anterior é um ramo exclusivamente motor do nervo mediano.

> Waters PM, Skaggs DL, Flynn JM. Rockwood and Wilkins' Fractures in Children. Philadelphia: Wolters Kluwer, 9 ed., 2020, cap. 13, pág. 511.

47. Resposta: A

Comentário: Se o pulso estiver ausente mas a mão estiver quente, rosada e bem perfundida, deve-se imobilizar o membro com tala gessada posterior e flexão do cotovelo entre 30 e 40 graus e encaminhar o paciente para abordagem cirúrgica de urgência. Uma mão pálida, fria e pouca perfundida é uma emergência, requer abordagem cirúrgica imediata. Normalmente, a perfusão melhora após a redução incruenta e fixação da fratura. A exploração vascular está indicada apenas se a mão apresentar perfusão diminuída após a redução e estabilização da fratura. Em nenhuma hipótese

280 ORTOPEDIA E TRAUMATOLOGIA | Respostas Comentadas

deve-se adiar o tratamento da fratura para aguardar angiografia, US Doppler ou avaliação com cirurgião vascular.

> Waters PM, Skaggs DL, Flynn JM. Rockwood and Wilkins' Fractures in Children. Philadelphia: Wolters Kluwer, 9 ed., 2020, cap. 13, pág. 508.

48. Resposta: D

Comentário: O nervo ulnar é o mais frequentemente lesado. As lesões do nervo mediano também são comuns e costumam ser as mais graves. A lesão do nervo radial é a mais rara. A rigidez articular é a complicação mais comum. É fundamental que se inicie mobilização precoce do cotovelo, evitando a imobilização rígida por mais de duas semanas.

> Waters PM, Skaggs DL, Flynn JM. Rockwood and Wilkins' Fractures in Children. Philadelphia: Wolters Kluwer, 9 ed., 2020, cap. 15, pág. 561.

49. Resposta: C

Comentário: A supinação máxima auxilia a redução, ao desbloquear a cabeça do rádio. A hiperextensão aumenta o risco de interposição do nervo mediano e pode levar à ruptura da musculatura braquial. Devido ao risco de interposição e encarceramento, a exploração cirúrgica está indicada quando ocorre déficit neurológico após a redução incruenta do cotovelo.

> Waters PM, Skaggs DL, Flynn JM. Rockwood and Wilkins' Fractures in Children. Philadelphia: Wolters Kluwer, 9 ed., 2020, cap.15, pág. 562.

50. Resposta: C

Comentário: A classificação de Milch apresenta baixa confiabilidade e baixo valor preditivo. Jakob classificou as fraturas do côndilo lateral de acordo com o grau de desvio em três estágios: I, relativamente sem desvio, cartilagem articular preservada; II, cartilagem articular rompida, permitindo maior desvio do fragmento; III, rotação do fragmento.

> Waters PM, Skaggs DL, Flynn JM. Rockwood and Wilkins' Fractures in Children. Philadelphia: Wolters Kluwer, 9 ed., 2020, cap. 16, pág. 605.

51. Resposta: A

Comentário: A artrografia permite a confirmação da integridade da superfície articular. O controle radiográfico nas primeiras semanas é fundamental para confirmar que não houve desvio tardio, mesmo nas fraturas inicialmente sem desvio e aparentemente estáveis. Apesar de se poder tentar a redução incruenta e fixação percutânea, a redução aberta é o método de escolha para as fraturas do tipo III de Jakob. Deve-se evitar a dissecção posterior, devido ao risco de osteonecrose do côndilo lateral.

> Waters PM, Skaggs DL, Flynn JM. Rockwood and Wilkins' Fractures in Children. Philadelphia: Wolters Kluwer, 9 ed., 2020, cap.16, pág. 609.

52. Resposta: D

Comentário: A única indicação absoluta de tratamento cirúrgico é o encarceramento do fragmento na articulação. A associação com luxação do cotovelo é de aproximadamente 50%. Rigidez do cotovelo levando ao déficit de extensão é uma das complicações mais comuns, por isso é fundamental a mobilização precoce da articulação.

> Waters PM, Skaggs DL, Flynn JM. Rockwood and Wilkins' Fractures in Children. Philadelphia: Wolters Kluwer, 9 ed., 2020, cap. 15, pág. 591.

53. Resposta: B

Comentário: É comum a presença de lesões associadas, principalmente as fraturas do rádio proximal. A grande maioria das fraturas sem desvio pode ser tratada de forma conservadora. O núcleo de ossificação do olécrano surge em torno dos 9 anos de idade e sua fusão ocorre aproximadamente aos 14 anos.

> Waters PM, Skaggs DL, Flynn JM. Rockwood and Wilkins' Fractures in Children. Philadelphia: Wolters Kluwer, 9 ed., 2020, cap. 10, pág. 394.

54. Resposta: D

Comentário: Podem ser toleradas angulações de até 45 graus em crianças menores de 10 anos e 30 graus em crianças com mais de 10 anos. A manobra de Patterson é feita com o antebraço supinado, tração e uma força em varo no cotovelo, seguida de pressão digital sobre a cabeça do rádio. Na técnica de Metaizeau, a redução é realizada com uma haste flexível ou fio de Kirschner por via intramedular, através de acesso dorsal ou radial no rádio distal.

> Waters PM, Skaggs DL, Flynn JM. Rockwood and Wilkins' Fractures in Children. Philadelphia: Wolters Kluwer, 9 ed., 2020, cap. 10, pág. 384.

55. Resposta: C

Comentário: O grupo I envolve as fraturas com deslocamento da cabeça do rádio. Os tipos A (Salter Harris I e II) e C (metafisária proximal) são os mais comuns. As fraturas tipos D e E do grupo I estão associadas à luxação do cotovelo. Nas fraturas do grupo II, o colo se desloca e a cabeça do rádio se mantém congruente na articulação radioulnar proximal. As lesões por estresse são classificadas como do grupo III.

> Waters PM, Skaggs DL, Flynn JM. Rockwood and Wilkins' Fractures in Children. Philadelphia: Wolters Kluwer, 9 ed., 2020, cap. 10, pág. 369.

56. Resposta: A

Comentário: É mais comum entre 2 e 3 anos de idade, sendo rara após os 7 anos. Quando a história de tração no cotovelo é clara e a clínica fortemente sugestiva de pronação dolorosa, as radiografias não são necessárias. Usualmente as radiografias em AP e perfil estão normais. A criança se apresenta com o membro em pronação, a dor é desencadeada pela manobra de supinação.

> Waters PM, Skaggs DL, Flynn JM. Rockwood and Wilkins' Fractures in Children. Philadelphia: Wolters Kluwer, 9 ed., 2020, cap. 15, pág. 595.

57. Resposta: A

Comentário: Fraturas de Galeazzi são caracterizadas pela fratura do rádio distal associada à luxação da articulação radioulnar distal. A grande maioria pode ser tratada de forma não cirúrgica. A pronação auxilia a redução da articulação radioulnar distal nas fraturas do rádio com desvio dorsal e luxação volar da ulna. Se a fratura do rádio se apresenta com desvio volar e luxação dorsal da ulna, a supinação auxilia a redução.

> Waters PM, Skaggs DL, Flynn JM. Rockwood and Wilkins' Fractures in Children. Philadelphia: Wolters Kluwer, 9 ed., 2020, cap. 8, pág. 265.

58. Resposta: B

Comentário: As lesões do tipo I de Bado (luxação anterior da cabeça do rádio) são as mais frequentes. Letts classificou as luxações anteriores da cabeça do rádio de acordo com a fratura da ulna: A, deformidade plástica; B, galho verde, e C, fratura completa. No tipo II de Bado a luxação é posterior (Letts tipo D) e no tipo III, com fratura metafisária da ulna tipo galho verde, a luxação é lateral (Letts tipo E). O tipo IV de Bado é caracterizado pelas fraturas do rádio e da ulna associadas à luxação anterior da cabeça do rádio.

> Waters PM, Skaggs DL, Flynn JM. Rockwood and Wilkins' Fractures in Children. Philadelphia: Wolters Kluwer, 9 ed., 2020, cap.11, pág. 422.

59. Resposta: C

Comentário: A recidiva de luxação da cabeça do rádio ocorre em até 20% dos casos tratados de forma não cirúrgica. A paralisia no nervo interósseo posterior ocorre em até 20% dos casos, mas normalmente a função retorna após dois ou três meses. O tipo III de Bado é o segundo mais comum na criança.

> Herring JA. Tachdjian's pediatric orthopaedics. Philadelphia: Elsevier, 6 ed., 2022, cap. 29, pág. 1248.

60. Resposta: B

Comentário: O uso de hastes intramedulares é considerado o método de escolha para fixação das fraturas diafisárias do antebraço na criança, quando se opta pelo tratamento cirúrgico. Para evitar a refratura após a sua retirada, deve-se manter as hastes por pelo menos seis meses. Fraturas expostas podem ser reduzidas e mantidas no gesso após correta abordagem da lesão de partes moles.

> Waters PM, Skaggs DL, Flynn JM. Rockwood and Wilkins' Fractures in Children. Philadelphia: Wolters Kluwer, 9 ed., 2020, cap. 9, pág. 319.

Infecções

11

Barbara Martins da Costa Gonçalves de Souza

1. Resposta: A

Comentário: O mecanismo da infecção pode ser exógeno, como fraturas abertas, iatrogenia e contiguidade, ou por via hematogênica, que é a via mais comum em infecções ósseas e em crianças.

> Referência: Azar FM, Beaty JH. Campbell's operative orthopaedics. Philadelphia: Elsevier, 14 ed., 2021, cap. 21, pág. 817.

2. Resposta: D

Comentário: Osteomielite hematogênica aguda é mais comum no sexo masculino em todas as idades. Geralmente são afetadas crianças com idade menor que 2 anos e entre 8 e 12 anos. Metade das crianças com osteomielite tem idade menor que 5 anos.

> Referência: Azar FM, Beaty JH. Campbell's operative orthopaedics. Philadelphia: Elsevier, 14 ed., 2021, cap. 21, pag. 818.

3. Resposta: B

Comentário: Em crianças menores de 2 anos, alguns vasos sanguíneos cruzam a fise e podem permitir a disseminação da infecção para a epífise. Por essa razão, os bebês são suscetíveis ao encurtamento dos membros ou deformidade angular, se a fise ou epífise forem danificadas por infecção.

> Referência: Azar FM, Beaty JH. Campbell's operative orthopaedics. Philadelphia: Elsevier, 14 ed., 2021, cap. 21, pág. 818.

4. Resposta: A

Comentário: A articulação do quadril é a mais comumente afetada em pacientes jovens; entretanto, as fises do úmero proximal, colo do rádio e fíbula distal também são intra-articulares, e a infecção nessas áreas também pode levar à artrite séptica.

> Referência: Azar FM, Beaty JH. Campbell's operative orthopaedics. Philadelphia: Elsevier, 14 ed., 2021, cap. 21, pág. 818.

5. Resposta: D

Comentário: Staphylococcus aureus é o organismo infectante mais comum encontrado em crianças mais velhas e adultos com osteomielite. O *Streptococcus* do grupo B é o organismo infectante encontrado em bebês de 2 a 4 semanas de idade. As infecções por *Haemophilus influenzae* ocorrem principalmente em crianças de 6 meses a 4 anos de idade. *K. kingae* está sendo reconhecido com mais frequência em crianças menores de 4 anos.

> Referência: Azar FM, Beaty JH. Campbell's operative orthopaedics. Philadelphia: Elsevier, 14 ed., 2021, cap. 21, págs. 818-819.

6. Resposta: C

Comentário: Alterações ósseas, como reação periosteal ou destruição óssea, geralmente não são vistas em radiografias até 10 a 12 dias após a infecção. A ressonância é muito útil para detectar abcessos intraósseos e subperiosteais. A aspiração óssea deve ser realizada na área de maior edema e dor, geralmente localizada na metáfise de ossos longos.

> Referência: Azar FM, Beaty JH. Campbell's operative orthopaedics. Philadelphia: Elsevier, 14 ed., 2021, cap. 21, págs. 819-821.

7. Resposta: B

Comentário: Está bem estabelecido que abcessos sequestrados exigem drenagem cirúrgica. Áreas de inflamação simples sem formação de abcesso podem ser tratadas apenas com antibióticos. Se nenhuma resposta clínica adequada ao tratamento por antibiótico for observada dentro de 24 a 48 horas, abcessos ocultos devem ser procurados e drenagem cirúrgica deve ser considerada.

> Referência: Azar FM, Beaty JH. Campbell's operative orthopaedics. Philadelphia: Elsevier, 14 ed., 2021, cap. 21, pág. 821.

8. Resposta: B

Comentário: O abcesso de Brodie é uma característica da osteomielite subaguda. As áreas de isquemia e edema de tecido mole são vistas na osteomielite aguda.

> Referência: Sizínio H et al. Ortopedia e Traumatologia: Princípios e Prática. Porto Alegre: Artmed, 2017, 5 ed., cap. 26, pág. 743.

9. Resposta: C

Comentário: Podem ser observados edema de partes moles e infiltração local pelo exsudato e porose ou desmineralização óssea metafisária, seguida de necrose óssea. Com o deslocamento do periósteo, haverá formação óssea, com o correspondente quadro radiológico de periostite.

> Referência: Sizínio H et al. Ortopedia e Traumatologia: Princípios e Prática. Porto Alegre: Artmed, 2017, 5 ed., cap. 26, pág. 745.

Capítulo 11 ▪ INFECÇÕES

10. Resposta: B
Comentário: A tomografia computadorizada é mais indicada para localizar sequestros ósseos na osteomielite crônica. A cintilografia evidencia a área "quente", onde o contraste tem maior captação. A ressonância magnética não é exame de rotina e pode ser solicitada em caso de dúvida no diagnóstico. A ecografia evidencia infiltração de partes moles e edema, características de fase aguda.

> Referência: Sizínio H et al. Ortopedia e Traumatologia: Princípios e Prática. Porto Alegre: Artmed, 2017, 5 ed., cap. 26, págs. 745-746.

11. Resposta: C
Comentário: Em crianças após o período neonatal até a idade adulta, utiliza-se, de preferência, a oxacilina associada à cefalosporina de terceira geração. Antibióticos como ciprofloxacino e rifampicina podem ser uma combinação adequada para pacientes acima dos 18 anos. Nos portadores de osteomielite por traumatismos, o antibiótico de escolha é a oxacilina, associada à cafalosporina de terceira geração.

> Referência: Sizínio H et al. Ortopedia e Traumatologia: Princípios e Prática. Porto Alegre: Artmed, 2017, 5 ed., cap. 26, pág. 747.

12. Resposta: C
Comentário: Se houver pus subperiosteal, são feitas algumas perfurações ósseas com broca adequada ou é aberta uma pequena janela com formão fino. O local é lavado, e todo material bacteriano e necrosado é retirado. Deve ser realizada irrigação contínua com entrada e saída de sucção contínua. Não se deve utilizar antibióticos ou detergentes no local, apenas solução fisiológica. Recomenda-se manter a irrigação por 24 a 48 horas, no máximo. A ferida cirúrgica é suturada de modo convencional.

> Referência: Sizínio H et al. Ortopedia e Traumatologia: Princípios e Prática. Porto Alegre: Artmed, 2017, 5 ed., cap. 26, pág. 746.

13. Resposta: D
Comentário: O tratamento básico da osteomielite crônica baseia-se na ressecção de todas as partes moles necrosadas e na retirada cirúrgica dos fragmentos de osso sequestrado, bem como na curetagem das extremidades comprometidas do ponto de vista vascular.

> Referência: Sizínio H et al. Ortopedia e Traumatologia: Princípios e Prática. Porto Alegre: Artmed, 2017, 5 ed., cap. 26, pág. 748.

14. Resposta: D
Comentário: A infecção articular leva à destruição da cartilagem, à necrose epifisária e às luxações, que serão de dificílimo tratamento.

> Referência: Sizínio H et al. Ortopedia e Traumatologia: Princípios e Prática. Porto Alegre: Artmed, 2017, 5 ed., cap. 26, pág. 749.

15. Resposta: B

Comentário: A penetração da bactéria ocorre por via hematogênica, na maioria das vezes devido à existência prévia de um foco séptico a distância. Pode haver contaminação por contiguidade, nos casos de punções de artéria femoral, nas quais se verifica alta incidência de artrite do quadril em recém-nascidos. Por contaminação direta consideram-se as artrites sépticas secundárias a punções articulares ou a ferimentos articulares. As artrites secundárias à punção de artéria femoral ou a punções articulares são iatrogênicas

Referência: Sizínio H et al. Ortopedia e Traumatologia: Princípios e Prática. Porto Alegre: Artmed, 2017, 5 ed., cap. 26, pág. 749.

16. Resposta: A

Comentário: Algumas articulações são especialmente suscetíveis à necrose, como a *escapuloumeral* e a *coxofemoral*, pois a cápsula articular na qual estão as artérias que nutrem a epífise se prolonga até a região metafisária. Portanto, no quadril e no ombro, a metáfise é intra-articular. Nesses locais, é possível e bastante frequente que uma artrite séptica origine uma osteomielite do colo do úmero ou do fêmur ou até mesmo diafisária.

Referência: Sizínio H et al. Ortopedia e Traumatologia: Princípios e Prática. Porto Alegre: Artmed, 2017, 5 ed., cap. 26, pág. 749.

17. Resposta: C

Comentário: As alterações precoces que podem ser vistas em radiografias simples são espessamento de cápsula sinovial, infiltração e edema de partes moles e da região periarticular. Após 48 horas de evolução, pode-se verificar com mais facilidade os sinais de subluxação ou luxação em determinadas articulações, como quadril e ombro pela radiografia. A ultrassonografia evidencia de maneira precoce a presença de líquido intra-articular, mesmo em quantidades pequenas, na fase inicial da infecção. Na presença de sinais positivos de artrite séptica vistos no ultrassom ou no raio X, não há necessidade de ser realizada cintilografia.

Referência: Sizínio H et al. Ortopedia e Traumatologia: Princípios e Prática. Porto Alegre: Artmed, 2017, 5 ed., cap. 26, pág. 751.

18. Resposta: B

Comentário: O espectro de bactérias causadoras e a frequência de ocorrência de patógenos específicos são mais extensos do que os observados na osteomielite, embora o *S. aureus* permaneça entre os organismos mais comumente identificados.

Referência: Herring JA. Tachdjian's pediatric orthopaedics. Philadelphia: Elsevier, 6 ed., 2022, cap. 23, pág. 975.

19. Resposta: D

Comentário: O diagnóstico diferencial de artrite séptica inclui: sinovite transitória, artrite reativa, artrite reumatoide juvenil, síndrome de Kawasaki, febre reumática e neoplasia, entre outros que não inclui lúpus.

Capítulo 11 ▪ INFECÇÕES

Referência: Herring JA. Tachdjian's pediatric orthopaedics. Philadelphia: Elsevier, 6 ed., 2022, cap. 23, pág. 976.

20. Resposta: A

Comentário: As características classicamente tomadas para indicar artrite séptica incluem líquido articular turvo, uma contagem de células nucleadas superior a 50.000/ mm, ou uma alta porcentagem de neutrófilos; a proporção de neutrófilos polimorfonucleares (PMNs), se maior que 90%, indica infecção.

Referência: Azar FM, Beaty JH. Campbell's operative orthopaedics. Philadelphia: Elsevier, 14 ed., 2021, cap. 22, pág. 843.

21. Resposta: C

Comentário: A artrite induzida por cristais é o principal diagnóstico diferencial na artrite séptica, pois as manifestações clínicas podem ser semelhantes e os achados do líquido articular comparáveis.

Referência: Azar FM, Beaty JH. Campbell's operative orthopaedics. Philadelphia: Elsevier, 14 ed., 2021, cap. 22, pág. 843.

22. Resposta: A

Comentário: A aspiração do líquido sinovial deve ser feita antes da administração da antibioticoterapia (ATB). A drenagem articular deve ser realizada em até 48 horas, quando da não melhora com o uso de ATB. Estafilococos e bacilos gram-negativos necessitam de um período de quatro a seis semanas de ATB, devido a resposta terapêutica lenta.

Referência: Azar FM, Beaty JH. Campbell's operative orthopaedics. Philadelphia: Elsevier, 14 ed., 2021, cap. 22, pág. 815.

23. Resposta: B

Comentário: Exames laboratoriais são sugestivos de infecção quando apresentam leucocitose, aumento dos números de bastonetes e elevação da velocidade de sedimentação, proteína C reativa e alfa-1-glicoproteina ácida (AGP). Dor no local da cirurgia é o achado mais comum, e a possibilidade de infecção deverá ser considerada sempre que ocorrer dor em uma artroplastia sem que exista causa radiológica evidente para tal sintoma.

Referência: Sizínio H et al. Ortopedia e Traumatologia: Princípios e Prática. Porto Alegre: Artmed, 2017, 5 ed., cap. 12, pág. 397.

24. Resposta B

Comentário: Pode-se classificar a infecção em quatro tipos: tipo 1 ou precoce, que ocorre no período pós-operatório agudo (mais frequente nas primeiras 12 semanas); tipo 2 ou tardia, que é a infecção retardada profunda que se torna evidente em seis a 24 meses de pós-cirúrgico; tipo 3 ou hematogênica, que ocorre após dois anos da cirurgia; e tipo 4, quando ocorre crescimento bacteriano e cultural de um procedimento, a princípio, não infectado.

> Referência: Sizínio H et al. Ortopedia e Traumatologia: Princípios e Prática. Porto Alegre: Artmed, 2017, 5 ed., cap. 12, pág. 397.

25. Resposta: C

Comentário: A revisão de uma artroplastia total de quadril infectada pode ser realizada em um ou dois tempos cirúrgicos. Em um tempo, os novos componentes são implantados no mesmo ato, com uso de cimento acrílico com antibiótico, em casos de implantes cimentados, e antibioticoterapia sistêmica prolongada por semanas ou meses, de acordo com o perfil bacteriano identificado. O uso de enxerto ósseo no mesmo ato permanece controverso e é defendido por poucos autores. Já as revisões em dois tempos implicam um período de espera entre a retirada e colocação de novos implantes, no qual se aguarda o controle da infecção.

> Referência: Sizínio H et al. Ortopedia e Traumatologia: Princípios e Prática. Porto Alegre: Artmed, 2017, 5 ed., cap. 12, pág. 397.

26. Resposta: B

Comentário: No tipo 2, as infecções que ocorrem no pós-operatório imediato, em geral podem acontecer em até um mês após a cirurgia. No tipo 4, a contaminação ocorre no perioperatório (baixa virulência). No tipo 3, as infecções são causadas por disseminação hematogênica.

> Referência: Sizínio H et al. Ortopedia e Traumatologia: Princípios e Prática. Porto Alegre: Artmed, 2017, 5 ed., cap. 17, pág. 481.

27. Resposta: B

Comentário: Nos casos agudos – que ocorrem até a terceira semana –, pode-se fazer a abordagem com lavagem rigorosa da articulação e troca do polietileno, mas com retenção dos componentes. Nos casos crônicos ou com fístula secretante, é aconselhável a retirada dos componentes e a colocação de espaçador de cimento com antibiótico, que ajuda no tensionamento das partes moles e no combate à infecção. Existe sempre a necessidade de coletar amostras de material para cultura, realizar desbridamento agressivo e estabelecer um plano de antibioticoterapia de duração prolongada, geralmente de seis meses. Em casos crônicos selecionados, com pouco processo inflamatório, pode-se fazer a troca dos componentes em um só tempo.

> Referência: Sizínio H et al. Ortopedia e Traumatologia: Princípios e Prática. Porto Alegre: Artmed, 2017, 5 ed., cap. 17, pág. 481.

Capítulo 11 ▪ INFECÇÕES

28. Resposta: A

Comentário: A maioria das infecções totais do quadril é causada por organismos gram-positivos, particularmente estafilococos coagulase-negativos e *S. aureus*.

> Referência: Azar FM, Beaty JH. Campbell's operative orthopaedics. Philadelphia: Elsevier, 14 ed., 2021, cap. 3, pág. 270.

29. Resposta: B

Comentário: As recomendações sobre a profilaxia antibiótica para artroplastia de quadril e joelho são: cefalosporinas de primeira ou segunda geração, como cefazolina ou cefuroxima, continuam a ser os antibióticos de escolha; a vancomicina é preferida em pacientes portadores de *S. aureus* resistente ou com alto risco de colonização por esse organismo, e a clindamicina é recomendada para pacientes alérgicos a cefalosporinas.

> Referência: Azar FM, Beaty JH. Campbell's operative orthopaedics. Philadelphia: Elsevier, 14 ed., 2021, cap. 3, pág. 271.

30. Resposta: D

Comentário: O tratamento de artroplastia total de quadril infectada baseia-se em: antibioticoterapia; desbridamento e irrigação do quadril com retenção de componente; desbridamento e irrigação do quadril com remoção de componente; revisão em um ou dois tempos, e amputação.

> Referência: Azar FM, Beaty JH. Campbell's operative orthopaedics. Philadelphia: Elsevier, 14 ed., 2021, cap. 3, pág. 274.

31. Resposta: C

Comentário: Duas culturas periprotéticas positivas com organismos fenotipicamente idênticos é um critério maior. Elevação de neutrófilo polimorfonuclear é um critério menor. A análise histológica positiva do tecido periprotético é um critério menor. Leucocitose no líquido sinovial é um critério menor.

> Referência: Azar FM, Beaty JH. Campbell's operative orthopaedics. Philadelphia: Elsevier, 14 ed., 2021, cap. 3, pág. 274.

32. Resposta: D

Comentário: Uma possível exceção à remoção completa recomendada de implantes é um componente bem fixado cuja remoção causaria perda óssea significativa. Após a irrigação, a articulação deve ser cuidadosamente inspecionada novamente em busca de corpos estranhos retidos ou tecido infectado ou necrótico. A radiografia intraoperatória da inspeção do intensificador de imagem é indicada, se a remoção completa do implante gerar dúvida.

> Referência: Azar FM, Beaty JH. Campbell's operative orthopaedics. Philadelphia: Elsevier, 14 ed., 2021, cap. 3, pág. 275.

33. Resposta: D

Comentário: Dor ao suportar peso, com movimento do quadril e em repouso é o principal sintoma de infecção hematogênica aguda. Se a infecção hematogênica aguda for confirmada, o desbridamento e a retenção de componentes podem ser tentados como na infecção pós-operatória precoce. Alternativamente, pode-se abordar por meio da remoção completa de componentes e reimplante imediato com componentes primários não cimentados.

> Referência: Azar FM, Beaty JH. Campbell's operative orthopaedics. Philadelphia: Elsevier, 14 ed., 2021, cap. 3, pág. 276.

34. Resposta: D

Comentário: As desvantagens de uma reconstrução em dois estágios incluem: o período prolongado de incapacidade; o custo considerável, incluindo salários perdidos; reabilitação tardia e dificuldade técnica do procedimento, devido ao encurtamento e cicatriz.

> Referência: Azar FM, Beaty JH. Campbell's operative orthopaedics. Philadelphia: Elsevier, 14 ed., 2021, cap. 3, pág. 276.

35. Resposta: D

Comentário: A revisão de artroplastia do quadril em dois estágios é indicada para pacientes sépticos ou clinicamente comprometidos, organismos não identificados, bactérias virulentas/resistentes a drogas, fístulas ativas e tecidos moles circundantes comprometidos.

> Referência: Azar FM, Beaty JH. Campbell's operative orthopaedics. Philadelphia: Elsevier, 14 ed., 2021, cap. 3, pág. 276.

36. Resposta: D

Comentário: Os fatores pré-operatórios associados a uma maior taxa de infecção pós-ATJ incluem artrite reumatoide (especialmente homens soropositivos), úlceras cutâneas, cirurgia prévia no joelho, obesidade, infecção concomitante no trato urinário, uso de esteroides, insuficiência renal, diabetes melito, má nutrição, malignidade e psoríase.

> Referência: Azar FM, Beaty JH. Campbell's operative orthopaedics. Philadelphia: Elsevier, 14 ed., 2021, cap. 7, pág. 459.

37. Resposta: B

Comentário: A proteína C reativa e o aumento na contagem de linfócitos são bons marcadores de infecção, mas não são específicos. Os achados radiográficos são vistos nas infecções avançadas. A ressonância magnética ajuda, quando o diagnóstico não está claro. A aspiração do líquido continua sendo o padrão ouro para diagnóstico de infecção na artroplastia total de joelho.

> Referência: Azar FM, Beaty JH. Campbell's operative orthopaedics. Philadelphia: Elsevier, 14 ed., 2021, cap. 7, pág. 460.

Capítulo 11 ▪ INFECÇÕES

38. Resposta: C

Comentário: A contagem de células líquidas obtidas na aspiração pode ser útil, com uma contagem de glóbulos brancos de mais de 2.500 células/mm^3 e 60% ou mais de células polimorfonucleares indicativas de provável infecção.

> Referência: Azar FM, Beaty JH. Campbell's operative orthopaedics. Philadelphia: Elsevier, 14 ed., 2021, cap. 7, pág. 460.

39. Resposta: D

Comentário: São opções terapêuticas: supressão com antibióticos, desbridamento com retenção da prótese, artroplastia de ressecção, artrodese do joelho, reimplantação em um ou dois tempos, amputação.

> Referência: Azar FM, Beaty JH. Campbell's operative orthopaedics. Philadelphia: Elsevier, 14 ed., 2021, cap. 7, pág. 461.

40. Resposta: D

Comentário: São indicações de artrodese no tratamento da artroplastia de joelho infectada: alta demanda funcional, doença envolvendo uma única articulação, paciente jovem, mecanismo extensor deficiente, cobertura deficiente de tecidos moles, paciente imunocomprometido e infecção por microrganismo altamente virulento que necessita de terapia antimicrobiana altamente tóxica. A artrite do joelho contralateral é uma contraindicação relativa.

> Referência: Azar FM, Beaty JH. Campbell's operative orthopaedics. Philadelphia: Elsevier, 14 ed., 2021, cap. 7, pág. 462.

Índice remissivo

A

Abdução do ombro, 49
Ablação por radiofrequência, 158
Abscesso de Brodie, 4, 284
Acesso de Judet, 181
Acetábulos
- constritos, 208
- deficiências ósseas, 211
Adamantinoma, 13, 154
Adolescência
- escoliose idiopática, 35
- maturidade esquelética, 35
Alcoolismo, 143
Alfa-*streptococcus*, 194
Amputação
- crianças, 4, 142
- dificuldade em andar, 165
Ângulo
- escafosemilunar, 193
- Hibbs, 252
- talocalcaneo, 242
Antebraço
- anatomia dos tendões extensores, 51
- conexões nervosas, 60
- fraturas, 121
Arco coracoacromial, 41, 183
Arrancamento de parafusos, 147
Artéria
- circunflexa umeral posterior, 43
- esternoclavicular, luxações recidivantes, 43
- vertebral, 30
Articulações
- coxofemoral, 286
- escapuloumeral, 286
- metatarsofalangeana, instabilidade, 95

- quadril, 71
- radioulnar proximal, 40
- ulnoumeral, 40, 182
- umerorradial, 40
Artrite (s)
- idiopática juvenil, 109
- infecciosa, 5
- - aguda no joelho, 5, 143
- por chumbo secundárias a um PAF articular, 9
- reumatoide, deformidades do polegar, 61
- séptica, 114
- - agente etiológico, 134
- - aguda, 143
- - diagnóstico, 134, 135
- - fisiopatologia, 133
- - infecção articular, 133
- - joelho, 88
- - líquido sinovial, 134
- - quadril, 5
- - terapia, 135
Artrodese
- quadril, 67, 144, 212
- tornozelo, 100
Artroplastia
- antibiótico, 136
- com prótese de cabeça do rádio, 49
- disco cervical, 34
- infecção, 135, 136
- joelho, 81, 83, 84, 136, 138
- ombro, ossificação heterotópica, 40
- quadril, 63, 64, 65, 71, 135
- ressecção da cabeça do rádio, 141
Artroscopia
- artrite infecciosa do joelho, 143

- quadril, 63
Ataxia de Friedreich, 25

B

Bactéria(s)
- comedoras de carne, 144
- infecção pós-artroplastia do quadril, 136
Bíceps
- ruptura do tendão, 43, 44
- sinal do Popeye, 47
- teste de Fukuda, 47
Biopsia, planejamento, 20
Bolsa poplítea, limites, 90

C

Cabeça do recém-nascido, comprimento, 110
Canal de Guyon, limites, 53
Carcinomas metastáticos, 163
Carpo, carga, 60
Cartilagens, tipos, 151
Célula(s)
- fisalíferas, 13
- Langerhans, 19
- ossos, 10
- Zimmerman, 18
Centro de gravidade do corpo humano, 110
Cervical
- exame neurológico, 32
- fraturas, 172
Choque neurogênico, 172
Chumbo, 150
Cifose
- menor do que 50 graus, 179
- congênita, 37
- mielomeningocele, 25
- postural, 104
Cirrose, 143
Cirurgia(s)
- amputação em crianças, 4
- fratura
- - estabilidade, 148
- - fixação com estabilidade, 8
- ortopédica
- - oncológica, 22
- - torniquete, 3
- Tikhoff-Linberg, 159
Cisto ósseo, 14, 18, 155, 160, 168
Clostridium, 194
Coalisão(ões)
- talocalcânea, 113
- tarsais, 113

Colágeno, 10, 151
Coluna vertebral
- cervical, fratura
- - compressão, 29
- - explosão, 29
- - gota de lágrima, 29
- - inserção de parafusos, 30
- deformidade na paralisia cerebral, 24
- exame físico, 32, 33
- lombar
- - degeneração e desarranjo do disco, 35
- - formato dos pedículos, 34
- - hérnia de disco, 34
- - taxas de fusão, 34
- metástase, 17
- torácica, formato dos pedículos, 34
- tumores, 24
Compressão vascular do membro superior, teste de
      Halstead, 47
Condrossarcoma, 206
- alto grau na infância, 18
- ossos da mão, 62
- primário, 15
Consolidação óssea, fratura, 6
Contratura
- Dupuytren, 59, 61
- isquêmica de Volkmann, 57
Cordoma, 154
Cotovelo
- ângulo de carregamento, 40, 182
- artroplastia total, 40
- distração articular, 40
- Hook teste, 44
- rigidez, 49
Coxa
- suprimento vascular do retalho anterolateral, 56
- vara, 106
Crânio, 261
Crescimento ósseo, 11
Crianças
- ciclo normal da marcha, 110
- idade para subir escadas sem apoio, 110
Criocirurgia com nitrogênio líquido, 165
Curetagem alargada na destruição das células tumorais,
      22

D

Dedo(s) da(s) mão(s)
- amputado, transporte, 55
- em gatilho, 53
- preensão de objetos, 52

ÍNDICE REMISSIVO

295

Deficiência femoral focal proximal, 109
Deltoide, avaliação das porções, 49
Diabetes, 15, 143
Diáfise do fêmur, fratura, 3
Discrepância de membros inferiores, 112
Displasia
- epifisária hemimélica, 159
- fibrosa, 18, 154, 160
- quadril, 105
- radial, classificação de Heikel, 55
Dissociação escapulotorácica, 48
Distrofia muscular de Duchenne, 103, 115, 255
Doença
- Blount, 86, 112
- Kienböck, 61
- Legg Calvè Perthes, 111
- Panner, 44, 186
- Perthes, 264
- Scheuermann, 37
- Sprengel, 108

E

Efeito cavalo de balanço, 48
Eikenella corrodens, 194
Encondroma, 59, 202
Enxerto(s)
- nervoso para a extremidade dos membros superiores, 56
- ósseos, 4, 142, 147
- - propriedades, 8
Epífises, 113
Epifisiólise femoral proximal, 106
Escafoide
- ângulo com o rádio, 53
- enxertos, 62
- suprimento vascular do polo proximal, 52
Escala de Mirels, 20
Escápula alada, 48, 190
Escoliose
- complicações tardias da cirurgia, 36
- congênita, 25, 104
- distrofia muscular de Duchenne, 26
- idiopática, 104
- - adolescente, 35
- - - classificação de King, 36
- - - classificação de Lenke, 36
- mielomeningocele, 25
- sistema de classificação, 25
Espaço de Parona, 61
Espondilite
- anquilosante, 32
- lateral, 49

Espondilólise na criança, 24
- classificação, 37
Espondilolistese
- classificação, 37
- criança, 24
- degenerativa, 24, 168
- ístmica, 24
- traumática do áxis, 28
Exame(s)
- imagem nas infecções do sistema musculoesquelético, 4
- físico da coluna, 32, 33
- neurológico
- - cervical, 32
- - lombar, 33
Exoftalmia, 15

F

Fasceíte necrosante, 5, 144
Febre reumática aguda, 109
Fêmur, 273
Feridas, uso de pressão negativa, 4
Fibras
- colágeno no osso na resistência às cargas aplicadas, 6
- motoras, 151
- musculares, 10
Fibroma
- desmoplásico, 14, 17, 159
- não ossificante, 17, 159
Fise, 120
Fixadores externos, classificação de Dahl, 9
Fossa poplítea, anatomia, 76
Fratura(s)
- acetábulo, 70, 216
- anel pélvico nas crianças, 122
- atlas (C1), 26, 27
- Bennett, 59
- borboleta, 7
- calcâneo, 94, 119
- cervical, 1/2
- clavícula em crianças, 124
- colo do fêmur, 71, 218
- - crianças, 122
- - epidemiologia, 73
- - fixação, 73
- coluna
- - cervical, 26, 172
- - crianças, 122
- consolidação óssea, 6
- diáfise
- - antebraço, 121, 129
- - fêmur, 8, 122, 123

- - tíbia, 92
- escafoide
- - instabilidade, 51
- - osteonecrose, 60
- espinha da tíbia, 77, 124
- estresse, 102, 120
- expostas, classificação de Gustilo, 7
- falange, 58
- fechadas, grau 2, 7
- fêmur distal, 75
- fíbula proximal, 102
- fisárias, 120
- forças básicas aplicadas nos ossos, 6
- Galeazzi, 54, 58, 128, 201
- gota de lágrima da coluna cervical, 29, 173
- Jefferson, 171
- Jones, 96
- mão das crianças, 121
- metatarso, 96
- Monteggia, 54, 129
- navicular, 96
- odontoide, 27
- ossos
- - carpo nas crianças, 121
- - longos nas crianças, 117
- patela, 87
- patognomônica de maus tratos, 119
- patológica
- - fibroma não ossificante, 17
- - radiografia, 17
- pelve, 216
- periprotéticas
- - supracondilares do fêmur, 83
- - tíbia, 83- piramidal, 53
- platô tibial, 76
- quebra nozes, 101
- quinto metatarso, 102
- rádio, 59, 60
- sacro, 31
- síndrome compartimental, 94
- tálus, 96, 100, 119
- tíbia, 78, 118, 119, 120, 124
- Tillaux, 119, 271
- tipo Seymour, 205
- toracolombares
- - compressão, 30
- - explosão, 30
- - extensão, 31
- transtrocantéricas, 73
- ulna, 54
- úmero nas crianças, 125

G

Gangrena
- Fournier, 144
- hospitalar, 144
Gonartrose, 84
Granuloma eosinofílico, 16, 157

H

Hálux valgo, 244
- rígido, 100
Hemimelia
- fibular, 109
- tibial, 109
Hemiplegia espástica, 103
Hérnia de disco da lombar, 34
Hiperfrouxidão de Beighton, 185
Histiocitose de células de Langerhans, 108, 156

I

Iliopsoas, 176
Índice de alinhamento de Garden, 215
Inervação motora no membro superior, 58
Infecções
- artroplastia, 65, 135
- coluna vertebral, 31
- periprotéticas, 136, 137
- sífilis, 5
- sistema musculoesquelético, exames de imagem, 4
- soco na boca, 52
Inibidores da reabsorção óssea, 5
Instabilidades patelares, 77
Isquemia da mão, 57

J

Jerk test, 48, 190
Joanete de Sastre, 100
Joelho
- anatomia, 81
- artrite
- - infecciosa, 5, 143
- - séptica, 88
- artroplastia, 81, 82, 84
- classificação funcional, 237
- lesões ligamentares em crianças, 124
- ligamento, 77, 84, 85
- luxações, 78
- manobra de Pivot Shift, 78
- movimento *screw home*, 89

ÍNDICE REMISSIVO

- osteonecrose, 90
- radiografia, incidência de Rosemberg, 84

L

Lesão(ões)
- anel pélvico, 69, 73
- cervicais, 28
- - subaxias, 29
- fisária tipo Seymour, 61
- ligamento lisfranc, 98
- medulares, 26
- membro inferior por mina terrestre, 9
- meniscal, 80, 86, 124
- nervo ulnar, 54
- nervosas grau 2 de Sunderland, 58
- ósseas, 15
- Pellegrini-Stieda, 227
- pifisárias, 119
- tipo III da classificação de Gledhill, 14
- tumorais, 20
- - epifisária no esqueleto maduro, 21
Ligamento cruzado
- anterior, 84, 85
- posterior, 87
Lipoblastoma, 200
Lipossarcoma, 20
Lombar
- doença degenerativa e desarranjo interno do disco, 35
- formato dos pedículos, 34
- hérnia de disco, 34
Luxação(ões)
- acromioclavicular, classificação de Rockwood, 47
- anterior inveterada da cabeça do rádio, 3, 141
- atlantoaxial rotacional traumática C1-C2, 27
- capitato, 53
- congênita do joelho, 107
- cotovelo nas crianças, 126, 127
- crônica glenoumeral, 43
- esternoclavicular anterior, redução, 46
- inveteradas do ombro, 3
- quadril, 71
- rádio nas crianças, 128
- sacroilíaca, 69

M

Mão
- condrossarcoma, 62
- fraturas em crianças, 121
- isquemia, 57
- queimadura térmica, 57

- reimplante do dedo, 56
- tenossinovite vilonodular pigmentada, 56
- tumores benignos, 57
Marcha
- ciclo, 263
- contração muscular, 110
Masada, classificação, 15
Massa óssea, diminuição anual, 7
Medicina nuclear, 19
Medidores inflamatórios, 149
Menisco discoide, 89
Metástase(s)
- coluna, 17
- linfática nos sarcomas de partes moles, 13
- ósseas
- - cirúrgicas da cabeça e colo femorais, 19
- - origem desconhecida, 21
- - tratamento, 20, 163
- sarcomas ósseos, 20
Micrococcus, 194
Mieloma múltiplo, 15, 16, 22
Mielomeningocele, 23, 112
- cifose, 25
- escoliose, 25
Minas terrestres, lesão, 150
Mucopolissacaridose, 114
Músculo(s)
- acesso de Judet, 39
- compartimento móvel de Henry, 54
- eminência tenar, 55
- romboide maior, 49
- vasto medial, 89

N

Nervo
- tibial, 117
- ulnar, lesão, 54, 280
Neurofibromatose, 15, 108

O

Olécrano, confecção de banda de tensão, 45
Oligoartrite, 262
Ombro
- abdução, 49
- capsulite adesiva, 41
- incidência apical oblíqua, 43
- luxações inveteradas, 3
- músculos extrínsecos, 41
- teste com elevação anterior, 41
- teste de Speed, 42

Oponentoplastia, 54
Órtese, 264
- de Denis Browne, 111
Osso(s)
- células, 10
- compressão, 146
- fraturas por forças básicas, 6
- tensão, 146
- trabecular, rigidez, 146
Osteocondrite dissecante, 44, 87
Osteocondroma, 168
- epifisário intra-articular, 17
- solitário, 21
Oteocondução,142
Osteogênese, 141
- imperfeita, fraturas, 120
Osteoindução, 141
Osteoma osteoide, 14
- tratamento, 16, 158
Osteomielite
- aguda, 131, 132
- antibioticoterapia, 133
- cirurgia, 132
- classificação de Cierny-Mader, 9, 10
- contaminação nas crianças, 131
- - epidemiologia, 131
- crianças, 131
- crônica, 132, 133
- exames de imagem, 132
- hematogênica aguda, 114
- lactentes, 131
- neonatal, germe, 114
- pus, 133
- subaguda, 143
Osteonecrose
- cabeça umeral, 40, 182
- fratura do escafoide, 60
- joelho, 90
- ressonância magnética, 240
- tálus, 92
Osteoporose, tratamento, 5, 145
Osteossarcoma
- classificação, 161
- extremidade distal do fêmur, 16
- prognóstico, 19
- sequência terapêutica, 19
- subtipo histológico, 18
- teleangiectásico, 15
Osteotomia(s)
- coluna vertebral, 32
- de Ponte, 36, 179
- Moberg, 252

- olécrano, 39, 181
- pélvica, 144
- proximal femoral, 144
- Smith-Petersen, 176
- trocantérica, 210

P

Padrão histológico que se assemelha ao alfabeto chinês,
  16
Parafusos, 148
- arrancamento, 147
- bloqueado, 148
- cortical, 148
- de posição, 148
- esponjosos, 8, 148
- fíbula e tíbia, fixação, 8
Paralisia
- braquial obstétrica, 107
- cerebral
- - apresentação clínica, 57
- - deformidade da coluna vertebral, 24
- - desordem do movimento, 103
- - epidemiologia, 103
Parto, trauma, 279
Patela
- fratura, 87, 117
- luxação, 107
- sobrecarga corporal, 84
Pé
- amplitude de movimento, 91
- cavo, 93, 95, 101, 113, 245
- deformidade, 93
- exame físico, 97
- fratura
- - de Jones, 96
- - de Lisfranc, 98
- - estresse baixo, 99
- martelo, 95
- parestesia na região plantar, 91
- plano, 93, 98, 113
- radiografias, critério de Ottawa, 97
- raízes nervosas do músculo, 91
- reumatoide, 95
- torto congênito, 99
- - correção do equino, 111
Polegar, deformidade na artrite reumatoide, 61
Polimiosite, 115
Politraumatizado, fixação definitiva imediata, 9
Ponto de deformação, conjunto osso-fixação, 6
Projeção de Broden, 243
Pronação dolorosa, 128

ÍNDICE REMISSIVO

Prótese do quadril, 63, 64
- desvantagem da revisão, 137
Pseudartrose
- congênita da tíbia, 107
- fraturas
- - diáfise do fêmur, 3
- - transtrocantéricas, 72
Punho
- ângulo escafosemilunar, 51
- desvio radioulnar, 60

Q

Quadril
- anteversão do colo femoral, 68
- articulação, 71
- artrodese, 67
- artroplastia, 63, 64, 65, 71
- artroscopia, 63
- displásico, 67
- estabilizado, 144
- índice de alinhamento de Garden, 69
- luxação, 71
- prótese, 63
- protrusão acetabular, 64
- ressalto externo, 68
- *straight leg raise*, 68
- teste da bicicleta, 68
- teste *log roll*, 68
- transtrocantérica, 72
Queimadura
- profundidade da lesão, 52
- térmica da mão, 57
Quimioterapia, 14, 15

R

Radiografia
- aspecto de vidro fosco, 16
- fratura
- - coluna toracolombar, 26
- - patológica, 17
Reimplante do dedo da mão, 56
Resistência contra o arrancamento de um parafuso, 7
Ressecção
- cintura escapular, 17
- tumores ao nível do joelho, 22
Resurfacing patelar na artroplastia do joelho, 83
Retalho livre, contraindicação, 56
Retinoblastoma, 21
Rigidez
- cotovelo, 49

- osso trabecular, 146
Ritmo escapuloumeral, 48
Ruptura do tendão do calcâneo, 100

S

Sarcoma(s)
- de partes moles, 13, 20, 153
- Ewing, 15
- ósseo, 21
Sífilis, 5, 144
Sinal
- de Tinel, 59
- do Popeye, 189
- *too many toes*, 248
Sindactilia, 58
Síndrome
- Chacot-Marie-Tooth, 95
- compartimental
- - braço, 47
- - pélvica, 73
- Grisel, 113
- KlippeFeil, 23, 113, 167
- Li-Fraumeni, 21
- Marfan, 108, 261
- McCune-Albright, 14
- Poland, 201
- Rothmund-Thomson, 21
Sinoviossarcoma, 20, 162
Sinovite
- por chumbo secundárias a um PAF articular, 9
- transitória, 114
- - quadril, 106
Soco na boca, infecções, 52
Spirochaeta, 194
Stafilococcus aureus, 194, 284
Supinação do pé, 239
Suturas tendíneas, 54

T

Tálus
- irrigação sanguínea, 97
- necrose avascular, 98
Tendão do calcâneo, ruptura, 91, 93
Tendinite calcária, 42
Tenossinovite
- estenosante de De Quervain, 55
- vilonodular pigmentada na mão, 56, 198
Teste
- Allen, 200
- Appley, 227

- bicicleta, 214
- Bouvier, 56, 199
- Craig, 214
- Halstead, 189
- Hawkins-Kennedy, 183
- Hoffa, 239
- Hook, 186
- Hoover, 177
- Matles, 251
- Phelps, 68, 214
- Speed, 184
- Thessaly, 86

Tíbia
- fechamento da fise distal, 119
- fratura, 117, 118

TLICS (*Thorocolumbar Injury Classification and Severity Score*), 31, 175

Tomografia computadorizada, ortopedia oncológica, 19

Tórax, formato dos pedículos, 34

Torniquetes nas cirurgias ortopédicas, 3, 141

Tornozelo
- amplitude de movimento, 91
- artrodese, 100
- fraturas triplanares, 118
- radiografia, critério de Ottawa, 97
- raízes nervosas dos músculos, 92

Traumatismo raquimedular, 28

Tuberculose, 23
- óssea, 167

Tumor
- benigno da mão, 57
- células gigantes, 164
- coluna vertebral, 24
- desmoide, 14, 155
- maligno de baixo grau, 16, 158

Túnel do carpo, limites anatômicos, 52

U

Ulna, fraturas isoladas, 54

Úmero
- ângulo cervicodiafisário, 39
- critérios radiográficos de Hertel, 45
- deslocamento lateral, 39
- fraturas, osteossínteses, 45
- *labrum* glenoidal, 41
- reabsorção óssea da cortical anterior, 49

V

Vértebras cervicais, 33

Virabrequim, 179

Z

Zaidemberg, técnica, 206

Zelle, sistema, 190

Zona de Ranvier, 272